# 现代骨外科显微外科学

主编 刘英男 林 浩 叶琪毅 等

U0194893

河南大学出版社
HENAN UNIVERSITY PRESS
·郑州·

**图书在版编目（CIP）数据**

现代骨外科显微外科学 / 刘英男等主编 . — 郑州：河南大学出版社，2020.5
ISBN 978-7-5649-4227-4

Ⅰ . ①现… Ⅱ . ①刘… Ⅲ . ①骨疾病 – 显微外科学 Ⅳ . ① R687.3

中国版本图书馆 CIP 数据核字（2020）第 060871 号

**责任编辑：**付会娟
**责任校对：**阮林要
**封面设计：**卓弘文化

---

**出版发行：**河南大学出版社
地址：郑州市郑东新区商务外环中华大厦 2401 号
邮编：450046
电话：0371-86059750（高等教育与职业教育出版分社）
　　　0371-86059701（营销部）
网址：hupress.henu.edu.cn
**印　　刷：**广东虎彩云印刷有限公司
**版　　次：**2020 年 5 月第 1 版
**印　　次：**2020 年 5 月第 1 次印刷
**开　　本：**880 mm × 1230 mm　1/16
**印　　张：**14
**字　　数：**454 千字
**定　　价：**84.00 元

---

# 编　委　会

# 前　言

随着临床医学的不断进步与发展，创伤骨外科与显微外科在临床上的应用更加广泛，也为现代医学的进步做出了有力的贡献。随着社会发展的变化，人们生活节奏的不断加快，创伤患者数量大量增加，使创伤骨外科与显微外科在临床上的地位逐渐上升，新理论、新技术在临床的实践也得到了进一步提升。为紧跟骨外科日益发展的步伐，方便骨科相关工作者的应用，编者们查阅并吸收了目前国内外创伤骨外科的最新理论、新技术与新方法，结合多年临床经验编写了此书。

本书首先介绍了骨伤科疾病的常见临床检查以及涉及的显微外科的基本技术和术前术后的处理，其次重点介绍了颅面部损伤、躯干部损伤、手部创伤、腕部骨折与脱位、足踝部损伤、手足显微外科技术，最后介绍了运动系统慢性损伤与临床上的一些严重创伤综合征。本书选题新颖、资料详实、内容丰富，重点突出地介绍了骨外科与显微外科的诊断思路及治疗方法与技术。

临床上创伤骨外科与显微外科的知识面广泛，处理的病情复杂多变，应用的技术手段也是层出不穷。我们的认识和经验有限，书中难免存在失误和不足之处，望同人及广大读者予以批评指正，以便再版时修改。

编　者
2020 年 5 月

# 目　　录

# 第一章

# 骨伤科疾病的常见临床检查

## 第一节　临床基本检查

### 一、检查用具及注意事项

**（一）检查用具**

1. 一般用具

同一般体格检查用具，如听诊器、血压计等。

2. 骨科用具

（1）度量用具包括金属卷尺（也可用皮尺或无伸缩性布卷带代替）、各部位关节量角器、前臂旋转测量器、骨盆倾斜度测量计、足度量器、枕骨粗隆垂线等。

（2）神经检查用具包括叩诊锤、棉签、大头针、音叉、冷热水玻璃管、皮肤用铅笔、握力器等。

**（二）注意事项**

1. 环境要求

检查室温度适宜，光线充足。检查女患者时要有家属或护士陪同。

2. 检查顺序

一般先进行全身检查再重点进行局部检查，但不一定系统进行，也可先检查有关的重要部分。若遇到危重患者应先进行抢救，避免做不必要的检查和处理。

3. 显露范围

根据检查需要脱去上衣或裤，充分显露检查部位，对可能有关而无症状的部位也应充分显露，仔细检查。同时还要显露健侧做对比（如果双侧均有病变，应设法与正常人做对比）。

4. 检查体位

一般采取卧位，上肢及颈部有时可采取坐位，检查下肢和腰背部时还可采用下蹲位，特殊检查可采取特殊体位。

5. 检查手法

要求动作规范、轻巧，对患急性感染及肿瘤的患者检查应轻柔，避免扩散，对创伤患者要注意保护，避免加重损伤。

6. 其他事项

若患者配用矫形支具，如使用拐杖等，应检查是否合适，可能时应取除做全身和局部检查。若患采用石膏或夹板固定或牵引，应检查肢体位置，血循环情况，固定部位活动情况，牵引重量，局部皮肤有否破损，石膏、夹板是否完好无损，其松紧度是否合适。

## 二、检查项目

包括：①一般的全身检查。②与骨科伤病有关的其他专科检查，如腰背部疼痛、骶尾部疼痛和骨盆不稳定型骨折患者应进行肛门指检，已婚妇女尚应进行阴道检查。与骨科密切相关的一般检查如下。

1. 发育与体型

发育状况通常以年龄、智力和体格成长状态（身高、体重及第二性征）之间的关系来判断。一般判断成人正常的指标为：胸围等于身高的一半；两上肢展开的长度等于身高；坐高等于下肢的长度。体型是身体各部发育的外观表现，包括骨骼、肌肉的成长和脂肪的分布状态。临床上把成年人的体型分为无力型（瘦长型）、超力型（矮胖型）和正力型（匀称型）三种。

2. 营养状态

根据皮肤、毛发、皮下脂肪、肌肉的发育状况综合判断，也可通过测量一定时间内体重的变化进行判断。临床上分为营养良好、中等、不良三个等级。骨肿瘤和骨结核等消耗性疾病常表现为营养不良。

3. 体位和姿势

体位是指患者身体在卧位时所处的状态。临床上常见的有：自动体位、被动体位和强迫体位。脊髓损伤伴截瘫的患者处于被动体位，而骨折和关节脱位患者为减轻痛苦常处于某种强迫体位。姿势是指举止状态而言，主要靠骨骼结构和各部分肌肉的紧张度来维持。如锁骨骨折患者常以健手扶持患肘；不同颈髓平面损伤急性期后常表现为不同姿势。

4. 步态

即行走时表现的姿态。步态的观察对疾病诊断有重要帮助。骨科常见的典型异常步态见表1-1。

**表 1-1　骨科常见典型异常步态**

| 异常步态 | 临床特点 | 骨科伤病 |
| --- | --- | --- |
| 剪刀步态 | 两下肢强直内收，步行时一前一后交叉呈剪刀状，步态小而缓慢，足尖擦地步行 | 脊髓伤病伴痉挛性截瘫 |
| 摇摆步态 | 走路时身体左右摇摆（鸭步） | 双侧髋关节先天性脱位、大骨节病 |
| 跨阈步态 | 足下垂，行走时患肢抬得很高，以免足趾碰撞地面（鸡步） | 腓总神经损伤或麻痹、迟缓性截瘫 |
| 跛行步态 | 行走时躯干向患侧弯曲，并左右摇晃 | 侧臀中肌麻痹、一侧先天性髋关节脱位 |
| 间歇性跛行 | 行走时发生小腿酸、软、痛和疲劳感，有跛行，休息时则消除，再继续行走还可发生 | 腰椎管狭窄症、短暂性脊髓缺血、下肢动脉慢性闭塞性病变 |

## 三、基本检查方法

骨科基本检查法包括视诊、触诊、叩诊、听诊、动诊和量诊六项，其中视诊、触诊和动诊是每次检查必须做到的，其他各项根据具体需要进行，但记录程序不变。

1. 视诊

除从各个侧面和各种不同体位仔细观察躯干和四肢的姿势、轴线及步态有无异常外，局部还应观察以下几点。

（1）皮肤有无发红、发绀、色素沉着、发亮或静脉怒张。

（2）软组织有无肿胀或瘀血。

（3）肌肉有无萎缩或肌纤维颤动。

（4）有无包块，颜色如何。

（5）瘢痕、创面、窦道、分泌物及其性质。

（6）伤口的形状与深度，有无异物残留及活动性出血。

（7）局部包扎和固定情况。

（8）有无畸形，如肢体长短、粗细或成角畸形。

2. 触诊

（1）压痛：部位、深度、范围、程度和性质。检查方法：先让患者用一个手指指明疼痛部位和范围，然后检查者用一手拇指末节指腹做按压动作以寻找压痛点，一般由外周健康组织向压痛点中心区逐渐移动，动作应由浅入深，由轻而重，防止使用暴力，以减轻患者痛苦和减少并发症。

（2）各骨性标志有无异常，检查脊柱有无侧弯可用棘突滑动触诊法。

（3）有无异常活动及骨擦感。

（4）局部温度和湿度，双侧对比。

（5）包块：部位、硬度、大小、活动度、与邻近组织的关系以及有无波动感。

（6）肌肉有无痉挛或萎缩。

3. 叩诊

主要检查有无叩击痛，主要检查方法如下。

（1）轴向叩击痛（传导痛）：当疑有骨、关节伤病时可沿肢体轴向用拳头叩击肢体远端，如在相应部位出现疼痛即为阳性，多见于骨、关节急性损伤或炎症病例。

（2）棘突叩击痛：检查脊柱时常用叩诊锤或手指叩击相应的棘突，如有骨折或炎性病变常出现叩击痛。

（3）脊柱间接叩痛：患者取端坐位，检查者左手掌面放在患者头顶，右手半握拳以小鱼际部叩击左手，有脊柱病变者可在相应部位出现疼痛。某些患者可出现上肢放射痛，提示颈神经根受压。

（4）神经干叩击征（Tinel 征）：叩击已损伤神经的近端时其末端出现疼痛，并逐日向远端推移，表示神经再生现象。

4. 听诊

（1）不借助听诊器可听到弹响和摩擦音，当关节活动中听到异常响声并伴有相应的临床症状时，多有病理意义，临床上常见于弹响髋、肩峰下滑囊炎和膝关节半月板损伤病例。但如果响声不伴有临床症状，如正常人肩、手和髋部出现的单一响声，不伴有疼痛则没有临床意义。

（2）借助听诊器可以检查骨传导音和肢体血流杂音。骨传导音检查法：以震动的音叉放在两侧肢体远端对称的骨隆起处，或用手指或叩诊锤叩击该处，将听筒放在肢体近端对称的骨隆起处，听骨传导音的强弱、双侧对比，如有骨折则骨传导音减弱。

5. 动诊

包括诊查主动运动、被动运动和异常活动情况，并注意分析活动与疼痛的关系。

（1）主动运动：①肌力检查。②关节主动运动功能检查，正常各关节活动方式和范围各不相同，正常人可因年龄、性别、体力锻炼的程度而有所不同。③角度测量法，确定被测夹角的相邻肢段的轴线，选择测量平面（如额状面、矢状面或横截面），将量角器两臂贴近轴线，并保持方向一致进行测量。角度记录一般采用国际通用的中立位 0° 法。

（2）被动运动：①和主动运动方向相同的被动运动，一般先检查主动运动，再检查被动运动，然后进行比较。②非主动运动方向的被动运动，包括沿肢体纵轴的牵拉、挤压活动及侧方牵挤活动，观察有无疼痛及异常活动。许多骨科的特殊动诊属于被动运动。

（3）异常活动：①关节强直，运动功能完全丧失。②关节运动范围减小，见于肌肉痉挛或与关节相关联的软组织挛缩。③关节运动范围超常，见于关节囊破坏，关节囊及支持韧带过度松弛和断裂。④假关节活动，见于肢体骨折不愈或骨缺损。

6. 量诊

（1）长度测量：将肢体放在对称位置，以骨性标志为基点进行测量。如肢体挛缩不能伸直可分段测量，测量下肢时应先将骨盆摆正。主要测量指标有：①躯干长度，颅顶至尾骨端。②上肢长度，肩峰至桡骨茎突尖部（或中指指尖），或第 7 颈椎棘突至桡骨茎突尖部（或中指指尖）。③上臂长度，肩峰至肱骨外髁。

④前臂长度，尺骨鹰嘴至尺骨茎突或桡骨小头至桡骨茎突。⑤下肢长度，髂前上棘至内踝尖或脐至内踝尖（相对长度，用于骨盆骨折或髋部疾患）。⑥股骨长度，股骨大转子顶点到外侧膝关节缝或髂前上棘至股骨内髁（相对长度）。⑦胫骨长度，内侧膝关节缝至内踝尖。⑧腓骨长度，腓骨小头至外踝。

（2）周径测量：要求两侧肢体取相对应的同一水平测量比较，若有肌萎缩或肿胀应选择表现最明显的平面测量，并观察其随时间推移的变化情况。

（3）轴线测定：正常人站立时背面相，枕骨粗隆垂线通过颈、胸、腰、骶椎棘突以及两下肢间；前臂旋前位伸肘时上肢呈一直线，旋后位即成10°～20°的肘外翻（称携带角）；下肢伸直时髂前上棘与第1，2趾间连线经过髌骨中心前方。

（4）角度测量：主要测量各关节主动与被动运动的角度（见动诊部分）。

（5）畸形疾患的测量：①肘内翻或肘外翻，上肢伸直前臂旋后位测量上臂与前臂所成的角度。②膝内翻，两内踝并拢，测量两膝间距离。③膝外翻，两股骨内髁并拢，测量两内踝距离。

# 第二节　骨科各部检查

## 一、上肢

### （一）肩关节

**1. 望诊**

双肩对比，观察肩部与肩胛骨的高度和外形。

**2. 触诊**

除注意疼痛与肿块外，还要检查有无畸形、骨擦感、关节稳定（包括盂肱关节、肩锁关节和胸锁关节）、肩三角（肩胛喙突端、肩峰、肱骨大结节）的位置关系等。

**3. 动诊**

正常情况下肩关节运动是一种联合运动，但如果一关节僵直时，其他关节常能代偿，因而要注意鉴别。检查肩关节活动，应按六种方式进行（如图1-1）。

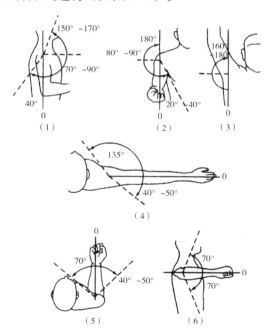

**图1-1　肩关节检查方法**

（1）前屈与后伸；（2）内收与外展；（3）上举；（4）水平位内收与外展；（5）内旋与外旋；
（6）水平位旋前与旋后

4. 量诊

与上述检查同时进行。当肩关节脱位时，肩峰至肱骨外上髁的距离将缩短。

5. 特殊试验

（1）Dugas 征：患者能用手摸到对侧肩部，且肘部能够贴到胸壁为阴性；若不能为阳性，表明肩关节有脱位。

（2）Speeds 征和 Yergason 征：即肱二头肌长腱阻抗试验。前者为前臂旋后，前屈肩 90°，伸肘位，阻抗位屈肘，出现肩痛为阳性；后者为屈肘 90°，阻抗屈肘时肩痛为阳性，提示肱二头肌腱鞘炎。

（3）Impingement 征：即前屈上举征。医生以手下压患侧肩胛骨并于中立位前举、上举，肩袖的大结节附着点撞击肩峰的前缘，肩痛为阳性，见于撞击综合征。

（4）前屈内旋试验：将患肩前屈 90°，屈肘 90° 用力内旋肩，使肩袖病变撞击喙峰韧带，产生肩痛为阳性，见于撞击综合征。

（5）Apprehension 试验：即惧痛试验。患者放在外展外旋（投掷）位，医生推肱骨头向前与前关节囊相压撞，后者有病变时剧痛，突感无力，不能活动，提示肩关节前方不稳。

（6）肩关节稳定试验：弯腰垂臂位或仰卧位，被动向前方推压肱骨头或向后推肱骨头或向下牵拉肱骨头，可试出肩前方不稳，后方不稳或下方不稳。

**（二）肘关节**

1. 望诊

观察肘后三角（由鹰嘴突、肱骨内上髁和肱骨外上髁组成）的解剖关系，即当屈肘至 90° 时，三点成等边三角形；当完全伸直时，三点成一直线。还有上臂与前臂的轴线关系，即当前臂伸直于完全旋前位时，上臂与前臂成一直线；当旋后伸直时，则形成 10°～15° 外翻角，称为提携角。此外，应注意观察桡骨头的形状与位置。

2. 触诊

对于软组织较丰厚或肘关节肿胀的患者，可通过触摸来了解肘后三角的位置关系。当屈肘 90° 时，旋转前臂，可在肱骨外上髁下方触及桡骨头的活动。

3. 动诊

肘关节活动的检查包括屈伸和旋转（如图 1-2）。

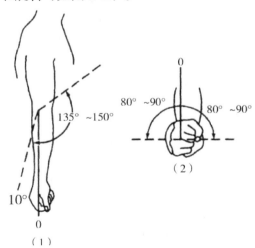

**图 1-2 肘关节检查方法**

（1）前展与后伸；（2）内旋与外旋

4. 量诊

量诊与动诊同时进行，包括上述动作幅度的测量与外翻角（提携角）的测量。

5. 特殊试验

（1）Mills 试验：即前臂伸肌牵拉试验。肘关节伸直，前臂旋前，手握拳掌屈，此时伸腕肌，伸指总肌紧张，若引起肱骨外上髁深处疼痛者为阳性，表示患有网球肘。

（2）Cozen试验：即前臂伸肌张力试验。检查者托住患者上肢，一手用力按手背，患臂伸直，前臂旋前、握拳，并用力背伸腕关节以对抗检查者手背的压力，产生肱骨外上髁痛者为阳性，表示患有网球肘。此法比上法更进一步使伸肌紧张，轻症者也能查出来。

### （三）腕关节

1. 望诊

望诊包括观察鼻烟窝（拇长伸肌腱、拇短伸肌腱与拇长展肌之间的凹陷），尺骨茎突和桡骨茎突以及尺偏或桡偏的情况。如舟状骨病损可致鼻烟窝消失；腕三角纤维软骨病损可使下尺桡关节松动，尺骨茎突向背侧半脱位。正常腕关节功能位为20°～25°背伸和15°尺偏。

2. 触诊

检查桡骨茎突、尺骨茎突、鼻烟窝有无触压痛及下尺桡关节的稳定性。

3. 动诊

检查伸屈、侧偏运动（如图1-3）。也可用力对合手法比较两腕的活动度（如图1-4）。

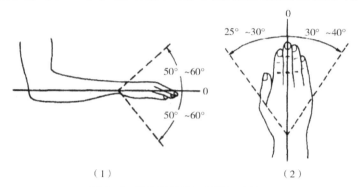

**图1-3 腕关节伸屈、侧偏运动检查**

（1）屈伸范围；（2）侧偏范围

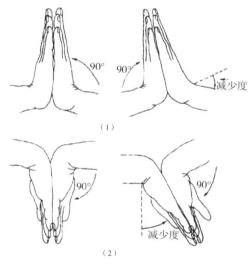

**图1-4 腕关节的功能检查**

（1）强力背屈；（2）强力掌握

4. 量诊

桡骨茎突比尺骨茎突低1.5 cm，其连线与第三掌骨垂直的轴线呈10°～15°角。桡骨纵轴与第一掌骨纵轴平行，因而形成了正常的腕尺偏。

5. 特殊检查

Finkelstein征：即握拳尺偏试验。使患者手先屈拇指对掌并握拳，检查者将患者已握拳的手向尺侧倾斜，若桡骨茎突处出现剧痛，是为阳性，表示患有桡骨茎突部狭窄性腱鞘炎（De Quervain 病）。

### （四）手部

**1. 望诊**

观察整个手的外形，有无肿胀、萎缩以及各种畸形。手的休息位如握笔姿势，越向小指，指尖越指向手掌中心，拇指末端指腹触及示指末节的桡侧。握拳时，手背的各掌指关节面组成弧形，最高点为第三掌指关节，如弧形消失或变形，则可能有腕骨或掌骨的病损。

**2. 触诊**

检查有无压痛及轴向叩击痛。

**3. 动诊**

应分别检查拇指及其他各指，其动作包括屈、伸、外展、内收及对掌。

**4. 量诊**

根据需要测量各指长度以及测试手的捏力、钩力、夹力和握力，在测量各关节活动度时，应限制上下关节的运动，以避免出现假象，同时各个小关节应逐一检查以免遗漏。

## 二、下肢

### （一）髋关节

**1. 望诊**

首先检查站立姿势和步态，从前、后和侧方双侧对比观察有无肿胀、肌萎缩和畸形，观察下肢长度以及大粗隆高度、臀沟、膝和足的位置。

**2. 触诊**

检查压痛、叩痛（直接和间接）以及肿胀和肌痉挛。

**3. 动诊**

检查屈、伸、外展、内收、外旋、内旋情况。在检查外展、内收、外旋和内旋时，应保持骨盆稳定，以消除腰椎的代偿活动。

**4. 量诊**

除了测量下肢的长度和周径，还有以下特殊的髋关节测量方法，包括 Shoemaker 髂转线、Nélaton 髂坐线和 Bryant 三角（如图 1-5），两侧对比。

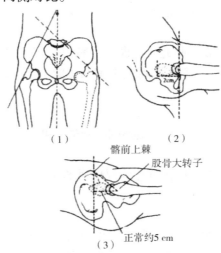

（1）　　　　　　（2）

髂前上棘
股骨大转子
正常约5 cm
（3）

**图 1-5　各种测定法**

（1）shoemaker 髂转线测定法右侧正常，左侧不正常；（2）Nélaton 髂坐线测定法；（3）股骨大转子与髂前上棘间的水平距离测定法（Bryant 三角）

**5. 特殊试验**

（1）Patrick 试验：也称"4"字试验或髋外展外旋试验，主要检查髋关节的旋转有否受限（如图 1-6）。

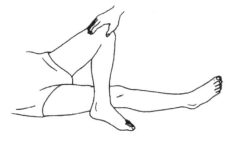

**图1-6 "4"字试验**

（2）Thomas征：也称髋屈曲畸形试验，是通过消除腰前凸而使髋屈曲畸形表现出来（如图1-7）。

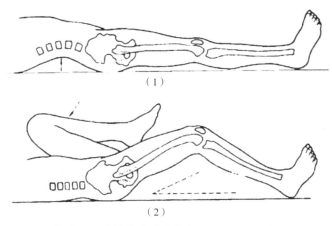

（1）

（2）

**图1-7 髋屈曲畸形试验（Thomas试验）**

（1）试验前，腰椎有代偿性前凸，因此患髋可伸直；（2）把健髋屈曲后，腰椎代偿性前凸被纠正，
患髋的屈曲畸形就出现，虚线的角度即患髋屈曲畸形的角度

（3）Yount征：同上操作，如Thomas征阳性时，将患髋外展到一定角度时屈曲畸形消失，可以直伸，即为Yount阳性，说明有髂胫束挛缩。

（4）Trendelenburg征：也称单腿站立试验。正常人单腿站立时，对侧的臀褶或髂嵴均上提即为阴性，如臀褶或髂嵴下降即为阳性。阳性见于髋关节脱位、股骨颈骨折、臀中肌麻痹。

（5）Allis征：仰卧，双髋与膝及踝屈曲并列于床上，观察双膝的高低差，从床头侧可对比两大腿的长度或从床尾可观察小腿的长度差。

（6）Ober试验：右侧卧位，右髋、膝充分屈曲。左膝屈成直角并使髋完全伸直位内收大腿。正常时左膝可触到床面。如不能内收或内收时引起腰椎向左侧凸（向上凸）即为阳性，提示为髂胫束挛缩。

**（二）膝关节**

1. 望诊

观察有无肿胀、股四头肌萎缩、膝内翻或膝外翻以及伸屈畸形等。

2. 触诊

检查肿胀、压痛、肿块等。常用的检查方法为浮髌试验（如图1-8），当膝关节内有中等量以上的积液时可呈阳性。

3. 动诊

严格地说，膝关节不单纯是屈曲关节，而是在屈曲过程中伴有旋转活动，并向后移动，故在股骨髁内的即刻旋转中心也随之而变化，因此膝关节的活动有着复杂的动力变化。但临床上活动度检查主要是为伸屈运动，还有关节稳定性的检查，包括：①侧方应力试验：先将膝置于完全伸直位，然后屈至30°位，别做膝的被动外翻和内翻检查，与健侧对比，若超出正常外翻或内翻范围，则为阳性，例如外翻应力试验阳性者，则称内侧直向不稳定，反之则称外侧直向不稳定。②抽屉试验：在旋转中和位、外旋15°和内旋30°三个体位上分别进行检查，将检查结果与侧方应力试验结果综合分析，在膝关节中立位时，前或后抽屉试验阳性者，则称前或后直向不稳定，若将膝置于屈曲 15° 位进行试验，则可增加本试验的阳性率，有利于判断前交叉韧带的前内束或后外束损伤，称 Lachman 试验。③轴移试验：本试验主要是用来检查患膝有无一种突然错动的主观感觉，此感觉常出现于步行中，当患膝屈至 30° 位时，既疼痛，又感极不安全，检查时，屈膝 30°，膝可前后错动并有疼痛者，即为阳性，这主要是由胫骨外髁突然向前错位，而股骨外髁同时滑向胫骨外髁的后坡所致，在伸膝过程中，又可出现股骨外髁突然复位的体征。④旋转试验：将膝分别置于 90°，45° 和 0° 位，作内、外旋活动，与健侧对比。如一侧旋转范围增加，并不意味旋转不稳定，而只表明某组织韧带的断裂或松弛，此外，如疑有半月板损伤，可做下列检查：①过伸试验：遇有破裂，或游离软骨片卡于关节内，膝过伸时将引起剧痛。②过屈试验：特别是后角破裂，膝关节过屈将引起剧痛。③研磨试验：患者俯卧、膝屈至 90°，在加压的情况下，研磨（即旋转）膝关节，破裂的半月板可引起疼痛。④回旋挤压试验（McMurray 征）：伤员仰卧，检查者一手按住患膝，另一手握住踝部，将膝完全屈曲，足跟抵住臀部，然后将小腿极度外旋内展，或内旋内收，在保持这应力位下，逐渐伸直（如图 1-9）。在伸直过程中，如能听到或感到"咔嗒"声，即为半月板破裂，按响声和疼痛出现的部位，可推断破裂的位置。

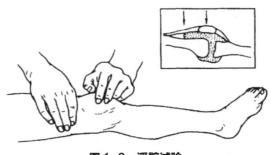

**图 1-8 浮髌试验**

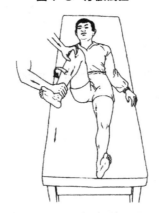

**图 1-9 回旋挤压试验**

4. 量诊

检查膝关节的伸屈度数以及周径（可在髌骨上极缘、髌骨中部和髌骨下极缘进行测量）。

**（三）踝关节和足**

1. 望诊

首先观察步态，再检查内、外踝下方、足背、跟腱两侧有无肿胀，以及皮肤情况和各种畸形。如胼胝、平足、马蹄内翻足、高弓足、仰趾外翻足、足拇外翻、槌状趾、爪形趾等。

2. 触诊

除了压痛等一般检查，还应检查足背动脉的搏动，以了解足和下肢的血液循环状态。

3. 动诊

包括背屈、跖屈、内翻、外翻检查。

**4. 量诊**

主要测量内外踝间距、足长度，两侧对比。

# 三、脊柱及骨盆

**（一）望诊**

站立位从正面、后面和侧面观察躯干的皮肤情况、脊柱的生理弧度（颈椎前凸、胸椎后凸、腰椎前凸、骶椎后凸）、对称性（双肩、骨盆、中垂线）、各种畸形以及肌肉痉挛等。

**（二）触诊**

逐节触摸、按压或叩击棘突、椎旁（横突、软组织等）、骶髂关节，观察有无包块、压痛、深压痛、痉挛等。

**（三）动诊**

主要检查颈椎和腰椎的活动度，包括前屈、后伸、侧屈和旋转（如图 1-10）。

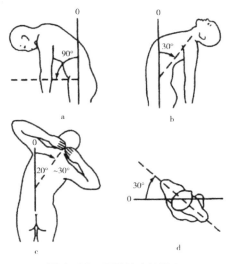

**图 1-10 腰椎的功能检查**

a. 前屈；b. 后伸；c. 侧屈；d. 旋转

**（四）量诊**

测量颈部长度（头部中立位，颏至胸骨颈静脉切迹的距离）；测量胸椎长度（$C_7$ 至 $T_{12}$ 棘突之间的距离），动态观察时前屈比后伸增加 4 ~ 6 cm；测量 $C_7$ ~ $S_1$ 距离，正常前屈时长度可增加 15 cm。

**（五）特殊试验**

**1. 弯腰试验**

患者双臂伸直对掌自然下垂、低头弯腰，检查者从患者头侧切线位观察背部，如有脊柱侧凸畸形则出现阳性，即一侧隆起（剃刀背）。

**2. 髋关节过伸试验**

俯卧，检查者一手压住髋部，一手将病侧膝关节屈至 90°，握住踝部，向上提起，使髋过伸，此时骶髂关节也出现扭动，如出现疼痛则为阳性，提示存在髋关节或骶髂关节病变（如图 1-11）。

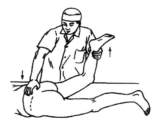

**图 1-11 髋关节过伸试验**

3. 拾物试验

对于儿童，在地上放一玩具，嘱其去拣拾。如骶棘肌有痉挛，则出现阳性，即病儿不是弯腰去拾，而是屈髋、屈膝、直背，小心翼翼，一手撑在膝上作为支持，蹲下去拣。

4. 斜板试验

仰卧，充分屈曲病侧髋、膝，检查者一手按住病侧肩部，一手按住病侧膝的外侧，向健侧推去，如出现疼痛则为阳性，表示骶髂关节有病变（如图 1-12）。

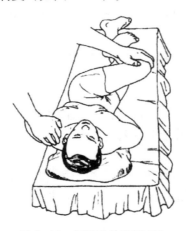

**图 1-12　骶髂关节斜板试验**

5. 骶髂关节扭转试验（Gaenslen 征）

仰卧，患者双手抱住健侧髋、膝，使之屈曲，患侧大腿垂于床缘外，检查者一手按住健膝，一手压患膝，使大腿后伸扭转骶髂关节，骶髂关节痛者为阳性。

6. 骨盆分离或挤压试验

患者仰卧，检查者双手将两侧髂骨用力向外下方挤压，称骨盆分离试验。反之，双手将两髂骨翼向中心相对挤压，称为骨盆挤压试验。能诱发疼痛者为阳性，提示骨盆环骨折。

# 第三节　X 线检查

X 线检查不仅能显示病变的范围与程度，而且还有可能做出定性诊断。但必须指出，不少骨、关节疾病，X 线表现比病理改变和临床表现出现得晚，因此初次诊断结果阴性，不能排除早期病变的存在，如炎症的早期和肿瘤在骨髓内浸润就有可能无重要发现，诊断中应加以注意，并应根据临床拟诊，依不同疾病的发展规律，定期复查，才能发现病变，并做出可靠的结论。如果定期复查仍为阴性，则可有把握地排除疾病，也有初次 X 线检查能发现病变而不能明确诊断，经过复查后才能做出定性诊断。

不少骨、关节疾病缺乏典型的或特殊的 X 线表现，需结合临床资料，才能做出诊断。此外患者年龄、性别、职业和实验室检查对 X 线的诊断也相当重要。

骨关节含钙量多，密度高，X 线不易穿过，与周围软组织形成良好的对比，故 X 线检查时能显出清晰的影像，从而了解骨与关节伤病的部位、范围、性质、程度和周围软组织的关系；指导骨折脱位的手法整复、牵引、固定；观察治疗效果、病变的发展以及预后的判断；观察骨骼生长发育的情况及某些营养和代谢性疾病对骨骼的影响等。

常规 X 线检查分荧光透视（简称透视）和摄片。透视是利用 X 线的穿透和荧光作用，直接进行诊断的一种常规检查方法。透视经济简便，能观察到解剖和功能的双重改变，可在短时间内随意观察所需检查的部位，即刻明确有无病变存在，起到过滤作用，还可用于金属异物的寻找与定位、外伤性骨折与脱位的整复及内固定术中定位，但也存在影像不够清晰，细微病变难以显示清楚和不能留下长久性记录的缺点，需与摄片及其他检查方法相配合，避免发生误诊及漏诊。

X 线检查虽有不少优点及重要的使用价值，但并不是完美无缺的，有它的局限性。因 X 线检查有机械因素、技术因素、病变本身因素、人为的因素影响，故对 X 线检查不可单纯依赖，它仅是辅助诊断手段之一而已。

# 一、X 线检查位置

## （一）正位

正位分前后正位和后前正位，X 线球管在患者前方、照相底片在体后是前后位；若 X 线球管在后方向前投照，则为后前位。常规是采用前后位，特殊申请方用后前位。

## （二）侧位

X 线球管置侧方，X 线底片置另一侧，投照后获得侧位照片，与正位照片结合起来，即可获得被检查部位的完整影像。

## （三）斜位

因侧位片上重叠阴影太多，有时申请斜位片，为显示椎间孔或椎板病变，在脊柱有时也申请斜位片。骶髂关节解剖上是偏斜，也只有斜位片上方能看清骶髂关节间隙。

## （四）轴位

常规正侧位 X 线片上，不能观察到该部位的全貌，可加照轴位片，如髌骨、跟骨正侧位上常常看不出病变，在轴位片上可获得确诊。其他如肩胛骨喙突、尺骨鹰嘴、腕关节、足跖趾关节也经常用轴位片来协助诊断。

## （五）斜位

除常规斜位外，有些骨质在不同斜位显示不出来，如肩胛骨关节盂、腕舟状骨、腕大多角骨、胫腓骨上关节等。

## （六）双侧对比 X 线片

为诊断骨损害的程度和性质，有时需要健侧对比，如儿童股骨头骨骺疾患，一定要对比方可看得出来。肩锁关节半脱位，踝关节韧带松弛等，有时也要对比方能做出诊断。

## （七）开口位

颈 12 正位被门齿和下颌重叠，无法看清，开口位 X 线片可以看到寰枢椎脱位、齿状突骨折、齿状突发育畸形等病变。

## （八）脊椎运动 X 线检查

颈椎或腰椎，除常规 X 线检查外，为了解椎间盘退变情况，椎体间稳定情况等，可将 X 线球管由侧方投照，令患者过度伸展和屈曲颈椎或腰椎，拍摄 X 线侧位片，对诊断有很大帮助。

## （九）断层摄影检查

此检查是利用 X 线焦距的不同，使病变分层显示影像减少组织重叠，可以观察到病变中心的情况，如肿瘤、椎体爆裂骨折有时采用。

# 二、阅读 X 线片

## （一）X 线片的质量评价

阅读 X 线片首先要评价 X 线片的质量如何，质量不好的 X 线片常常会使有病变的区域显示不出来，或没有病变的区域看似有病变，会引起误差。只有质量好的 X 线片才能协助诊断。好的 X 线片黑白对比清晰，骨小梁、软组织的纹理清楚。还要排除 X 线片上有无手印等污染。

## （二）骨骼的形态及大小比例

由于 X 线检查时对各部位检查的 X 线焦距和片距是一定的，所以 X 线片上的影像大体也一致，只要平时掌握了骨骼的正常形态，阅片时对异常情况很容易分辨出来，大小比例虽然按年龄有所不同，但也大致可以看出正常或不正常，必要时可与健侧做对比。

（三）骨结构

1. 骨膜

在 X 线下不显影，只有骨过度生长时才出现骨膜阴影，恶性肿瘤可先有骨膜阴影，雅司病、青枝骨折或疲劳骨折后也常会出现阴影。如果在骨皮质外有骨膜阴影，应考虑上述病变。

2. 骨皮质

骨皮质是致密骨呈透亮白色，骨干中部厚而两端较薄，表面光滑，但肌肉、韧带附着处可有局限性隆起或凹陷，是解剖上的骨沟或骨嵴，不要误认为是骨膜反应。

3. 骨松质

长管状骨的内层或两端，扁平骨如髂骨、椎体、跟骨等均系松质骨。良好 X 线片上可以看到按力线排列的骨小梁；若排列紊乱可能有炎症或新生物。如果骨小梁透明皮质变薄，可能是骨质疏松。有时在松质骨内看到有局限的疏松区或致密区，可能为无临床意义的软骨岛或骨岛，但要注意随访，以免遗漏了新生物。当在干骺端看到；有一条或数条横形的白色骨致密阴影，这是发育期发生疾病或营养不良等原因产生的发育障碍线，也无临床意义。

（四）关节及关节周围软组织

关节面透明软骨不显影，故 X 线片上可看到关节间隙，此有一定厚度，过宽可能有关节积液；关节间隙变窄，表示关节软骨有退变或破坏。骨关节周围软组织如肌腱、肌肉、脂肪虽显影不明显，但它们的密度不一样，若 X 线片质量好，可以看到关节周围脂肪阴影，并可判断关节囊是否肿胀，腘窝淋巴结是否肿大等，对诊断关节内疾患有帮助。

（五）儿童骨骺 X 线片

在长管状骨两端为骨骺，幼儿未骨化时为软骨，X 线不显影；出现骨化后，骨化核由小逐渐长大，此时 X 线片上只看到关节间隙较大，在骨化核和干骺端也有透明的骺板，当幼儿发生软骨病或维生素 A 中毒时，骺板会出现增宽或杯状等异常形态。

（六）脊椎 X 线片

1. 上颈椎开口位

要看齿状突和侧块两侧是否对称，齿状突有无骨折线，侧位寰椎的位置，寰椎前弓和齿突前缘的距离，成人不超过 13 mm，幼儿不超过 5 mm，若超过可能有脱位。寰椎后弓结节前缘和第 2 颈椎棘突根前缘相平，否则是脱位。齿突后缘和第 2 颈椎体后缘相平，如果不平，可能是骨折脱位。其他颈椎正位呈两侧稍突起，此是钩椎关节；若此突起较尖而高，甚或呈鸡嘴样向侧方突出，这在临床上可压迫神经根或椎动脉，应当引起重视。

2. 颈椎侧位片

颈椎侧位片先看椎体，小关节的排列，全颈椎生理弧度是否正常，有无中断现象，还要看椎间隙有无狭窄，椎体缘有无骨质增生，运动照片上颈椎弧度有无异常，椎体间有无前后错动形成台阶状。还要测量椎管的前后直径，椎弓根的横径，过大可能是椎管内肿瘤，过少可能是椎管狭窄。后纵韧带骨化只有侧位 X 线片上能看到。颈椎前方为食管、气管，侧位片上椎体和气管间软组织阴影有一定厚度，若增厚应怀疑有血肿或炎症。

3. 胸腰椎正侧位片

胸腰椎正侧位片要注意椎体形态，椎弓根的厚度，椎弓根的距离。若椎弓根变狭窄，椎弓根距离增大，可能为椎管内有新生物，正位片上要注意脊柱全长是否正直，椎体是否正方或有无异常的半椎体，还要注意两侧软组织阴影，寒性脓肿常使椎旁出现阴影或腰大肌肿胀。下腰椎正位片还要注意有无先天异常，如隐性骶裂、钩棘、浮棘、腰 5 横突不对称、腰椎骶化或骶椎腰化等。椎间隙有无狭窄，以侧位片较清晰。

侧位片先看排列弧度，常见下胸椎后凸较大，多为青年性骨软骨炎的后果。下腰椎有时会看到过度前凸，这是腰痛的原因，此种患者仔细观察常发现并有滑脱或反滑脱，可能是椎间盘退变的后果。看椎体有无变形，下胸椎两三个楔状或扁平可能是青年性骨软骨炎的后果。单个的变形以外伤多见，但转移病变也不能除外。椎体的骨小梁在质量良好的 X 线片应当看得清，若看不见或呈透明样，可能有骨质疏松。椎间盘的厚度应当上下一致，而且愈到腰 $L_3$、$L_4$、$L_5$ 其厚度愈大，对比之下若某一节段狭窄，可能是病变。下腰部看到有滑脱，则还要进一步检查有无崩裂或先天发育异常。斜位腰椎片可以帮助诊断。斜位片上可以看到小关节和关节对合情况，小关节面致密或不整齐，可能是小关节有创伤性关节炎或小关节综合征。腰椎运动侧位 X 线片，可发现椎体间其一节段有过度运动或不稳情况，以决定治疗方案。

# 第四节　CT 检查

计算机体层扫描，为一种无创伤、无痛苦的影像诊断手段。1917 年由澳大利亚数学家 Radon 证明，任何物体可以从它的投影无限集合来重建其图像。1963 年由美国科学家 Cormack 发明了用 X 线投影数据重建图像的数学方法，1972 年由英国工程师 Hounsefield 制成的第一台头颅 CT 机应用于临床，1974 年由美国工程师 Ledley 等进一步设计出了全身 CT，使这种原来只用于头部的扫描机扩展到全身各个部位，从而开始了对脊柱、关节、骨盆的研究。早期由于软组织图像不够清晰，因而只限于检查脊柱、关节、骨盆的骨组织。近年来就 CT 机提高扫描速度、检查效率、图像质量和尽量简便操作方面做了很多改进，由原始第 1 代发展到第 4 代高分辨率扫描机，如螺旋 CT 和超高速 CT 相继问世。

## 一、CT 的基本结构

第 1 代（原始型）CT 机，光源采用密集平行 X 线射束，聚焦在单个检测器上，射束及检测器均安装在一个桥形架上，做平移－旋转式扫描，使 X 线射束通过窄道横穿过患者某一选定部位层面。整个桥形架完成第一个平移扫描后，旋转 1°，再做另一个方向扫描，如此反复连续平移－旋转，直至转完 180°，从而获得数十万测量数据，将这些资料输入电子计算机进行处理，构成一个横断面图像。由于只有一个检测器，扫描的次数多，时间长，需 5 ~ 10 min，甚为缓慢。第 2 代扫描机，改用扇形射束和多个检测器，每次扫描转动角度由 1° 增加到 10°，能做头部及全身扫描，时间明显缩短，每次需 20 ~ 120 s。第 3 代扫描机，用宽扇形射束，检测器数目增加（多达 600 个），可以连续转动 360°，扫描时间缩短为 5 ~ 10 s。第 4 代扫描机，使用与第 3 代相同的宽扇形射束，数百个检测器固定排列成环状。只需转动 X 线管即可扫描，每次时间缩短为 2 ~ 5 s。

## 二、螺旋 CT

螺旋 CT 采用了单方向连续的滑环技术，利用滑环来处理旋转部分与静止部分的馈电及信号传递。其优点在于扫描时间可达 1 s，大大缩短层间的延时，并发展了一系列新技术，如体积扫描（通称螺旋式扫描）、可增加造影剂利用率的动态多次扫描和快速扫描序列、动态屏幕等。

### （一）扫描方式

通常的 CT 机 X 线管供电是通过高压电缆和发生器相连，并做圆周的往返运动。每次扫描都经过启动、加速、匀速采集数据、减速、停止几个过程，使扫描速度难以大幅度提高。螺旋 CT 采用滑环技术，其方法是通过碳刷与金属滑环接触而馈电或传递信号。滑环有高压滑环和低压滑环两种，前者传递 X 线发生器的输出电压为数万伏，后者传递 X 线发生器的输出电压仅为数百伏。采用滑环技术，使 X 线管可以连续旋转，缩短了层间的延缓时间，短于 5 s，提供了发展容积采集 CT 扫描的途径。

螺旋 CT 扫描是 X 线管由以往的往返运动变成单方向连续旋转运动，同时在患者检查床以均匀速度平移前进或后退中，连续采集体积数据进行图像重建。在扫描过程中，X 线焦点围绕患者形成一螺旋线行径。此类扫描不再是对人体某一层面采集数据，而是围绕患者螺旋式地能够在几秒钟内采集较大容积的数据。常规扫描与螺旋扫描方式的本质区别，在于前者得到的是人体的二维信息，而后者得到的是人体的三维信息，所以螺旋扫描方式又称之为体积扫描。螺旋 CT 扫描获得的是三维信息，且其工作效率更高，在信号处理上比二维信息的处理有丰富得多的内容和更大的灵活性，可以得到真正的三维重建图像而不会有任何重组成分，可根据需要在所扫描的体积内对任意面、任何位置进行重建，还可以在重建的三维图像中把某一部分组织或器官从图像中去掉。三维数据的采集使 CT 的血管成像（CTA）成为可能，与磁共振血管成像（MRA）相比，它没有运动、吞咽、呼吸和血流伪影，可识别钙化斑等，已有人用来检查肾动脉狭窄、血管病及内支架、移植血管等情况，对某些病例完全可以代替常规的血管造影。扫描速度的提高，除了提高时间分辨，也减少运动伪影，并可以实现憋一口气在 16 ~ 24 s 内就完成一个较长部位（器官）的扫描，如肺部的扫描即可在憋一口气情况下完成，这对外伤患者、儿童等尤为重要。

螺旋 CT 扫描过程中，如果扫描区域比较长或患者不能屏住呼吸时，可导致采集的数据失去连续性。扫描方法包括单螺旋、双螺旋扫描。螺旋 CT 扫描应仔细选择扫描参数。为了满足实时重建以及三维和 CTA 的重建要求，工作站方式被广泛采用，它具有高性能计算机处理单元（CPU）和陈列处理机（AP），还有大容量的内存和外部设备。

### （二）与普通 CT 的比较

1. 普通 CT 的主要缺点

（1）尽管采用薄层连续或重叠扫描，冠状或矢状面成像的空间分辨率仍不能达到诊断要求。

（2）相邻两层扫描间隔时间内轻微的呼吸运动即可使扫描层面不连续，容易遗漏较小的病变，并且降低二维或三维重建图像质量。

（3）增强扫描时需要团注，造影剂在间质内弥散相对较低，减低了肿瘤和周围正常组织之间的对比，而且为了维持较长时间的强化效果所需要的剂量很大。如果不能进一步提高扫描速度，很难克服上述不足。

2. 螺旋 CT 的主要优点

（1）提高病变发现率。

（2）提高扫描速度。

（3）提高病变密度测量能力。

（4）可减少造影剂用量。

（5）在造影剂最高时成像。

（6）可变的重建扫描层面。

（7）可建重叠扫描层面。

（8）可行多层面及三维重建。扫描速度的提高，可明显缩短检查时间。如床进速度 1 cm/s，30 cm 检查区域仅需 30 s。

3. 螺旋的缺点

螺旋的缺点主要是影像噪声增加、纵向分辨率下降、螺旋伪影、螺旋曝光时间受限制、X 线管冷却时间延长、血管流动伪影、图像处理时间延长和数据存储量增加。

## 三、超高速 X-CT

超高速 CT 也称电子束 CT，它运用了高真空、超高压、电磁聚焦偏转、二次电子发射、光纤、特殊靶金属等现代化高新科学技术，利用 130 kV 的高压使电子枪产生电子束并加速。利用聚焦装置使电子束聚成一个特定的焦点，再由强力电磁偏转线圈使电子束按规定的角度做同步偏转，射向 4 个固定的钨环靶以产生旋转 X 线源，它取消了 X 线管曝光时同时进行机械旋转的取样方式，并对扫描对象进行扫描。X 线穿透扫描对象后，被静止的高灵敏探测器阵列接受，这是两组排列在靶金属对面的探测器阵列。接受的数据经预处理后由光缆送至计算机，并重建图像。由于其扫描时间为 50 ~ 100 ms，所以使得对心脏、冠状动脉和血管的研究成为可能。在使用造影剂时，能够得到最佳的造影图像。其慢速、快速成像分别为 9 层 /s 和 34 层 /s。就其扫描速度来说，是一般 CT 的 40 倍，螺旋 CT 的 20 倍。对不合作患者（小儿、老年人及烦躁患者等）检查时，不会因运动而产生伪影，从而保证得到清晰的图像。

电子束 CT 兼有普通 CT、螺旋 CT 和超高速 CT 的功能，特点是扫描速度快（50 ms/ 层）、成像速度快（34 层 /s）、能较长久保持高检测精度。适用于冠心病预测、心脏瓣膜病变、心包疾病、先天性心脏病、肺动脉栓塞和大血管病变的诊断，还可以通过电影扫描序列对关节运动做功能检查。

# 四、CT 扫描的应用

高分辨率 CT 机能够从躯干横断面图像观察脊柱、骨盆及四肢关节较复杂的解剖部位和病变，还有一定分辨软组织的能力，且不受骨骼重叠及内脏器官遮盖的影响，对骨科疾病诊断、定位、区分性质范围等提供一种非侵入性辅助检查手段。

## （一）脊柱扫描

CT 能显示人体横断层面图像，可鉴别人体各种不同组织的密度差异。骨组织密度最高，CT 值高，CT 片上呈白色；体内脂肪、空气密度最低，CT 值也低，CT 片上呈黑色；体内各种软组织，如肌肉、血管、韧带、椎间盘、神经、脊髓等密度差异较小，高分辨 CT 扫描均能显示，有时尚需借助各种造影剂增加对比度，提高对局部组织形态的识别能力。在脊柱方面，CT 能准确显示脊椎骨的完整骨性结构，如椎管、椎间孔、侧隐窝、神经孔、椎间后小关节、椎板结构形态等，可观察脊髓神经根鞘袖、硬膜外和椎体骨的静脉、后纵韧带、黄韧带和椎间盘。CT 还能清楚显示椎体周围软组织，包括椎体后部椎旁肌，如骶棘肌等；椎体前部，可观察到胸、腹腔脏器及相应节段的动、静脉。

CT 检查时经静脉注入非离子碘以此形成人工对比的方法，称之为造影增强法。造影辅助剂的选择，以溶速慢、吸收快、便于观察、不良反应小为首选。此法主要用于普通 CT 检查难以显示或显示不够清楚的组织病变，如脊髓病变、损伤及血管疾病等，可以增加病变与正常组织之间的对比度，血管丰富区域增强作用最为显著。脊髓造影后 1～4 h 做 CT 检查称之为 CTM；CTM 椎间盘造影后 1～4 h 做 CT 检查称之为 CTD。但造影增强检查时需腰椎穿刺和注射药物，有可能引起不良反应和严重并发症，延长检查时间或加重病情，且判定病灶范围也有一定限度。MRI 检查更有实用价值。CT 对脊柱病变的诊断有许多优于常规 X 平片之处，对脊髓病变，则不如 MRI，但 CT 在脊柱病变的诊断上仍具有特殊的价值。

适应证如下所述：

（1）椎间盘病变及迟行性病变：CT 能清楚地显示腰椎间盘的形态及其与硬膜囊和神经根的关系，通过观察椎间盘的轮廓和椎间隙的高度，CT 可鉴别椎间盘退行性变和椎间盘突出。

（2）脊椎骨肿瘤：脊椎骨肿瘤最常见为转移瘤，原发性肿瘤较少见。CT 可显示肿瘤范围包括骨内外受累的范围、显示肿瘤的组织结构（脂肪、囊性、实质性及血供）及钙化。

（3）脊椎感染性病变：CT 在显示感染性脊椎病变脊椎骨改变的同时，也可显示椎管内硬膜外、脊椎旁的受累及椎间盘的病变。

（4）脊柱损伤：对大多数脊柱损伤，常规 X 线片仍是首选的检查方法，对观察不稳定骨折如椎弓骨折、关节突关节脱位、显示骨折碎片及其在椎管内的位置，CT 是最佳的检查方法。但 CT 对脊髓、神经的损伤，效果不如 MRI。

（5）椎管内病变：CT 评价椎管内病变多需经静脉注射造影剂或椎管内注射造影剂。静脉注射造影剂 CT 增加扫描主要适用于脊髓血管畸形等。CTM 适用于椎管内肿瘤、脊髓空洞症、发育畸形、血管畸形、蛛网膜炎、损伤术后观察等。

（6）骨盆及四肢骨关节：CT 在骨盆与四肢骨关节疾病中的诊断中有重要价值，主要用于：①骨盆骨折。②骨盆肿瘤。③股骨头缺血性坏死。④骨的感染性疾病。⑤骨及骨关节的其他疾病。⑥骨盆测量。⑦ CT 引导下骨穿刺活检。

## （二）软组织及四肢关节扫描

CT 的高密度分辨率克服了普通 X 线对软组织检查的不足，也避免了肠气或骨骼对软组织及内脏图像的干扰。各肌肉间有胶原纤维和脂肪组织结构的间隔，CT 可清楚显示每条肌肉和血管以及神经主干的断面，从而为发现病变和观察其演变提供重要资料。CT 检查的适应证和方法：临床上疑有四肢关节损伤与软组织病变，普通 X 线片不能显示清楚，均可行 CT 扫描检查。例如：①复杂的骨盆及髋臼缘骨折及某种类型足、踝骨折脱位等。②股骨头缺血性坏死和骨性关节。③骨的囊性病变。④骨和软组织肿瘤。⑤骨与关节感染。检查方法：先摄入受检部位的普通 X 线片，了解病变的范围和大小，以决定扫描的起始部位、范围和体位等。对某些特殊部位和结构，如肩关节、骨盆、骶髂关节、髋关节、膝关节，可利用特殊位置进行扫描。根据病变的大小和类型采用不同准直器和扫描程序，先采用低值观察软组织，高值观察骨与关节。必要时还可采用增强检查，如造影剂注入静脉、关节腔，增加对比度，以明确诊断。

### （三）骨折与脱位

一般骨折常规 X 线片基本都能满足临床的需要，CT 扫描对普通 X 线平片不能满意显示的骨盆、髋关节、膝关节、肩关节、踝关节及胸锁关节等部位骨折可以观察骨折的主体关系，发现平片很难辨认的小碎骨片，如髋臼缘骨折、股骨头骨折小碎片，可准确判断位置所在，对临床上正确的治疗提供重要依据。

有人对 25 例跟骨骨折进行 CT 检查，认为 CT 对跟骨新鲜或陈旧性骨折的检查明显优于常规 X 线检查，它能准确显示骨折部位、类型、严重度及移位情况，利用薄层扫描、图像重建等技术，可使病变显示更为清晰。跟骨结节角缩小对衡量跟骨骨折的严重和预后有一定价值，而后关节面的骨折和移位对预后的评估十分重要，后关节面移位超过 2 mm 者，预后均较差。有人对 88 例骶骨骨折或骶髂关节损伤进行 CT 扫描检查，将其分为 4 种基本类型：Ⅰ型骶髂关节分离，占骶骨损伤的 39%，CT 表现为关节不对称与间隙增宽；Ⅱ型骶骨或髂骨质部骨折，占骶骨损伤的 25%，CT 图像可见到骶骨或髂骨唇部骨折线累及骶髂关节面，但不累及骶骨的神经孔；Ⅲ型为骶骨纵形骨折，占骶骨损伤的 25%，CT 图像表现为骶骨纵行骨折线伸入神经孔；Ⅳ型为骶骨粉碎骨折，占骶骨损伤的 5%，CT 可见骶骨两侧都有复杂的骨折线。

## 五、CT 诊断的创伤骨科常见疾患

### （一）脊柱外伤

CT 扫描能清楚地显示椎管的完整性、复杂的椎体关节突、椎板骨折及脊柱骨折合并截瘫。并能提供准确减压范围和手术入路的资料，术后也可做 CT 复查。

1. 主要表现

①椎体及其附近低密度骨折线或骨小梁密度呈斑片状密度增高。②椎管内或椎体旁碎骨块。③椎管变形、狭窄。④椎管内有高密度血肿影。⑤椎间盘突出。

2. 主要优点

在脊柱损伤方面，与普通 X 线片相比，有如下优点：①不需要过度搬动患者。②分辨率高，能显示因重叠或普通 X 线片不易诊断的骨折。③脊髓造影 CT 可对椎管内神经结构的损伤做出诊断，如脊髓血肿、脊髓断裂和髓内囊肿，亦可显示创伤后椎间盘突出、骨折碎块、硬脊膜外血肿对蛛网膜下腔及脊髓的压迫。

3. 主要缺点

①不易显示屈曲暴力性骨折。②对韧带损伤造成的脊柱不稳或关节脱位常不易显示清楚。③对脊髓损伤的病理改变仍不理想。

4. 诊断价值

CT 能清楚地显示骨折与椎管的关系，是目前脊椎爆裂骨折首选方法。

### （二）膝关节半月板损伤

CT 主要表现为：①半月板有裂隙，呈低密度的横或纵和斜行条状影，边界一般较清晰。②在关节腔造影时，可见撕裂的半月板间隙内有造影剂渗入其间，呈高密度条状影，边界清楚可见。③盘状半月板表现为较正常的半月板增宽、增厚，正常内侧半月板的宽度不超过同侧胫骨平台关节面的 1/2；外侧半月板不超过 1/3。④半月板囊肿时表现为半月板局部隆起。⑤十字韧带损伤，表现为胫骨踝间嵴与股骨髁窝之间的 V 形带状的低密度影中断和变形。关节囊破裂，表现为造影剂外溢。

## 第五节 MRI 检查

磁共振成像（MRI）是目前检查软组织的最佳手段，在骨质疏松、肿瘤、感染、创伤，尤其是在脊柱脊髓的检查方面用途较广。MRI 可显示水平及纵轴两平面的图像，但对有起搏器、脑内血管夹、主要部位有金属碎片的患者禁用。

基本原理：MRI 是在磁场中对组织施以放射频率的脉冲，无须凭借离子放射即可显示所需截面的图像。MRI 将无数的光子、中子与核素进行随机排列，并使之与磁场方向平行。每个所用的磁铁具有 0.5 ~ 1.5tesla（T）的强度。放射频率的脉冲使粒子的核磁运动发生偏振，从而产生图像，使用的表面线圈降低了信号 / 噪音比值。主体线圈用于各大关节，较小的线圈用于其他部位。上述效应的结果产生了短（$T_1$）及长（$T_2$）松弛时间，使原子返回正常的旋转轨道。$T_1$ 相偏重于脂肪，$T_2$ 相偏重于水分；$T_1$ 相的 TR 值小于 1 000，$T_2$ 相的 TR 值则大于 1 000。一些组织在 $T_1$ 及 $T_2$ 相的影像不同，水、脑脊液、急性出血、软组织肿瘤在 $T_1$ 相为低信号，在 $T_2$ 相为高信号，其他组织在两相上的信号强度相同。骨皮质、流动血液、纤维组织呈较暗的影像，肌肉及透明软骨为灰色，脂肪、流速较慢的血液、神经及骨髓的影像则光亮度较强。$T_1$ 相往往显示正常的解剖结构；$T_2$ 相则可以显示异常组织。

# 一、脊柱疾病的磁共振成像表现

MRI 用于检查人体脊柱，可提供丰富的科学资料，特别是对脊髓神经组织、椎间盘等所提供的影像资料，优于其他检查方法。适用于检查脊柱骨与软组织肿瘤、椎管内肿瘤、椎间盘病变、脊柱脊髓损伤、脊柱感染、颈 1 ~ 2 不稳定、Arnoldchiari 畸形、脊髓空洞等。

MRI 用于脊髓外伤检查，当 $T_1$ 加权质子密度由短重复时间与回波时间产生图像时，用于检查骨髓、脂肪、脊髓与亚急性出血；$T_2$ 加权成像则由长重复时间与短回波时间产生，检查脑脊液与脊髓，在长回波时间，$T_2$ 加权成像其脑脊液为白亮信号，而脊髓稍淡图像犹如脊髓造影，对脊髓水肿与急性出血敏感。梯度回波脉冲序列系用部分 20° 角，短重复时间与回波时间产生，对检出进行性出血敏感。因此，凡脊髓损害、神经根病变、有持续疼痛及疑有椎间盘突出或上颈椎不稳定者，应行 MRI 检查。

## （一）正常脊柱的 MRI 表现

正常脊柱的 MRI 表现，按信号强度递减顺序为：脂肪、髓核、骨髓、骨松质、脊髓、肌肉、脑脊液、纤维环、韧带及骨皮质。用自旋回波序列，脊髓、骨髓、松质骨在 $T_1$ 加权成像显示清楚，而韧带、蛛网膜下腔、椎间盘在 $T_2$ 加权成像清楚。如果包括病理组织在内，在 $T_1$ 加权成像上亮度递减顺序为脂肪、骨髓、4 ~ 5 日的陈旧出血、富含蛋白的液体（如坏死组织）、黏液、黑素、慢血流（如静脉血）自由基、GD-DTPA（为 MRI 增强剂）pantopagne；在 $T_2$ 加权成像亮度递减的顺序是肿瘤、胶质化水肿、1 周陈旧出血、液体、椎间盘。在 $T_1$ 与 $T_2$ 加权成像上均呈暗（低）信号者：空气、快速血流（如动脉血）、钙、铁、数日内鲜血、韧带、肌腱及其他对磁敏感物质。

## （二）脊柱脊髓病变的磁共振成像

MRI 可准确评价脊柱的各种病理情况，$T_1$ 加权成像适用于评价髓内病变、脊髓囊肿、骨破坏病变，而 $T_2$ 加权成像则用于评价骨唇增生、椎间盘退行病变与急性脊髓损伤。

1. 脊髓病变

脊髓空洞症，脊髓内管腔中含有脑脊液，蛛网膜囊肿，不论硬膜内或硬膜外，都易于在 $T_1$ 加权成像上显出，不用鞘内对比剂。$T_1$ 加权成像可检出软组织纤维瘤、脊膜膨出、脂肪瘤、囊性星形细胞瘤、室管膜瘤与脊髓转移瘤，还可检出脱髓鞘病变，如脑干与上颈髓多发硬化、脊髓积水与 Arnold Chiari 畸形。

MRI 有助于髓内、外肿瘤的鉴别。髓外硬膜内肿瘤表现为脊膜囊内软组织包块，可使脊髓移位；硬膜外肿瘤可使硬膜囊移位，并常见椎骨改变。多平面成像对神经纤维瘤的诊断特别有用，硬膜囊的扩张及肿瘤的硬膜内、外成分都可描绘出来。硬膜内脂肪瘤 $T_1$ 为高信号，脑脊液为低信号，脊髓为中信号，在 $T_2$ 则脂肪瘤信号低于脑脊液。钙化病变如钙化终丝室管膜瘤在 $T_1$ 与脊髓信号相同，在 $T_2$ 为极低信号。

2. 脊柱肿瘤

脊柱肿瘤包括原发骨肿瘤、肿瘤样疾患、转移瘤与感染等骨结构改变在 MRI 有特殊表现。正常骨松质在 $T_1$ 加权像表现为高密度，与此相对比，椎体海绵血管瘤或海绵血管内皮细胞瘤，则在 $T_1$ 与 $T_2$ 加权成像均呈现亮信号，在 $T_1$ 呈高信号与含有脂肪有关，又因含水分较多，故 $T_2$ 亦呈高信号。囊性转移病变在 $T_2$ 加权成像通常表现为亮信号，而在 $T_1$ 加权成像为暗信号。胚细胞转移病变如前列腺转移癌在 $T_1$ 加权成像为低信号，与皮质骨表现相同。转移瘤像与不含脂肪的新生物一样，在 $T_1$ 加权成像呈低信号，

在 $T_2$ 为高信号。MRI 还可用于检出骨病，如骨髓铁沉积与骨硬化症，在这些骨病中，病变组织取代了正常骨髓。

3. 脊柱感染性疾患

脊柱感染性疾患如化脓性骨髓炎、脊柱结核与椎间盘炎。脊柱化脓性感染在 $T_1$ 加权成像为低信号，在 $T_2$ 加权成像为亮（高）信号。MRI 对诊断脊柱结核很有用，除椎体破坏外，还可见脓肿形成，此有助于制订手术治疗计划。

4. 椎间盘病变

由于其高度敏感而检出异常。在 $T_1$ 加权成像，正常椎间盘的中心部分为中等强度信号，周围部分则为较低信号；但在 $T_2$ 加权成像中，中心部分成为高信号而周围部分为低信号，因中心部分水分较多而周围为纤维组织。椎间盘退行性变的表现，在 $T_2$ 加权成像上椎间盘信号的强度减低，但其是否引起临床症状则不一定，欲确定疼痛之原因是否为椎间盘退变所引起，需行椎间盘造影。MRI 对评估椎间盘脱出的价值，在于当其与临床神经根病或脊髓病相一致时，可明确检出疼痛症状的病理性根源。

用对比增强剂行 MRI 可检出纤维环破裂。此与椎间盘摘除术的瘢痕相似，特别对椎间盘手术后患者，用 GD-DTPA 增强剂行 MRI 可以区别是瘢痕还是又有新的椎间盘突出。在 $T_1$ 加权成像，瘢痕为低信号，如应用 gadolinium 成像，则瘢痕成为高信号，而椎间盘组织不被增强，在 $T_1$ 加权成像与增强成像都是低信号。用增强剂还可检出脊髓内软化及髓外机化压迫物。

5. 椎管病变

MRI 在椎管狭窄症中显示压迫部位及范围的精确度可与 X 线、CT 和脊髓造影术媲美，尤其当椎管高度狭窄时，脊髓造影可能得不到关键部位的满意对比，而 $T_2$ 加权 MRI 可较好地观察到脊膜管的硬膜外压迹。MRI 能显示蛛网膜下腔完全阻塞时梗阻的上下平面，用不着在梗阻的上、下椎管内注入对比剂。Crawshaw 等认为 MRI 对神经根管狭窄的诊断有特别意义，硬脊膜外脂肪和侧隐窝内脂肪减少是诊断神经根受压的重要征象。不过，大多数研究资料表明，X 线、CT 在鉴别骨、软组织或椎间盘组织在椎管狭窄中的相对作用方面，较体线圈 MRI 为优，而薄层表面线圈 MRI 区别椎间盘、黄韧带及骨皮质的效果较好。

对临床症状为颈脊髓受压表现者，MRI 能鉴别枕骨大孔疾病和髓内病变等病因，但迄今常用的体线圈 MRI 对颈椎病检查的效果显然不及 X 线、CT 和脊髓造影。矢状面 MRI 屈、伸位动态检查可观察颈椎排列情况。由于脑脊液衬出了神经组织的外貌，$T_1$ 加权图像可显示椎骨半脱位对蛛网膜下腔及颈脊髓的影响。此法在颈椎创伤和类风湿性关节炎病例已广为应用。MRI 屈、伸位动态检查可用于颈椎融合术前、后，有助于确定融合部位及融合部是否稳定。

近来 MRI 被用于腰椎融合术后以测定其功能稳定性，当融合超过 12 个月，在 $T_1$ 加权成像可见有软骨下强信号条带，反映了由于生物力学应力强度的减弱，红骨髓转变为黄骨髓。不稳定融合在 $T_1$ 加权成像的特征是软骨下低信号条带，此条带反映由于生物力学应力的增加而发炎、充血或肉芽形成。

6. 运动征象

MRI 运动征象有助于动静脉瘘的诊断，在 $T_1$ 加权成像的低信号模糊区表示高速度血流，其 $T_2$ 加权成像则可见多发的匐行区，系动静脉畸形的高速流动区。

（三）脊髓损伤的磁共振成像表现及其临床意义

MRI 检查可显示脊柱与脊髓的正常与病变情况，有助于确定治疗方案，优于其他任何检查方法。一些作者指出，MRI 检出的脊髓信号，反映出脊髓损伤的病理组织学改变，因而可提供科学的诊断信息。

1. 急性脊髓损伤

急性脊髓损伤的 MRI 表现分为 3 型：Ⅰ 型为出血型，在脊髓成像中有较大的中心低信号区，表示细胞内去氧血红素，绕以周围薄层高信号边缘（水肿）；Ⅱ 型为水肿型，脊髓伤区呈现一致的高信号；Ⅲ 型为出血加水肿混合型，在脊髓中心为同等高信号，周围为较厚的低信号边缘。weirich 等总结 73 例伤后 3 至 24 h 急性脊髓损伤的 MRI 表现，亦分为 3 型：Ⅰ、Ⅱ 型与 Kulkarni 分型相同，Ⅲ 型表现为高低信号不匀。3 型急性脊髓损伤以 Ⅱ 型者为轻，治疗恢复较好。

2. 陈旧性脊髓损伤

（1）陈旧脊髓损伤、脊髓病理组织学改变及其 MRI 表现：以家犬 22 只，以 Allen 方法致伤腰 1 脊髓，伤前后行 MEP 与 SEP 检查，于伤后 50 ~ 100 d 间，观察后肢神经功能，行 MRI 检查，并于检查后立即取出脊髓标本做组织学检查。

脊髓组织学改变与 MRI 及神经功能的关系是：脊髓损伤节段中心坏死但周围白质中有不少神经纤维（NF）区者，在 MRI $T_1$ 加权成像中脊髓中有囊区，其周围近似正常脊髓信号，动物可行走，而脊髓中心坏死区较大并软化成疏松组织者，其白质也已坏死，留有少量神经纤维（NF），在 MRI $T_1$ 为脊髓中较大范围低信号或斑片状不匀信号，动物仅能站立。当脊髓全段坏死并软化与胶质化，白质中无多少 NF 时，在软化疏松多者，则整段脊髓呈现低信号，在胶质化较多者，则为斑片不匀。可见 MRI $T_1$ 加权成像表现，反映了脊髓的病理改变。$T_2$ 加权成像则由于脑脊液改变不等，如粘连梗阻等多呈现不匀改变，未能清晰反映脊髓改变。

（2）临床陈旧脊髓损伤病例及其 MRI 表现与肢体神经功能之关系：1990—1992 年治疗陈旧脊髓损伤近 200 例，除去有脊柱内固定不能行 MRI 检查，腰椎马尾损伤及行 MRI 检查，在 $T_1$ 与 $T_2$ 加权成像证明脊髓已横断者外，对 76 例的 MRI 表现与神经功能情况进行分析。这些病例均系伤后 3 个月以上，最长 14 年。入院后行 SEP 检查并行脉冲电刺激或手术减压治疗，观察达半年以上。神经检查结果可靠，其中完全截瘫 40 例，不全截瘫 36 例，MRI $T_1$ 加权成像表现可分为 6 型：①脊髓受压，脊髓信号正常但受骨折或突出的椎间盘压迫而变细。②脊髓信号不匀，脊髓信号粗细正常，呈斑片状不均匀或稍低信号。③脊髓中有囊腔，囊腔外有正常信号壁或大囊腔中壁如纸薄。④脊髓低信号并增粗，伤段脊髓信号低且较正常脊髓增粗。⑤脊髓低信号，伤段脊髓呈很低信号。⑥脊髓萎缩，多为脊髓长段变细但信号强度正常或稍高，少数 1 ~ 2 年节段变细。

在上述病例中，16 例脊髓信号正常但受压的不全截瘫经治疗后恢复接近正常；12 例脊髓信号不匀者，仅 1 例因受压成为全瘫，其余治疗后均恢复 Frankel 1 级；脊髓低信号且增粗者 6 例为严重不全瘫，且 25 例治疗后均无恢复；脊髓信号很低表示脊髓严重坏死软化，治疗无恢复；在脊髓囊腔中，虽然存在厚壁有脊髓白质为不全瘫者，但治疗后亦无恢复；脊髓萎缩长节段皆为全瘫，且无恢复，短节段者虽不全瘫，但治疗后亦无恢复。因此，陈旧脊髓损伤，MRI $T_1$ 加权成像信号正常但受压之不全瘫表示脊髓内无明显坏死，治疗后可恢复近正常；脊髓信号斑片不匀者，脊髓内有坏死退变，但有神经纤维，治疗后可恢复 I 级；而脊髓呈很低信号、低信号增粗与萎缩变细者，脊髓组织大部坏死，治疗无恢复。

3. 脊椎损伤的 MRI 表现

X 线检查是脊柱损伤的常规检查方法，在此基础上行 MRI 检查，可显示普通 X 线片难于显出的病变。在侧位矢状面成像最重要的有：①椎间盘突出压迫脊髓，在脊柱骨折与骨折脱位病例中，约有一半伴有椎间盘向后突出压迫脊髓，多系骨折椎体的上位椎间盘与骨折椎体后上角一起组成后突物压迫脊髓。②椎体骨折其后上角突入椎管、椎体爆裂骨折、骨折块向后移位以及骨折脱位，骨折椎体向后压迫脊髓。③硬膜前及后方血肿、机化物压迫脊髓。上述致压物的部位、范围为制定手术治疗计划提供参考。

## 二、四肢疾病的磁共振成像诊断

### （一）股骨头缺血坏死

股骨头缺血坏死（ANFH）分为创伤性与非创伤性两类。非创伤股骨头缺血坏死的 Ficat 临床分期中，0 期临床前期与 I 期，在 X 线片上均无表现，MRI 成像则很敏感，特异性极强（98%）。Mulliken 等检查 132 例中有 11 例为 Ficat 分期 0 期，由 MRI 检出股骨头坏死；Sakamoto 等检查 99 例 176 髋股骨头坏死，早期呈现带状病变的有 33 髋；Jergesen 等对 41 髋行 MRI 检查，包括临床无症状、放射学无表现者，均呈阳性改变，软骨下骨皮质轮廓改变者 82.9%，局部低信号者 50%，在 $T_2$ 成像上呈高信号者 33.5%。因此，凡持续髋痛且 X 线片上无发现者应行 MRI 检查。

关于 ANFH 的 MRI 分型，Sugano 等分为三型：A 型，坏死区在股骨头负重区的内 1/3 或稍外；B 型，坏死区占股骨头负重区内 2/3 以内；C 型，股骨头坏死区超过股骨头负重区内 2/3。最早的表现是在 $T_1$

加权成像上为低信号带，如果在信号带范围加大则预后差。张新等对 26 例 30 髋可疑股骨头坏死的高危患者进行 MRI 成像检查，并与骨髓活检相对照，结果阳性率 96.7%。其按大圆健二 ANFH MRI 分类法，A 型弥散均匀一致低信号，B 型环形低信号，C 型弥散非均匀一致低信号，D 型束带低信号。

ANFH 的组织学改变与 MRI 的关系，Hauzeur 等观察 16 髋股骨头坏死 24 个骨髓标本组织学改变与 MRI 表现。骨小梁与骨髓腔坏死，由嗜酸性细胞清除者，MRI $T_1$ 为低信号，且不被 gadolinium 所加强，$T_2$ 亦呈低信号。坏死骨小梁伴皱缩的脂肪细胞，$T_1$ 与 $T_2$ 呈现正常信号。骨小梁坏死并在坏死骨小梁之间充填以纤维组织，$T_1$ 为低信号，而 gadolinium 加强后 $T_2$ 为中间信号。纤维条带而无骨小梁的骨折区域，$T_1$ 为低信号，而 gadolinium 加强后 $T_2$ 为高信号。在爬行代替区，骨小梁增厚伴有纤维化，$T_1$ 呈低信号，虽给以 gadolinium 增强，但 $T_2$ 仍为低信号。进一步观察，在正常骨小梁中存在坏死灶者，其 $T_1$ 与 $T_2$ 信号正常。

髋关节骨髓水肿综合征具有特征性磁共振影像，即股骨上端 $T_1$ 相为低信号，$T_2$ 相为高信号，其临床为髋痛，X 线片股骨头非特异性骨密度减低，有作者认为如不行手术治疗，将发展成为真正缺血性坏死。骨髓骨病理证实骨髓水肿、脂肪细胞碎裂、血细胞坏死等，故此症不能称为骨质疏松。

由上可见股骨头缺血坏死早期骨髓脂肪细胞坏死退变及骨髓水肿，均在 MRI 呈现低信号，最具诊断价值，此时 X 线片上无特异表现；以后纤维组织增生，骨小梁坏死及新骨增生，在 MRI 亦为低信号，但 X 线片已可出现改变了。

对于股骨颈骨折并发的外伤性股骨头坏死，则 24 ～ 48 h 内 MRI 检出的敏感性尚不高。Asnis 等对 20 例 Garden Ⅳ型股骨颈骨折，行人工股骨头置换的股骨头行 MRI 检查，结果是 2 周内骨小梁改变不多，MRI 成像并未检出坏死。

对儿童 Legg-Calve-Perthes 病行 MRI 检查，MRI 可较 X 线片更清晰地显示早期股骨头坏死的范围与位置。

**（二）膝关节**

检查前向关节内注入生理盐水，造成医源性渗出，再行 MRI 检查，可以更清晰地显示关节结构紊乱情况，95% 的前交叉韧带撕裂可由 MRI 检出，半月板损伤可见半月板表面高信号线形影像（撕裂）或纵形影像（断裂）。

Lee 等对 79 例膝关节前交叉韧带行 MRI 检查，与关节镜、前抽屉及 Lachman 试验相对照，敏感性 94%，与前抽屉征比为 78%，与 Lachman 比为 89%，此三者的特异性为 100%。前交叉韧带损伤在 MRI 的表现是前缘呈不规则或波浪状外形，在 $T_2$ 成像呈高信号，且与韧带实质不连续。$T_2$ 成像与关节造影一样，特别有助于诊断，前交叉韧带撕裂的前缘被关节液所充填，呈现高信号。

Laurent 等对 37 例半月板损伤，比较 MRI 检查与关节镜外科所见的结果，按照 Lotysch-crues 的分级，36 例撕裂 92% 符合，而 1 ～ 2 级即半月板尚连续或有退变者，则 MRI 虽有异常信号，但关节镜下所见无异常。这说明 MRI 在检查半月板损伤或退变方面的高度价值。

Solomon 等对 54 例膝内紊乱症行 MRI 检查比较，并与关节镜检查相对照，结果是内侧半月板敏感性 100%，特异性 80%，准确性 94%，外侧半月板则敏感性、特异性与准确性都是 100%，而 FISP 是敏感性 100%，特异性 82%，准确性 88%，比 SE 稍差。

**（三）肩关节**

对旋转肩袖撕裂，MRI 诊断的特异性及敏感性高达 90%，肩袖撕裂在 MRI 表现可分 4 级。

0 级：信号正常，形态学正常。

1 级：高信号，形态学正常。

2 级：高信号，形态学异常。

3 级：高信号，形态学上出现撕裂。

有学者对 100 例肩关节患者行 MRI 检查，并与关节镜检相对照，其中 31 例肩袖损伤，MRI 的准确率 93%，敏感性 84%，特异性 97%，17/20 完全撕裂，9/11 部分撕裂由 MRI 检出，2 例部分撕裂未检出，3 例完全撕裂检查为部分撕裂，结论为 MRI 检查肩袖损伤准确率高。

Chandnani 等对 46 例肩关节疼痛者行磁共振成像关节造影。方法是在 X 线透视下用腰椎穿刺针刺入肩关节，注入碘海醇（每毫升含 300 mg 碘）1 ~ 2 滴，以证明针头在关节囊内，然后注入 2 mmol gadopen-tetate dimeglumine 液 25 mL，至感到有一定阻力后拔针行 MRI 检查，即磁共振成像关节造影。可见肩关节囊分为三型：①前缘附着于关节盂唇前，占 20%。②附着于肩胛骨前面盂唇的后内侧，占 20%。③附着于肩胛骨前，盂唇内侧 1 cm 处，占 61%。

对于盂肱韧带损伤的显示，与手术相对照，MRI 的敏感性、特殊性及正确性分别是：上 GHL 100%、94%、94%，中 GHL 89%、88%、91%，下 GHL 88%、100%、97%。损伤率上 GHL 3，中 GHL 16，下 GHL 8。对于关节盂唇损伤按准确率算，上部 89%，前部 95%，下部 96%，后部 100%，都是 $T_1$ 成像，结论为 MRI 关节造影有助 GHL 损伤的诊断。盂唇完整性的检查，中下 GHL 对保持肩肱关节的功能性非常重要。

### （四）肘关节

Potter 等 33 例肱骨外上髁炎患者行 MRI 检查，发现桡腕短伸肌起点原发退变者 20 例，退变处呈亮信号。手术中劈开腱，表面为桡腕长伸肌，至深部短肌退变之部位呈黄色，切除之，然后缝合。病理组织学为新生血管，胶原纤维断裂及黏液变性。

### （五）腕关节

用 MRI 检查腕关节的三角纤维软骨（TFC）撕裂，准确率可达 95%。有学者对 35 例疑为腕尺侧损伤者行 MRI 检查，有 20 例行手术治疗为对照，其 14 例手术证实 TFC 损伤者，术前 13 例为 MRI 所检出。术前 MRI 表明 TFC 完整者 6 例，手术证实 TFC 无损伤，说明 MRI 检查准确率高。

### （六）关节炎与关节软骨损伤

骨关节炎（OA）、类风湿关节炎（RA）及关节软骨损伤，可由 MRI 检出，但准确率较关节镜所见差。Blackburn 等对 33 例膝关节 OA 患者，行站立位 X 线平片、MRI 检查与关节镜检相对比，MRI 所表现的关节软骨损坏范围较关节镜所见为差，二者相比约为 0 : 4。但 Fernandez 等认为，MRI 检查 OA 比 X 线平片好得多，其对 52 例膝 OA 进行 X 线平片与 MRI 对比，结果 MRl 提供的信息丰富，X 线平片相差甚多，如关节囊肥厚，MRI 为 73%，X 线片为 0，关节积液为 60%、7%，半月板退变为 52%、7%，骨唇增生为 67%、12%，软骨下骨受累为 65%、7%，甚至在轻度 OA 患者 MRI 亦可检出。有学者对 44 例膝 RA 患者行 MRI 与 X 线片检查对比，MRI 发现 25 例关节边缘侵蚀，42 例软骨下囊变，而 X 线片上仅分别显示 3 及 8 例。包括软组织改变，MRI 能提供清晰的信息。对髋部疼痛疾病，X 线平片未显示病变者，行 MRI 检查，往往可早发现问题。

### （七）骨与关节感染

急性骨髓炎髓腔发生炎性改变及骨皮质外软组织改变，MRI 的敏感性较 X 线平片为高，故可以早期发现，特别是深部组织。对急性骨髓炎，$T_1$ 成像见骨髓腔呈一致低信号至中等信号，骨皮质受累者呈中等信号；在 $T_2$ 髓腔炎症区为高信号，高于正常髓腔，感染冲破骨皮质至周围软组织，$T_2$ 亦呈高信号。骨脓肿在 $T_1$ 为低信号或中信号，而 $T_2$ 则为高信号，高于髓腔信号，脓肿壁在 $T_1$ 与 $T_2$。均为黑边，脓肿内死骨在 $T_2$ 为低信号。化脓性关节炎、滑囊内脓液 $T_2$ 为高信号，骨髓改变同上述骨髓炎。

### （八）骨与软组织肿瘤

恶性骨及软组织肿瘤，破坏骨髓腔或软组织，其 MRI 表现较 X 线平片为早。骨巨细胞瘤、骨肉瘤、软骨肉瘤等破坏骨髓腔，常有缺血坏死，在 MRI 呈现低信号。一般认为干骺端肿瘤不会侵犯骨骺，因骺板为一天然屏障。但 Spina 等对 41 例干骺端恶性骨肿瘤行 MRI 检查，特异性为 94%，发现肿瘤冲破骺板，组织学证实骺板受累者 25/41（61%），骺板被冲破者 30/41（73%），故认为骺板并非恶性肿瘤的屏障。Drape 等对 31 例临床疑为血管球瘤 27 例为 MRI 所检出，可显出肿瘤之包膜，有 13 例甲床被压迫，并可区别为血管型、实体型与黏液型三型，结论为 MRI 可准确检出甲下血管球瘤。

# 第二章

# 显微外科的基本技术和术前术后的处理

## 第一节　基础概述

### 一、常用仪器与器械

**（一）手术显微镜**

随着科技的进步，手术放大装置也得到了进一步改善，但对显微镜总的要求是：光亮度好、视野大、清晰度高、操作距离适中，可在术中任意调节倍率和焦距。手术显微镜的变倍要求为放大 4 ~ 30 倍，工作距离为 20 ~ 40 cm。

手术显微镜由光学系统、照明系统、支架以及各种附加设备所组成。按照能同时参加手术人数的多少，可分为单人双目式、双人双目式和三人双目式等几种。固定手术显微镜的支架类型较多，但其调整焦距的方式主要有两种，即手动调焦和足控开关调焦。后者不需术者用手或通过别人即能任意调焦，较前者更为方便。在较高级的手术显微镜上，还可安装摄影、电影、电视等附加设备。

**（二）显微手术器械**

由于操作的精细，对器械也提出了更高的要求：精细、轻巧、使用方便、去磁、不反光。常用器械如下。

1. 显微镊

头部有弯、直两种，柄呈扁形或圆柱状，后者更易操作。性能要求是：头尖而不锐、边缘无棱角，尖端紧密接触面须 5 ~ 10 mm，非使用状态下两镊尖距为 8 mm 左右，手持镊子准备操作时尖距为 4 mm 左右，长度以 15 cm 左右为宜。

2. 显微剪

柄呈圆柱形，带有瘫痪，开合方便。头部尖锐，有弯、直两种，长度一般为 12 ~ 16 cm。

3. 持针器

头部呈尖圆锥形，咬合面不带刻纹，有弯、直两种，弯头角度在 30° 左右，操作较方便。柄呈半圆柱形，弹簧启闭，开合方便，长度以 14 ~ 16 cm 为宜。

4. 显微血管夹

要求既能阻断血流，又不损伤血管内膜。种类较多，可根据血管的口径大小选用。直径大于 2 mm 的血管使用夹口合拢力为 50 克力左右的血管夹；1 mm 左右的血管使用 30 克力的合拢力左右；小于 0.5 mm 者使用 8 ~ 12 克力的合拢力为宜（1 kgf=9.8 N）。

5. 平头针

各种规格的平头针（4 ~ 8 号），是吻合血管的必备工具。通过向血管腔注入各种解痉、抗凝的液体可大大提高血管吻合的通畅率。因为针头要伸入管腔，所以要求针头平整钢架，以免伸入管腔后损伤血管内皮细胞。

**（三）显微外科的缝合针线**

采用针线连体形式，针的截面有圆形、三角形等多种形式。线以单丝尼龙线较为理想。针线的选用以无损伤为原则。7-0/8-0 缝线主要用于吻合直径为 2 ~ 3 mm 以上的血管；9-0 缝线用于吻合 1 mm 口径的血管；10-0/11-0 缝线用于吻合 0.5 mm 左右的血管；11-0/12-0 缝线用于吻合 0.2 ~ 0.3 mm 的微细血管。

# 一、显微外科基本操作

**（一）正确使用显微外科仪器和手术器械**

1. 显微镜

1）术前调整

（1）调整瞳距时先将两个目镜向内或向外移动，直至两个视野重叠为一个为止。

（2）调节两个目镜水平时先用一只眼看镜，将另一只眼闭合，升降显微镜至视野最清楚为止，用手调动目镜的高低螺旋，进一步调节视野的清晰度。依此法调整另一目镜至最清晰程度，再用双眼看镜时就能既清晰又有立体感了。

（3）使用双人双目显微镜两人必须调整到同一视点上，同时看清楚才能操作。一般术者先调整清楚后助手再进行调整。

2）术中调节

（1）根据需要调整焦距。

（2）根据手术精度调整放大倍数。当放大率较小时，视野、景深较大，而放大率提高则视野、景深均变小，使用时较为不便。在实际手术中，依次从低倍到高倍选用，看清细节以后就不用再选用更高的放大率。一般吻合直径为 2 mm 的血管，放大 4 ~ 6 倍；吻合 1 mm 左右的血管放大 6 ~ 8 倍；吻合 0.5 mm 左右的血管放大 10 倍左右；而吻合 0.3 mm 以下微小血管时，就需要放大 15 ~ 20 倍，甚至 30 倍。

2. 显微手术器械

其共同特点是小巧、精细、易损坏、价格较贵。因此，要求显微外科医生除了术前、术后应精心准备、保存，术中也要注意：①应将显微手术器械放在专盘中，不与普通器械放在一起；②保持器械清洁，及时清洗沾染的血迹、污渍；③不用显微器械夹持或剪切较大的组织或普通缝线等；④避免用器械的尖端戳碰手术台面。

**（二）掌握稳、准、轻、巧的显微外科操作技术要点**

显微外科基本技术操作要点，概括地说就是稳、准、轻、巧。因为显微外科手术操作，与既往在肉眼下手术操作大不相同。肉眼下的手术基本操作，例如切割、修剪、分离、缝合打结等，都是用手进行，而且多是通过手腕、前臂或连同上臂甚至加上身体的倾斜等动作来完成的。然而显微外科的基本操作，手腕以上几乎不参加动作，主要是通过手，尤其是手指的动作来完成的，加之显微镜下的视野范围只有 2 ~ 3 cm，动作稍大，就移出视野而无法操作。同时，显微镜下进行手术，都是组织细小、薄弱，要求手术做得精细、准确。这些都决定了显微手术操作必须是稳、准、轻、巧，才能获得理想效果。否则，手术中稍有粗糙、笨拙、牵拉、挤压等，均可造成组织损伤，甚至一针一线操作不当，都可导致不良后果，致使手术失败。因此，要想成为一名优秀的显微外科医生，就必须下一番苦功夫，练好稳、准、轻、巧的显微外科操作基本功，才能获得较高的手术成功率。

1. 稳

就是显微镜下的每一个手术动作，都要稳妥得当。为此，手术者的前臂和双手必须稳妥地放在手术台上，坐凳要牢稳，姿势要自然舒适，精神不要紧张。显微镜下各种操作要应手得当，顺势利导，不可粗暴迁就，手不颤抖。例如在缝合微小血管时，手术者的呼吸动作都能影响操作，有时不得屏住呼吸，才能精细准确地缝合一针。除手术者要保持稳健外，助手的各种动作亦要稳妥。这就要求助手一方面要保持手术部位于显微镜的视野范围稳定，稍有偏移要及时轻稳的调整，有时需要他用一只手把握着患肢，来保持视野稳定；另一方面，他还要协助手术者缝合、打结、剪线和冲洗等操作。这每一种操作都必须动作稳妥、符合手术者要求。例如在缝合微小血管时，助手帮助提牵引线的力量要适当，并要根据手术者进针方向，将线向外向进针相反方向轻而稳的牵拉，便于手术者缝合。如果牵拉过于用力，或方向不对，或动作不当，就易撕裂血管。剪线要准确稳妥，手不能抖动、摇摆，线头一般留 0.2 ~ 0.3 mm，不可过长或过短，尤其是要看看清线已剪断后，再拿动剪子。常因未剪断线或只剪断一条，就认为已全剪断而拿动剪刀，将血管牵拉撕裂。其次，麻醉医生、护士以及患者等，他们的各种操作和活动也要保持手术台平稳，稍有翻动、推移、碰撞等都会影响手术操作。这都是与宏观手术大不相同之处。

2. 准

就是要求医生在显微镜下操作的每一动作，都要准确无误。显微外科手术是在细小薄弱的组织上进行手术操作，要求非常精细而准确，细小的误差都能影响手术质量。例如缝合细小的血管时，要求每一针的刺点要准确，并且一针完成，避免反复刺针增加血管损伤。针距、边距要均匀一致，针数4针序要得当，这样缝合的血管才平整光滑，不易形成血栓。

3. 轻

要求显微镜下操作要敏捷轻快。镜下操作，避免粗笨和不必要的和不顺手的动作，更不可过度牵拉、夹捏、挤压细小的血管神经等重要组织。例如在修复血管时，解剖分离要沿血管纵轴用显微刀剪锐性剪切，避免横于血管纵轴的钝性分离。缝合时轻轻提起血管断端的外膜，不可过度牵拉、夹捏、挤压血管壁。血管腔内，尤其是直径小于 1 mm 的细小血管，除缝合针线外，应避免任何器械插入，血管痉挛时，亦不宜采用机械或液压扩张，以免损伤血管内膜，导致血栓形成。

4. 巧

显微镜下操作要求做到灵巧艺术，顺势利导。医生手中的镊子、持针器等显微器械，常以执笔式捏在拇、示、中指中，这就为各种操作的灵活性创造了条件。手上的显微器械可通过手指的伸屈、旋转等动作，灵巧地进行手术操作。如缝合血管时，右手执持针器，夹住针前中 1/3 交界处，当针尖垂直轻巧的刺透血管壁时，手指以灵巧艺术的轻微旋转动作，针即顺其弧形穿出，此时右手即放开持针器、轻压针尾部，针尖即撬起。左手用镊子与针的纵轴平行夹往前端，3 个手指以屈伸动作，顺针的弧形一部分一部分地往外拔，直至将针完全拔出，而针出血管受到过度牵拉的现象。这样操作可减少针弧度阻力，使血管壁尤其直径 0.5 mm 以下的微小血管损伤，减轻到最低限度。

缝合显微血管，最好不用反手进针或用手指打结，也不可用镊子交叉打结，更应避免强拉硬扯拔针。提线和打结都必须轻巧适度，避免损伤血管，尤其是内膜，防止血栓形成。因此，显微外科医生最好能练习在显微镜下左右手都能持针、拿镊、用剪，并能缝合打结。经过反复训练，就能使显微镜下的操作，既似精密的镶嵌，又如灵巧的艺雕，得心应手，顺势自如，显微手术的成功率将会大大提高。这就必须要求初学显微外科技术的医生，重视显微外科基本技术操作训练，熟练掌握稳、准、轻、巧的显微手术操作要点。只要坚持练习，细心体会，有意琢磨，不用太长时间，一般进行 1 ~ 2 个月的正规的动物实验，即可保持熟练程度。

**（三）培养顽强的毅力和持久的耐力**

显微外科手术的特点是手术时间冗长、强迫姿势、视野狭小、光线暗淡、精力高度集中、操作需要精细准确等，这些对缺乏锻炼的医生是很难适应的。初学显微镜下操有学者，常手眼不协调，持针拿镊的手力难掌握，常针弯线断，很容易疲劳，有时加之饥饿史，易心慌、恶心，甚至心烦意乱。此时两手常发生颤抖，操作无法稳准，难保手术质量。而且一般的显微外科手术，需要 8 ~ 9 个小时或十几个小时，甚至二十几个小时。所以，显微外科手术没有顽强的毅力和持久的耐力是难以完成的。因此，显微外科医生必须在平时加强锻炼，增强体质，还必须有意识地培养顽强的毅力和持久的耐力。例如，在动物实验过程中，坐定一个姿势，就要坚持在显微镜下操作 3 ~ 4 h，开始可能感到腰酸背痛，甚至头晕目眩。

这时应当耐下心来，安定情绪，坚持下去，即可慢慢适应。在临床进行显微手术过程中，有时也会出现创面出血、患者骚动、部位深在、视野狭小以及光线暗淡等情况，使镜下操作非常困难。尤其是手术时间过长、疲劳、饥饿难忍，此时需要冷静、沉着，要自我命令："要沉着、忍耐、强持"，自我稳定情绪，耐心地坚持操作下去，要知道稍有急躁情绪，就会心慌意乱，手指颤抖，无法进行精细操作。要用"成功常在于努力再坚持一下之中"的格言，鼓励自己。素有培养锻炼的显微外科医生，应具有"任凭风浪起，稳坐钓鱼台"的精神。这也是显微外科手术成功的重要因素之一。

# 第二节　显微血管吻合术

显微器械及显微缝合材料的发展和临床应用，使中、小血管修复技术发生了变革。1960年，Jacobson和Suarez采用放大25倍手术显微镜，他们首创吻合26条外径为1.6～3.2 mm的血管，通畅率为100%，引起了外科医师们的重视。从此，对中小血管显微外科修复术的研究报道逐渐增多，并相继应用于临床，使许多外科手术发生了变革。我国以1963年陈中伟等医师施行前臂断离再植成功以后，对中小血管的研究受到重视，研究论文报道也逐渐增多。当前吻合中小血管的器官和组织移植，许多医院均已开展，已普及到县或区级医院。由此可知，我国当前对中小血管的显微外科修复技术，以及直径为0.5 mm以下的微小血管的缝合技术，已达到相当高的水平，同时也说明显微血管缝合技术，在某种意义上，代表着显微外科的技术水平。

# 一、一般原则

1. 显露血管清楚

不论何部位血管损伤，在准备进行显微缝合之前，必须充分显露清楚，才便于镜下操作。为此，应沿血管走向适当地解剖1～2 cm，用缝合在肌腱或皮肤的牵引线，向两侧牵引扩大创口。凡影响镜下视野的筋膜、肌肉、皮下脂肪等组织，均应用缝合牵引线固定在两侧，并且要彻底止血，活跃的出血点应予结扎或用双极电凝止血。用浅蓝色或浅黄色硅橡胶薄膜片，放在血管下面更显得血管清楚，便于缝合。用白色丝绸布垫或白色无染血的湿纱布覆盖于周围，缝合血管时针线清晰可见，并避免针线上贴附血迹、棉绒和挂住缝线。将显微镊子、剪子放在左手侧湿纱垫上，针持针线放在右手侧或胸前，便于顺手取放。助手持10～20 mL注射器连一长10～20 cm塑料管盛有肝素盐水经常滴注，保持血管端湿润清洁。

2. 在血管正常部位缝合

必须在血管正常部位进针，否则极易形成血栓。因此，在创面彻底清创的基础上，缝合血管之前，还必须对血管再进一步清创。沿血管走行解剖出一段，观察血管情况，发现血管周围有出血、血肿者，常是血管分支撕裂或血管壁破损之处。有"红线征"，即血管壁失去正常的光滑粉红色，而变得粗糙暗红色，表明此段血管壁有挤压捻挫伤或撕拉伤；若有"缎带征"，即血管失去正常的弹性，变得松软弯曲，这是血管牵拉或旋转损伤所致。上述表现，都说明血管壁尤其是内膜有不同程度的损伤，缝合后极易形成血栓，故必须彻底切除。即使血管外观似正常，但断端用生理盐水冲洗时，见有絮状漂浮物，或有冲洗不掉的附壁血栓等，说明此处血管内膜仍有损伤，需要进一步切除，直到内膜显示光滑完整呈粉红色，无漂浮物和附壁血栓等达正常内膜以上0.5～1.0 cm处，才算清创彻底，方能保证在正常血管内膜处进行吻合，才能提高成功率。

3. 血管两端的口径相似

端对端缝合的血管其口径最好相近似，口径差距过大，不但吻合困难，而且缝合后的吻合处管径粗细悬殊、管壁不平整，血流通过时形成湍流，容易形成血栓。因此，当口径相差超过其直径的1/3时，应将较小口径端剪成斜面或鱼嘴状，以增大口径。口径相差较小，不超过其直径的1/4者，可以对端缝合，通过缝合线的牵拉张力，可使较小口径端扩大，或在缝合前用微型镊子轻轻扩张，但这是指直径1 mm以上的血管，并且操作必须轻柔。直径较小和操作不慎可造成血管内膜损伤。因此，做机械扩张还是以慎用为宜。

**4. 维持血管适当张力**

由于血管的生理弹性，正常的血管切断后，常向两侧回缩，其回缩的程度，又与血管直径大小、解剖游离的长短以及肢体位置有关。直径 1 mm 左右的血管，如果解剖游离 2 cm 左右，剪断后可自然回缩间距为 0.5 ~ 1.0 cm，在这种张力下缝合，其张力符合生理要求，但伤断的血管多数都有缺损，加之清创修剪断端，一般缺损 1 cm 左右，如果向两侧加以解剖分离，再将血管周围组织缝合几针减张固定线，血管缝合之张力仍是可以允许的。如果实际缺损超过 2 cm，即两断端间距超过 3 cm 以上，应当采用血管移植进行修复，不可在张力下缝合。超过血管壁生理允许的张力，可使血管腔变细，缝合线孔扩大，甚至吻合口处内膜撕裂，容易形成血栓。

**5. 操作稳、准、轻巧**

血管修复，尽管是采用显微外科技术，每一针一线的缝合打结，总不免有些损伤，所谓无损伤操作，是指在修复血管过程中，尽量减少一些不必要的损伤，并将损伤减小到最低限度。这就要求医师在显微血管修复过程中，操作必须精确细致、轻柔巧妙，要记住一针一线操作不当，都将造成不良后果，甚至使手术失败。因此，稳准而轻巧的显微镜下操作，是显微血管修复成功的重要环节。手术者每一操作，不但各种动作要稳健，就连助手、患者以及护士和麻醉人员，都必须保持手术台的平稳、安静。稍有牵拉、振动、推移均影响手术操作，难保缝合的质量。每一针一线的缝合都要准确无误，要求针距、边距均匀一致，一针完成，避免反复刺针而增加血管壁的损伤。血管解剖分离和缝合打结时，还必须敏捷、轻快、灵巧、艺术。不要过度牵拉、镊夹、挤压血管，避免笨拙和不必要的重复以及不顺手的动作。例如反手缝合或用手指打结等。血管腔内最好不用任何机械插入，以保内膜完整。

**6. 针距边距均匀，针数适宜缝合血管**

各针间的距离，各进针点与血管边缘的距离，应按血管的口径大小、管壁厚薄、缝线粗细以及动脉与静脉不同而异。口径较大、管壁较厚的血管，针边距均较口径小，而管壁薄的血管要大些。静脉因管壁较薄、血流压力低，针边距要比动脉大些。同样口径的血管，用 7-0 针线就比用 9-0 针线缝合针边距要大些，但针数要少些。因此，在缝合显微血管时，应根据血管的口径大小，首先选用适当的针线，然后根据定点缝线间的距离，决定缝合的针数，最后才确定缝合的针距和边距。这样才能使缝合的针数恰当，针边距均匀一致，缝合后的血管吻合口的直径与其他处相一致或略大，漏血不明显，无狭窄、无撕裂，通畅率就高。如果针距边距掌握不恰当，吻合口常显皱缩不平而狭窄，容易形成血栓。

王成琪实验发现，针距过大，针间间隙漏血明显，尽管棉片压迫几分钟可以止住血，但通过大的针间隙易形成与血管腔相连的血栓条，容易引起血管腔狭窄。边距过大，打结时两断端难以对齐，不是内卷就是外翻。内卷容易发生管腔狭窄和血栓，外翻过大形成隆起的堤边具有向管腔内压的力量，亦能导致管腔狭窄。因此，一般血管直径为 2 mm，用 8-0 或 9-0 连针尼龙线，缝合 12 ~ 14 针，其针边距为 0.3 ~ 0.4 mm；若血管直径为 0.5 mm，用 11-0 针线缝合 6 ~ 8 针，其针边距为 0.2 ~ 0.3 mm；0.2 ~ 0.3 mm 的血管，用 11-0 或 12-0 针线缝合 3 ~ 4 针，其针边距以 0.1 ~ 0.2 mm 为宜。

**7. 恰当修剪断端外膜与冲洗断口**

血管外膜不主张剥得太光，但断端部分的外膜妨碍缝合，而且容易带入管腔内。因此，断端的外膜应适当地修剪。可用镊子夹住外膜，向远端轻拉，然后将牵出断端的外膜剪断，其外膜可自然向后回缩 0.5 ~ 1 cm，使血管断口光滑，避免缝合时将外膜带入管腔。直径 <0.5 mm 的微小血管，尤其是静脉，其外膜很薄，只修剪断口周围过长和松散的外膜和旁膜，以免妨碍缝合和带入管腔。0.3 mm 左右的微小血管，只将断口周围过长而妨碍缝合的筋膜修剪即可，更不必专心去剥离修剪外膜。血管外膜对血管壁具有支持和营养作用，过多的剥离外膜将破坏血管壁的营养和坚固性，不利吻合口的牢固和愈合。

在缝合血管过程中，应经常滴注肝素盐水（每 100 mL 生理盐水内含 12.5 mg 肝素）以保持吻合口处湿润和清洁。尤其微小静脉管壁薄，缝合时不易看清管腔，滴注适量的肝素盐水后，断口浸入水中而张开，易于缝合。但滴注液体不可过多，以免影响缝合打结，以湿润和浸没管口即可。

**8. 保持血管床健康和平整**

吻合后的血管必须位于较平整健康的周围组织内，以利于通畅和愈合。血管床高低不平，甚或位于不平整的骨折端或钢板螺钉上以及周围被血供较差的软组织覆盖等，均可刺激血管发生痉挛甚至导致血栓。因此，在缝合血管之前，应将血管下面利用周围血供较好的肌肉、筋膜等铺平，或掩盖住骨骼或固定物，待血管缝合完毕，用周围健康的肌肉筋膜等软组织覆盖于上，不留无效腔。这样既可防止血管受刺激发生痉挛，又有利于血管愈合。

9. 进针与打结应准确、适当

缝合血管时，一般是右手握持针器，左手拿镊子。持针器夹住缝合针的前中 1/3 交接部，针尖与血管壁垂直刺入，最好不要 <60° ~ 70°。这样针线穿过血管壁的距离最短，阻力小，血管壁的损伤较轻，打结时断口边缘容易对合整齐。否则，如果进针时与血管壁斜度过大，除增加血管壁损伤外，打结时断口边缘内翻而造成吻合口不平。一般用左手持镊子拔针，顺针的弧度轻轻拔出，不可强拉。0.5 mm 以下的微小血管，多用左手拇、示指持镊，平行夹针，以此两指伸屈动作，将针一部分一部分地拔出，针通过血管壁时阻力小，减轻血管壁的损伤。另外，打结松紧要适当，以两断端对齐、外边轻微外翻、内膜对合整齐为宜。张力较大的血管，第一扣要绕两圈再拉紧，打 3 结较牢固，或者定点牵拉线打 3 结，其他加针打 2 结，以防提起牵引线时，容易松扣。打结后透过血管壁所看到的线圈，正是两断端血管壁的厚度。过紧或过松的打结，均可导致吻合口不平。

10. 缝合血管的针序要恰当

无论采用端对端或端对侧进行血管吻合，恰当地缝合针序，不但操作方便，而且能够提高缝合血管的质量。因此，应当选用操作方便，容易掌握针距边距的针数，对血管刺激损伤小的缝合针序。王成琪认为，第 1 针先缝合后壁（6 点），第 2 针缝合前壁（12 点），然后根据血管直径大小，采用两点定位或四定点，再于各定点牵引线间加针缝合血管两侧壁，这种缝合针序，血管旋转度数小，牵拉损伤轻，操作较方便，容易掌握针距、边距和针数。

# 二、缝合方法

## （一）端端缝合法

端端缝合符合恢复血液的正常流向，能保持血液的最大流速及流量。为避免血管缝合时发生扭曲或吻合口对合不良，常采用二定点或三定点端端缝合。前者较易掌握，也最常用；后者适用于管壁薄、内径小、前后壁呈黏合状态的血管缝合，如内脏静脉的缝合等。这是最基本的端端缝合法，遇有不同情况，可随机改变缝合方式。无论哪一种方式，当已进行端端缝合时，必须对断面和外膜进行修整。对断口附近的外膜及其周围的疏松结缔组织，要适当修剪，以免缝合和打结时把它们带入血管腔内，而导致血栓形成。简单的方法是用一镊子将它顺血管方向拉出断口，然后剪断（见图 2-1），任其自然回缩。这样使断端 1 ~ 2 mm 范围内的血管壁显得平滑，否则缝合后难免有血栓形成。

1. 二定点端端缝合法

临床上多采用二定点缝合，先在血管的内、外 0° 和 180° 各缝一针，然后在两针之间平均地缝合数针，完成前壁后，用同样方法缝合后壁。二定点缝合法具有显露清楚，缝合方便和针距、边距容易掌握等优点（见图 2-2）。

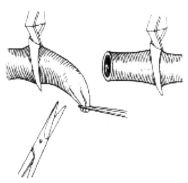

**图 2-1　血管外膜修剪法**

2. 三定点端端缝合法

在两吻合口缘的 0°、120° 及 240° 各缝 1 针（见图 2-3），使吻合口妥帖对合后打结，各结均剪去 1 根缝线，留下 1 ~ 2 cm 长的尾线作牵引。牵拉 3 个不同方向的牵引线（见图 2-4），以使加针缝合时，不致缝到对侧壁上，然后再在第 1、2 针之间，第 2、3 针之间及第 3、1 针之间，视管径大小，各加缝 1 或 2 针（见图 2-5）。

3. 翻转端端缝合法

在手术视野小，血管不易翻转显露血管后壁时，可采用此法（见图 2-6）。将两吻合的血管端均侧翻 90°，先在后壁中点缝合第 1 针，在第 1 针上、下方，分别缝合第 2、3 针及第 4、5 针。血管后壁缝合完成后，再缝合前壁，缝合方法同上。

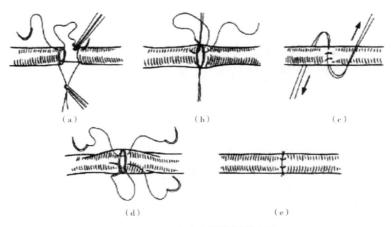

图 2-2 二定点血管间断缝合法

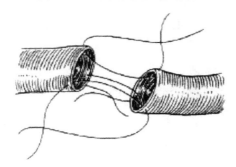

图 2-3 三定点端端缝合法，在 0°、120° 及 240° 方位各缝 1 针

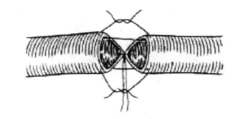

图 2-4 牵向 3 个不同方向的牵引线

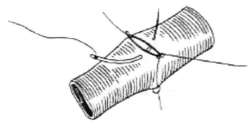

图 2-5 在定点缝线之间的中点加缝针

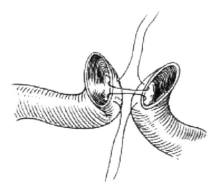

**图 2-6　翻转端端缝合法**

4. 盘端缝合法

这是一种增加血管吻合口直径的方法。当移植组织发自主干血管上的营养血管细小，又不能切取利用主干血管时，可在主干血管壁上切取一块盘状血管壁（见图 2-7），以增加血管口径，提高血管吻合成功率。主干血管壁缺损处，用 6-0 或 7-0 的尼龙线缝合。将带有盘状血管端的组织移植到受区，与受区血管端进行盘端缝合（见图 2-8）。

5. Y 形端端缝合法

这是另一种增加血管吻合口直径的方法。当有两条并行的细小血管，需要与另一口径较粗的血管吻合时，为提高吻合成功率，可采用本法。Y 形端端缝合操作方法为：修整血管外膜，使两根血管口端修剪一样齐，在相邻的血管侧壁制成裂口（见图 2-9），其长度约为血管直径的 1.5 倍。将两血管的侧壁裂口做侧侧缝合（见图 2-10），先缝血管裂口的基底部，再缝合后壁，最后缝合前壁，使两个小血管的口合并成一个大的口端，再与另一血管端行端端缝合。缝合完成后，3 条血管呈 Y 形（见图 2-11）。

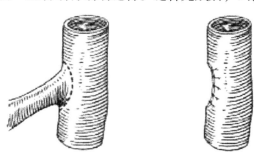

**图 2-7　在主干血管壁上切取盘状血管壁**

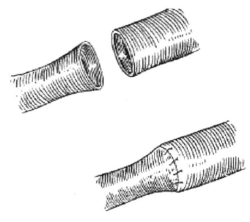

**图 2-8　盘端缝合**

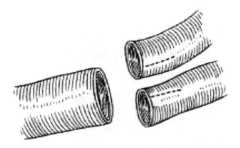

**图 2-9　Y 形缝合，并行小血管端剪成侧裂口**

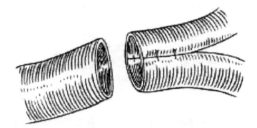

**图 2-10　Y 形缝合，小血管端做侧侧缝合**

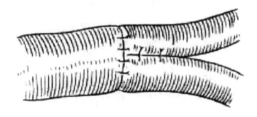

**图 2-11　Y 形缝合完成后**

6. 等弧度端端缝合法

在临床上，端端缝合的两条血管常遇有血管直径相差较大的情况。如果两条血管的直径相比在 1∶1.5 的范围内，可采用等弧度端端缝合。血管直径较大的吻合缘，针距宽一些；血管直径较小的吻合缘，针距窄一些；但两者针距弧度相等（见图 2-12）。这样可使较大口径的吻合缘缩小，小口径的吻合缘扩大，使两个口径不等的吻合，妥帖对合，防止吻合口漏血或血栓形成（见图 2-13）。

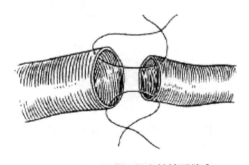

**图 2-12　不同口径血管等弧缝合**

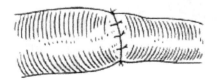

**图 2-13　不同口径血管等弧缝合完成后**

7. 斜口端端缝合法

当端端缝合的两条血管口径相比在 1 ∶ 1.5 以上时，可将较细的血管吻合缘剪成斜面，以增加吻合周径，再与口径较大的血管缝合。较细血管吻合端斜面以 30° 为宜。如果斜面 >45° 则粗细血管的纵轴不一致，不利于血流（见图 2-14）。

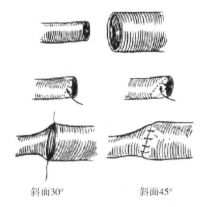

斜面30°　　　　斜面45°

**图 2-14　斜口端端缝合时，小血管吻合口不同角度缝合的结果**

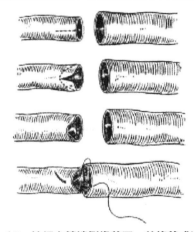

**图 2-15　较细血管端侧缘剪开，并修剪成半圆形**

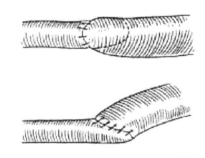

**图 2-16　侧裂口端端缝合完成后**

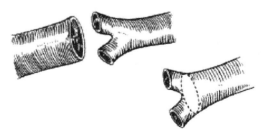

**图 2-17　在血管分叉处剪断，增加血管口径**

8. 侧裂口端端缝合法

此法类似斜口端端缝合法，用于两条吻合的血管直径相差在 1.5 倍以上时。将较细的血管端侧缘剪成裂口，裂口修剪成半圆形或半椭圆形（见图 2-15），以增加吻合口周径，使之与口径较大的血管做对端缝合（见图 2-16）。

9. 叉口端端缝合法

对于有分支血管与另一血管吻合时，为了增加血管吻合口的周径，并尽可能避免牺牲吻合血管的长度，可利用分叉基底部血管壁膨出部分，制成喇叭口形（见图 2-17），与另一血管做对端吻合或端侧吻合。其吻合方法同上（见图 2-18）。

10. 斜坡缩口端端缝合法

当两吻合血管直径相差很大，例如超过 1∶3 或 1∶4 时，很难做端端缝合。为此，可将其中大的血管端吻合口剪成斜面，斜面角度在 45°～ 60° 为宜，斜面部分予以缝合缩小，余口径与另一需吻合血管口径相适应（见图 2-19）。斜面缝合宜用间断褥式缝合，或连续缝合，务必使血管壁外翻，防止术后血栓形成。两血管端端缝合（见图 2-20），本术式只在特殊情况下使用，对静脉缝合为宜。

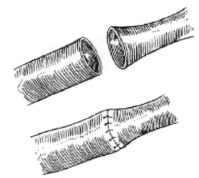

图 2-18　叉口端端缝合完成后

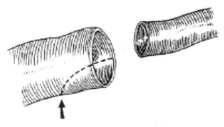

图 2-19　斜坡缩口端端缝合

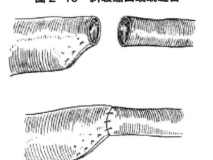

图 2-20　斜坡缩口端端缝合完成后

（二）端侧缝合法

端侧缝合法主要用于两条血管断端的口径相差太大或其中一条十分重要而不能进行端端缝合。

（三）套叠缝合法

套叠缝合法是将一端血管的吻合口伸入到另一端血管的管腔内，完成血管缝合。由于吻合时只需缝合 3 ~ 4 针，因此加快了缝合速度，血管腔内无缝合线显露，对血管壁损伤少。但采用此法时，两端血管应有足够的长度，且必须注意血流方向，即将上流血管端套入下流血管端，如为动脉，应将近心端套入远心端，静脉则相反，应将远心端套入近心端。套入血管的长度，应是血管直径的长度或略大于其直径。套入之前，先将套入血管端的外膜修剪干净，以免外膜带入管腔形成血栓。

缝合方法是在上流血管端外膜剥离处边上缝第1针，自外向内深达外膜与部分中层，不穿过血管内膜，向外穿出。再在下流血管端边缘的适宜处，由内向外穿过全层管壁出针，拉紧缝线打结。距第1针120°处同上法缝第2针，拉紧打结。在两针间即120°处缝第3针，暂不打结。用微血管镊夹住下流血管断口边缘，使贴紧上流血管开口，用另一微血管镊将上流血管段轻柔塞入下流血管腔内，拉紧结扎第3针。缝合完毕，放开血管夹，套入血管顺血流而展平（见图2-21）。

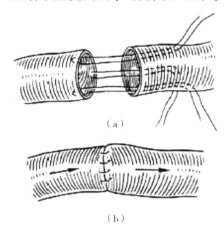

（a）

（b）

**图 2-21 套叠缝合法**

（a）上流血管端外膜修整后套叠缝合 （b）套叠缝合后血流方向

剪开套叠法：将下流血管端剪开1裂口，然后将上流血管端套入。此法操作方便，且可在血管口径略小的情况下采用。下流血管端剪的裂口长度相当于套入血管的长度，第1针于裂口顶角处全层缝合，其他缝针操作同上（见图2-22）。

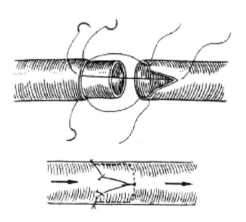

**图 2-22 剪开套叠法**

### （四）血管移植术

在骨科临床实践中，常常遇有血管缺损，需行血管移植修复，否则，将血管勉强在高张力下缝合，必然导致血栓形成。血管缺损的修复，包括动脉缺损和静脉缺损，血管移植材料最常用的是自体静脉移植修复动脉或静脉缺损，也可用"废置"的动脉移植。由于静脉取材方便，切除静脉后对肢体影响较少，目前骨科临床常用的是自体静脉移植。

1. 切取静脉的选择

多选用非手术的肢体正常浅静脉进行移植。有时也选用手术野附近的浅静脉，但以不影响手术肢体血液回流为原则。很少取损伤动脉的伴行静脉进行移植。

2. 切取静脉的直径

静脉的直径与腔的压力有直接关系。一般选用静脉的直径应等于或略小于需行修补的动脉直径。为避免手术操作引起静脉痉挛而测量不准，最好在移植静脉显露而尚未游离之前，即进行测量。

3. 静脉切取的长度

如移植的静脉切取过短，缝合后会因张力而使静脉腔变扁；切取过长，则开放血流后血管迂曲，影响血流（见图2-23）。切取长度可略长于血管缺损长度，在移植缝合之前不予剪裁。将移植静脉一端与损伤血管缝好后，轻轻牵引静脉的另一端，按照血管缺损长度将静脉剪断，再进行另一端的缝合（见图2-24）。

4. 移植静脉的处理

将移植静脉的分支用8-0缝线结扎，用肝素生理盐水冲洗管腔。如静脉有痉挛时，可用液压扩张法，但压力切不可过大，否则损伤内膜，极易发生血栓。

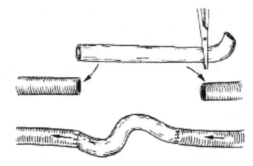

**图2-23　切取静脉与血管缺损等长，缝合后血流使血管迂曲**

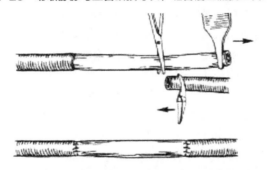

**图2-24　牵引移植血管后再根据血管缺损裁剪，缝合后血管不发生迂曲**

5. 静脉移植缝合

用静脉移植修补动脉移植静脉的处理将移植静脉的分支用时，应将其近心端倒置，以免静脉瓣阻挡动脉血流。缝合时多采用端端缝合法，应避免移植静脉发生扭转。待两端缝合口均缝合完毕后，同时放松两端的血管夹。如开放血流后移植静脉因动脉压力而发生屈曲，只要不过分严重，不必切断重新吻合，而将屈曲的静脉在局部稍加固定即可。

# 第三节　显微神经吻合术

随着显微血管技术的进步，显微周围神经外科有了新的进展。在显微镜下，可以准确地判断周围神经损伤的性质和程度，并可解剖出每一神经束。采用显微外科技术无疑可使神经缝合进行得更为精细，可以从神经残端分离出各个神经束，进行神经束膜缝合，从而更准确地对合与修复。由于缝合的精确性及密接性，在相当程度上可以防止结缔组织从周围侵入或血液流入缝接处的间隙，避免过多剥离而引起术后神经水肿，有利于神经纤维再生，而获得较满意的神经传导恢复。

神经缝合时断端有张力者，断端间形成较长的瘢痕，延长了神经再生的时间，降低了神经再生的速度，甚至发生缝合处不连接，而缝时无张力者，神经能重建其完整性，并恢复受累肢体的功能。1975年

Teizfis 等的实验结果说明：无张力的端对端缝合，所获的神经再生效果最好，而神经修复处受高度牵引者，只有极少量的轴索出现生长活动。因此，认为神经缺损段较长者，为减少缝接处的张力，需进行自体神经移植。1972 年 Millesi 报道用显微外科技术成功地进行 202 次束间移植，移植材料为自体腓肠神经和隐神经，可克服巨大神经的缺损。

周围神经损伤的显微外科治疗包括神经束间松解术、神经束膜切开术及神经缝合术（包含神经束间移植）。本节仅对神经缝合术的基本要求和操作方法提出讨论。

## 一、周围神经显微缝合术的基本要求

神经缝合术有传统的神经外膜缝合术及显微外科的束膜缝合术。前者术后疗效为 50% ~ 70%，后者优良率达 88.9%。采用显微外科技术缝接神经的优点是：①准确地分辨神经断端受损部分，可彻底切除受损神经与瘢痕组织，为神经再生创造有利条件。②手术操作精确、轻柔，可以准确地穿缝神经束膜，不致刺入神经束内，损伤神经纤维。③可清楚观察神经表面营养血管及神经束走向朝神经断端神经束分布，有利于将两个断面上的运动和感觉神经束做相应的对合缝接。缝合后可使神经束不外露，外膜不内翻。④微型无创缝合针线的表面光滑，组织反应小，可减少瘢痕形成，有利于神经再生。各学者对神经缝合有不同的观点：①认为外膜缝合优于束膜缝合；②认为束膜缝合优于外膜缝合；③认为不论何种缝合法，只要在手术显微镜下精细操作，彻底切除瘢痕，束膜面对合精确，均可提高疗效；④认为应根据不同神经的不同节段，分别采用束膜或外膜缝合。

为提高周围神经缝合的疗效，有些学者研究了周围神经干的感觉和运动神经束的分布状况和鉴别方法，认为在手术显微镜下进行感觉与感觉、运动与运动神经束的对应缝合，其疗效最好。否则，如将感觉与运动神经束错位对合则将导致完全失败。鉴别感觉和运动神经束的常用方法有二：一为生物电刺激法，此法分辨近侧端时，只适用于局部麻醉患者，而对全身或区域阻滞麻醉患者使用有困难；分辨远侧端时，伤后早期尚可观察出肢端肌肉收缩反应，而晚期则肌肉无收缩反应，难以鉴别。二为乙酰胆碱酯酶组织化学染色法，虽可分辨感觉和运动神经束，但因操作时间长，且对神经损伤时间较长者不易着色，无法分辨其神经束的特性，因而在临床上未能推广使用。有的学者进一步研究神经干自然分束的解剖特点，主张根据周围神经在四肢不同部段，按其自然分束的特点分别采用束膜缝合与外膜缝合。周围神经的近侧段多为混合神经纤维，难以分出感觉与运动神经束，故适宜外膜缝合，远侧段常可分出感觉或运动神经束，宜于束膜缝合。如果神经干断面上神经束与结缔组织的分列，以神经束占优势者宜行外膜缝合，以结缔组织比例占优势者适合束膜缝合。无论哪一种缝合，都应采用无创伤针及尼龙线在显微镜下操作。根据周围神经直径大小，可选 7-0、9-0 或 11-0 的无创伤尼龙针线。

## 二、缝合方法

应用显微外科技术缝合周围断裂的神经，使周围神经的外科修复技术得到发展和提高，克服了肉眼下缝合时的视力限制，达到更精细准确的程度。在显微镜下，可以清楚地看到神经营养血管分布，认清外膜与束膜，辨明束或束组甚至神经纤维，手术过程中加以保护，避免损伤，同时可以准确地缝合神经的外膜、束组膜或束膜，达到对合准确、缝合精细、损伤减少的要求。因此，周围神经损伤，应常规采用显微外科技术进行修复。损伤的神经是采用外膜缝合还是束膜缝合，按照钟世镇等解剖学研究，应根据神经的种类和部位来选择。一般神经干的近侧多为混合神经束，可采用外膜缝合，而远侧则为功能束，已经分开，可采用束膜缝合。然而为了防止过多的缝合线的异物反应和神经束的回缩，在缝合过程中，常挑选较大的几个神经束缝合，其余多缝合束组膜，不必分离出每一神经束进行缝合，那样会增加神经的损伤和缝合线的异物反应，反而影响效果。

1. 神经外膜缝合

较粗的神经可采用 9-0 连针单丝尼龙线；较细的神经可用 10-0 或 11-0 针线，在放大 10 ~ 15 倍手术显微镜下进行缝合。先缝合神经表面营养血管旁外膜上 1 ~ 2 针，使血管两断端相应对齐，然后在相对应的 180° 处，选择相应神经束或束组处的外膜缝合第 2 针，这两针最好连同束膜或束组膜一起缝合。

提起此两针牵引线,以免神经束回缩,再每隔 2 ~ 3 mm 缝合 1 计。不必缝合过密,以神经纤维断端不外露为宜。

2. 神经束组膜缝合

单纯缝合神经外膜时,断离的神经束向两侧回缩,缝合部容易形成"袖状空隙"。单纯缝合神经束膜时,一束一束地进行分离既费时又会增加神经创伤,同时缝合之后,缝线的异物反应增加,这些都会影响手术效果,因此,当前多数人认为,对周围神经的修复应坚持在手术显微镜下进行,采用细针线缝合束组膜。为了减轻神经外膜环形增厚压迫神经,可将神经两断端的外膜适当地剪去数毫米,选择相应的神经束组缝合其外膜 1 ~ 2 针,一般只缝合四周的或较大的束组,使其对合准确整齐。较小的或中间的神经束组不必缝合亦能对齐,这样可以避免过多的缝合而增加损伤和异物反应。

3. 神经束组间移植缝合

所谓神经束组间移植,是指神经干一部分缺损或较细的某一神经干缺损范围较小,可切取相似粗细长度的神经束组移植于缺损处,两端行束组膜缝合。当较粗大的整个神经干缺损而且较长时,在切取游离神经移植时,不应将神经剖开取其每一束进行移植,而应将切取下的神经两断端适当地分离、修剪去外膜,择其相似粗细的束组膜缝合,移植的神经段仍为一或几股的整体,而不是完全分离成束。因为移植的神经段不论是带血管的还是不带血管的,只是为近端神经纤维搭设神经膜细胞管桥,便于长进远侧端,而不是神经纤维的直接愈合,因此,神经束的对齐只是相对的许多神经膜细胞管的接近,为便于上万计的神经纤维通过搭设的管桥。因而单纯的游离神经束进行移植,只有在指部或其他较细的神经尚有可能,其他较粗大的神经干是很难达到的。缝合移植的神经束组时,亦应选择与神经干的两断端相近粗细的束组,采用 11-0 连针尼龙线在显微镜下进行缝合,每一束组缝合 2 ~ 3 针。应当注意防止移植段的神经束组的两断端与神经干相应神经束组两断端对接错。

# 三、注意事项

1. 充分显露

在手术显微镜下缝合神经,需要有良好的显露,以便于辨认神经血管行程,将相应的神经束对齐,并进行精细的缝口。

2. 彻底止血

显微神经缝合术必须在良好的止血情况下才便于进行。血液浸染神经断端,无法看清神经束的形态和束膜外膜的界线,缝合过程难以保证准确精细。因此,解剖显露神经时,在人体四肢的远侧,可于肢体近侧上充气止血带,如果手术部位在肢体的近端或进行动物实验时,应当采用双极电凝止血,以保持手术野清楚。在缝合神经时,下面垫淡黄或浅蓝色的硅胶片可使手术野更为清晰。

3. 适当游离

适当地游离断端两侧的神经,一方面便于辨认损伤与正常部位的界线,另一方面也有利于显微镜下缝合。但是游离过长,会影响神经血供,过短又不便操作;一般以 2 ~ 4 cm 为宜,最多不超过 10 cm。

新鲜的损伤或动物实验,可沿神经断端向两侧解剖分离达适宜的长度;而对于陈旧性的神经损伤,应从两侧正常的部位解剖分离,然后逐渐分离被包埋粘连于瘢痕组织中的神经两断端。分离时应距神经周围筋膜 0.5 ~ 1 cm,这样便于解剖分离,避免损伤神经。如果开始就从瘢痕组织中分离,由于难以辨认和粘连严重不易分离,很容易损伤神经。

4. 在神经正常部位进针吻合

动物实验时所切断的神经都是正常的,可看到神经束或束组呈莲子状粒突起。而在人体中无论是新鲜的还是陈旧性损伤,神经两断端都常有一定的损伤或神经纤维瘤形成,应当将其切除,直至看清神经束或束组似莲子状粒突起时,才可以进行对端吻合。否则,由于损伤段未能彻底切除,或是神经纤维瘤以及瘢痕组织切除不彻底,吻合后均影响神经纤维生长通过而影响功能恢复。切除神经时,应用锐利的刮脸刀片,神经断端用钳夹住向对侧牵拉紧贴于用湿纱布垫住的示指上,顺一个方向一刀切至仅留下面的神经外膜,观察两断端神经束的数量和形状以及束间的瘢痕程度,再决定是否还继续切除,当切到认为适宜时，再切断下面的外膜，这样神经纤维挫伤轻，切后的断端较整齐。不要用剪刀剪断神经，以免损伤神经纤维。

5. 在无张力下缝合

缝合神经时，不可有张力，由于神经外膜有一定的游离度，在有张力的情况下，缝合的神经从表面看对合较整齐，而里面的神经束向两端回缩形成空隙，日后形成瘢痕组织阻碍神经纤维通过。因此，为了避免此类情况发生，在缝合神经时，应设法减少吻合部的张力。如果神经缺损较多，超过 3 ~ 4 cm 时，可进行神经移植术；缺损在 2 cm 左右时，可在行适当的神经游离、屈曲关节等减张措施的同时，距神经两断端 1 ~ 2 cm 处的神经外膜上，用细丝线缝合 1 ~ 2 针减张线，拉紧结扎或缝合在周围软组织上，使张力分散在两侧神经干外膜上而使吻合部无张力。

6. 避免神经扭转

周围神经多为混合缝合时应尽量使原来的神经束或束组对合整齐，便于相应的感觉、运动纤维接近，以利神经纤维长在原来的神经膜细胞管内，达到原来的效应部位，才能得到满意的功能恢复，否则对合不准，神经纤维错乱生长，达不到原来供应的效应器，神经的功能便不能恢复。为了避免扭转，在缝合神经之前，应根据神经表面的血管行程、神经束的形态与排列以及神经自然放置后的形状，判断准确后才进行缝合。一般先缝合神经表面营养血管旁 1 针，使血管准确相对后再缝合其他相应的束或束组，这样不容易发生扭转。

7. 采用细针线显微镜下缝合

过去缝合神经时多用 3-0 ~ 5-0 细丝线，实践证明，此种线仍显太粗，缝合后异物反应重，吻合部瘢痕组织增加，影响神经功能恢复。10 余年来，采用显微外科技术以后，尤其是近年来周围神经显微修复的实验研究证实，缝合神经的针线粗、缝合针数多，吻合部的异物反应就重、瘢痕形成就多，影响神经的功能恢复。因此，主张缝合神经时要在手术显微镜下，采用 9-0 ~ 11-0 缝合血管用的连针尼龙针线进行缝合，缝合的针数不宜过多。一条前臂的正中神经，一般缝合 6 ~ 8 针即可。这样，缝合精细、对合准确、缝线异物反应轻、瘢痕组织形成少，有利神经功能恢复。

8. 保证修复后神经血供良好

缝合后的神经生长修复要靠神经本身以及周围软组织的良好的血液供应。血供不良，不但影响神经纤维生长修复，而且也容易形成瘢痕，这些都可影响神经功能恢复。根据周长满的研究，神经内的血供可分为神经外膜及束间血管网和神经束微血管网。因此，在解剖游离神经时，一是不可过长，超过 10 cm 即可影响血供；二是遇有供应神经的血管分支不要损伤。另外缝合后的神经应置于血供良好的软组织中。避免置于瘢痕组织中，必要时可以转移肌肉等血供良好的软组织瓣置于神经处，以利神经的血供。

# 第四节　显微外科的术前准备

## 一、全身检查

1. 重点检查心血管系统

显微外科手术是一种复杂的手术，虽涉及多个领域，但对血管系统要求最为重要，因此心脏、大血管或周围血管的功能如何？有否器质性病变？如梅毒或风湿性心脏病、动脉粥样硬化症等。这些疾病对显微外科手术能否取得成功非常重要。

2. 相关脏器的功能

颅脑、肝、肾、肺、脾等脏器的功能，对显微外科手术取得成功也非常重要，因此对检查出的结果，要认真分析与评估。一旦有问题应立即停止手术。

3. 重要的血液检查

血糖、糖化血红蛋白对各年龄组均应检查；三酯、血液流变对中老年患者要检查。必要时术前进行有效处理。

4. 重要的静脉要检查

尤其下肢静脉的功能对外科手术效果影响很大，最近报道术后下肢静脉栓塞率：普外科手术为20%，髋关节手术为50%。因此术前应对下肢静脉进行B超检查，特别注意髂外静脉、腘静脉的情况。必要时术前应用抗凝药。

## 二、局部检查

1. 受区

有感染伤口时进行有效的处理与准备；皮肤缺损时要测出皮肤缺损的大小；组织缺损的种类；疾病严重程度与范围；准备吻合血管的质量与缺损等。

2. 供区

皮肤或供组织质量；所供血管的质量（超声多普勒仪、血管造影等检查）；对供区影响大小；为最佳供区等。

## 三、器材与工具准备

1. 手术显微镜

进口或国产的手术显微镜，只要放大5倍以上均可，很少需要放大20倍。关键是熟悉显微镜的性能，应用顺手，能在显微镜下熟练操作。

2. 无损伤性的缝合线

在显微镜下一般应用9-0 ~ 12-0的缝合线，很少应用8-0以上的较粗线缝合。要强调在手术显微镜下缝合，能提高血管吻合的通畅率，利于手术的成功。

3. 手术显微镜下训练

在镜下经常训练非常重要，能保持显微镜下吻合技术的熟练程度，即使小血管吻合技术很过硬，在手术前的1 ~ 2 d训练一次也大有好处。对于吻合技术欠熟练或有段时间未行血管吻合者，建议术前常规训练，争取使吻合血管的组织移植获得成功。

## 四、制定手术方案

1. 选择最佳手术方案

根据患者要求选定治疗目标，结合检查结果，选定手术方案。因病例讨论可能有多个方案，从其中选择最佳手术方案，最好再选一个备用方案。

2. 吻合血管的游离组织移植

最好分两组手术人员，一组负责受区手术，一组负责供区手术，可以减少手术时间，缩短组织热缺血时间，提高手术成功率。

3. 麻醉的选择

显微外科手术涉及多个部位，创伤大，时间长，选用的麻醉非常重要。要求麻醉，一方面无痛能使显微外科手术顺利进行，一方面保证全身情况良好。在病例讨论时请麻醉医师参加，共同选择最佳麻醉。

## 五、病房准备

患者手指离断后不仅在肉体上，而且在精神上也是一个很大的创伤，再加上长时间的再植手术，患者是十分痛苦和疲劳的，为此，术后应安排在一个舒适、安静、空气新鲜的病房休息。室温要求保持在20 ~ 25℃，尤其是冬季，各地区条件有差异，为确保恒定的室温，病房内应备有电热器或其他保温设施，以随时调节室温；在夏季，有条件时可安装空调，使室温保持在理想范围内。最好以全身加温为主，条件不允许时，可用60 W侧照灯做局部持续照射，照射距离一般为30 ~ 40 cm，随室温的高低可调节照射的距离，但距离不宜过近，否则易导致灼伤。相对湿度在50% ~ 60%，病室内上述设施是预防因寒冷致小血管痉挛的有效措施之一，应予配套齐全。要求护理人员服务周到，耐心解说，使患者放心，家属安心，为手外伤显微外科修复术后患者创造良好的医疗环境。实验证明烟草中的尼古丁可引起微血管痉挛，无烟环境对显微外科手术后患者尤为重要，不准本人吸烟也不准进入吸烟区与吸烟人共聚。我们曾遇一例断指再植术后 15 天的患者，因站在一边看人打扑克，而其他人连续抽烟，等其自己发现手指发白赶到医院时，用尽一切解痉办法而无法挽回，造成再植失败。

# 六、患者准备

1. 皮肤准备

按常规要求进行供受区皮肤清洁，去除皮屑，吹干，用洁净纱布包裹保护。若取皮瓣，注意清洁皮肤动作要轻，不可划破；若行足趾移植，供足不能有足癣、湿疹和感染。1 例拇指再造患者有轻度足癣，术前未行处理，术后再造指末梢呈暗紫色，其他血供指标均良好，判断为真菌感染所致，经用氟康唑口服 3 d，颜色即转红。不主张用高锰酸钾液洗涤，影响皮肤色泽，不便观察。

2. 血管准备

术前有意识的保护供受区血管，避免输液、抽血等操作在此进行，四肢供受区血管（主要指静脉）质地硬、细小不充盈难以提供吻合，术前 3 d 做静脉充盈训练。其方法是将血压计套袖系在受区或供区的肢体上，测出血压的脉压，然后把压力增加到收缩压与舒张压之间，固定 20 min，此时能摸到动脉搏动，只能阻碍了静脉回流，使静脉充盈、扩张，每天做 3 ~ 4 次，使静脉柔软、扩张，为手术创造良好的血管条件。

3. 健康教育

要求患者配合一起准备病房环境，温度、湿度必须达到要求，同时讲解吸烟危害，禁止主动和被动吸烟，利用录像、图片、带领患者参观等形式培养患者良好的心理素质，指导练习术后体位及患者进行床上大、小便练习，讲解制动时间，根据需要可以留下陪护，但要保持安静，指导陪护知识。

4. 简单介绍手术准备及医护配合注意事项

术前详细检查物品准备情况。因显微外科手术时间观念强，如器械不全及功能欠佳而延误时间，将直接影响手术效果。手术间室温保持在 24 ~ 25℃为宜。室温过低可直接引起血管痉挛，甚至可造成手术失败。应准备好手指血管吻合的专用桌。术者与第一助手两臂放于桌上，坐凳高度与膝相平，使坐姿舒适利于操作。手术人员必须洗净手套上的滑石粉，以免带入血管引起血栓。由于术中不断用肝素溶液冲洗创口，应注意防止浸湿无菌台，如有浸湿应及时处理。严密观察脉搏、血压，保持输液管道及尿管通畅。注意止血带、血管夹的使用时间，一般不应超过 1 ~ 1.5 h。关闭创口时用温盐水清洗，防止血管夹、小纱布块遗留创口内。显微器械需专人保管，尽可能一人一套。用时需轻拿轻放，防止碰撞。用后单独清洗，拭干后尖端套上皮套，装入专用盒内。

# 第五节　显微外科的术后处理

## 一、全身情况的观察

患者返回病房后，应定时观察呼吸、脉搏和血压变化，要注意消化、泌尿等系统有无出血症状及倾向，及时补充血容量，特别是对于比较大的肢体的再植患者，更要注意术后患者的全身情况。可能出现的全身性术后并发症包括：血容量不足、急性肾功能衰竭、脂肪栓塞、水与电解质平衡失调、血浆蛋白过低、感染及其他脏器的损害等。各自的主要表现和相应注意事项如下。

1. 血容量不足

应密切观察血压、脉搏，使血压维持在收缩压 13 kPa 以上，如下降应及时输液、输血。

2. 急性肾功能衰竭

引起急性肾功能衰竭的原因大多为长时间的低血压、肢体组织的严重损伤和长时间缺血致大量代谢产物聚积、清创不彻底造成严重感染及乱用血管收缩药物等。防治的方法是：清创要彻底，及时补充血容量以纠正休克状态，对缺血时间较长的肢体再植做预防性深筋膜切开以改善肢体微循环。在血容量补充的条件下，要及时应用利尿剂如甘露醇等。密切关注尿量。

3. 脂肪栓塞

脂肪栓塞较少见，但却是一种严重的并发症。

临床上较多见的是轻度或中度的肺部脂肪栓塞，并不出现症状。少数严重病例可出现呼吸道症状或伴有肺炎、肺不张及肺梗死等并发症，最后引起呼吸功能衰竭而死亡。一般伤后 2 ~ 3 d 在胸前、腋下、颈基部皮肤之下及结膜下出现瘀血点，栓子可随血液循环行至重要脏器而引起相应症状。如发生于脑，可引起神志不清、谵妄、昏迷等症状。发生于肾脏，可引起少尿、肾缺血等症状。对疑有脂肪栓塞的患者应检查血液、尿液和痰液内是否有游离的脂肪滴，血内有无血浆脂酶增高（超过 1 mg 即有意义），通过胸部摄片见暴风雪状阴影及脑电图的异常可做出诊断。一旦发生脂肪栓塞应用乳化剂或去垢剂减少血内脂肪栓子，或应用肝素 10 ~ 15 mg，每 3 ~ 4 h 注射 1 次，维持凝血时间在 20 min 左右，使血内乳糜粒进入组织并加速血内脂肪水解。亦可用 6% 低分子右旋糖酐做静脉滴注来防止脂肪栓塞。

## 二、室温及术区局部温度

病房的室温最好维持在 20 ~ 25℃，室温偏低容易引起血管痉挛。常规应用 60 W 的烤灯照射，灯取与再植（造）肢体之间的距离保持在 30 ~ 50 cm，使局部血管处于舒张状态，改善末梢血运，但要注意防止灼伤。在局部血运较差的情况下，不宜使用烤灯，否则会加速局部组织的新陈代谢，加速组织耗氧、组织变性和坏死的过程。烤灯一般使用 10 ~ 14 d。

## 三、体位的问题

患肢应适当抬高，常略高于心脏水平，以利静脉回流，减少和防止肢体的肿胀。但也不宜抬得过高，否则会影响动脉供血。平时，还应根据患肢的动脉供血和静脉回流情况，及时做出适当的调整。动脉供血良好，静脉回流不足，肢体较肿胀，可适当抬高患肢加速静脉回流；反之，动脉供血稍差，静脉回流良好，可将再造手适当降低，平于或低于心脏水平，以利动脉血流灌注。

## 四、局部血液循环的观察

1. 皮肤的颜色及指腹的形态

移植皮瓣温度常受到深部组织和外界温度的影响。故皮温不能准确地反映皮瓣血运的真实情况，皮瓣的颜色改变才是制订处理方案的主要依据。若皮瓣肤色红润、弹性好，说明血循环良好。动脉供血不足则肤色苍白。如静脉回流差，根据颜色变化可分为 4 期：发红、红紫、紫红、紫黑。在前两期若皮温无显著下降可对症治疗，但到第 3 期，即使是皮温良好，也必须立即探查，以免皮瓣由于缺氧时间太长而不能回逆，造成坏死。

再植或移植指指端皮肤红润，指甲粉红，指腹丰满，说明血循环良好。动脉供血不足时手指皮肤苍白，指腹塌陷，无弹性。静脉回流差时，早期肤色青紫，皱纹减少或消失，指腹发硬，弹性加大，后期出现水泡。

2. 毛细血管充盈情况

一般用手指压迫皮肤或移植指的指甲。正常情况下，皮肤或指甲苍白，移去手指 2 ~ 3 s 后皮肤和指甲转红或粉红。如动脉供血欠佳，则充盈时间延长。动脉血供停止，则毛细血管充盈反应缓慢或消失。一般来说，毛细血管充盈不够准确，不很可靠，有时动脉已经栓塞数小时，而静脉充盈时间不改变；又是因静脉先阻塞，远侧静脉网瘀血，毛细血管供应时间反而缩短。观察这个指标时，结合其他指标，加以分析，不能认为毛细血管充盈时间正常，局部血液循环就一定好。

3. 皮温

对于再植肢（指）或移植指来说，皮温是判断血液循环情况的较准确的指标；而对移植皮瓣则可以作为参考。测定时应在相同的环境条件下与健侧的对应点进行比较。可用点式接触皮温计，每 1 ~ 2 h 测一次。一般来说，患肢与健肢皮温相同或低 1℃ 左右，移植皮瓣有时亦可高于健肢 1℃ 左右。若患肢皮温较健侧低 3℃以上，则提示有血液循环障碍，应采取相应措施，观察 1 ~ 2 h 无效时，应立即做手术探查。

## 五、局部血液循环障碍

显微外科手术后再植或移植组织血液循环障碍包括静脉回流受阻、动脉供血受阻，甚至动静脉同时受阻。

1. 静脉回流受阻

静脉回流受阻表现为再植肢体或移植组织的严重肿胀，皮肤发紫，水泡，皮温下降，指腹的张力增加。引起静脉回流不畅的原因，可以是静脉受压、血肿压迫、吻合口欠佳、血管痉挛和血栓形成等。静脉受压可发生在伤口缝合处，也可发生在皮下隧道中。通常采用及时换药，去除被烤灯烤干的渗血纱布——这种纱布有时压于静脉吻合处，阻碍回流。换药后，抬高患肢 1 ~ 2 h 后，即可恢复正常。在手指再造手术中则常发生于足趾皮瓣与手臂皮肤相缝合处皮肤的张力有时较大，可以应用小边缘缝合和减张缝合予以纠正。在手背的皮下隧道中，当足趾血管蒂穿过隧道时，动静脉可能有扭转、交叉，或动静脉处于不同的夹层中，造成静脉受压情况。术后渗血形成血肿也可使静脉受压。必要时在手术结束时于伤口内留置引流皮片。断指再植时如血管吻合口欠佳或静脉回流不畅，可在指端侧方做一小切口滴血。1 周后，随着新生的血管通过吻合口，手指的肿胀逐渐消退，血流重新建立平衡。若经过处理，皮温上升，肤色不好转，则行手术探查。将吻合口切除，重建缝合，血管长度不够时可取一段静脉游离移植，使静脉回流通畅。血管痉挛，经过局部加温和解痉药物的应用多可解除；少数顽固性痉挛，经一般抗痉挛措施无效应及时手术探查，剥离血管外膜，液压扩张或血管壁上点滴扩张血管药物。血栓形成者，探查取出血栓，切除病变段血管，重新吻合有困难时可做静脉移植。

2. 动脉供血受阻

动脉供血受阻表现为再植或移植组织皮纹增多，肤色发灰、皮温下降、毛细血管充盈消失、饱满度下降等。原因是吻合口欠佳、血管受压、血管痉挛及血栓形成等。有时经适当降低患肢位置，动脉供血可得到改善。检查伤口，剪除部分张力较大的缝线，仍无好转则应及时探查，找出原因并加以处理。血管痉挛和血栓形成，在临床上进行鉴别常常比较困难。一般说，血管痉挛往往表现出血供不完全中断，而血栓形成多为完全性血供中断。在难以鉴别的情况下，多先给予抗痉挛的积极处理，观察 1 ~ 2 h，如血供仍不见好转应立即手术探查。只要及时探查，将吻合口附近的栓子取出，重新缝合血管，组织还是可以存活的。如术后血栓形成的速度很快，多数为术中已有血栓的形成，容易与血管痉挛相混淆。

## 六、血管痉挛的处理

显微血管外科手术中，经常会遇到血管痉挛的问题。术后血管痉挛不及时解除，可发展为血栓形成。血管痉挛是可防治的，而血栓形成，早期手术尚可挽回，晚期广泛血栓形成，手术治疗也无效。故积极处理血管痉挛，也是减少血栓形成的重要措施。

引起血管痉挛的因素是多方面的，可分全身性、局部、周围环境 3 方面。

1. 全身性因素

手术后血容量不足、尿潴留膀胱的过度膨胀、伤口的剧烈疼痛、患者的精神紧张等均可引起血管痉挛，应及时补充血容量、导尿、止痛和应用镇静药物。

此外，吸烟对显微手术的影响十分严重。烟草中的尼古丁能够抑制巨噬细胞和成纤维细胞，引起血管收缩和血栓形成；吸烟产生的一氧化碳与血红蛋白结合后会严重削弱后者的携氧能力，导致组织缺血、伤口愈合不良；长期吸烟还会导致心脑血管及呼吸系统疾病，以及周围血管病变。因此，接受显微手术的患者应当禁止吸烟，尤其是在围手术期。

2. 局部因素

局部机械刺激是引起血管痉挛最常见的局部因素。尤其在游离血管时，应防止对血管外膜的过度剥离和过度牵拉。避免血管暴露过久及发生干燥，术中经常用肝素盐水冲滴，保持创面的血管湿润，是预防的重要方面。术后患者应平卧，避免不必要的搬动，减少局部对血管的刺激。局部因血肿感染或皮瓣坏死，亦可刺激血管发生痉挛，应及时引流，切除坏死皮瓣。

3．环境的因素

最重要的是室温的影响。患肢因失去神经支配，所以失去自身的温度调节能力，受周围的温度的影响十分敏感。温热的刺激可引起血管扩张，寒冷的刺激则可导致血管痉挛。术后防止冷气直接吹到患者身上，保持室温在 20～25℃之间是预防血管痉挛的基本措施。

# 第三章

# 颜面部损伤

## 第一节 颅骨骨折

颅骨骨折是指颅骨受到暴力作用，引起颅骨结构的改变。颅骨共 23 块，其大小不同，形态各异，依其发生、功能和位置可分为脑颅和面颅两部分。脑颅位于颅的后上方，构成颅腔，保护着脑；面颅位于颅的前下方，构成口腔，并与脑颅共同围成鼻腔和眶。《医宗金鉴·正骨心法要旨》云："颠者，头顶也。……位居至高，内涵脑髓如盖，以统全体者也。"头皮及颅骨解剖见图 3-1，本节仅介绍脑颅骨折。

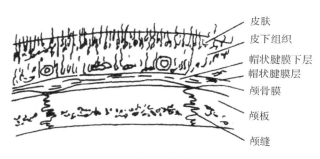

皮肤
皮下组织
帽状腱膜下层
帽状腱膜层
颅骨膜
颅板
颅缝

**图 3-1　头皮及颅骨解剖示意图**

颅骨骨折约占头部损伤的半数，可分为颅顶骨折及颅底骨折，颅顶骨折发生率远较颅底骨折为高，两者之比约 4：1。

颅骨的作用是容纳和保护颅腔内容物。颅骨骨折的严重性不在于颅骨骨折本身，而在于颅腔内容物的并发损伤。颅脑损伤时，由于颅骨骨腔是封闭的，容量有限，成人颅缝闭合，更无充分扩充余地。一旦发生脑肿胀、脑水肿、颅内血肿、硬脑膜下积液、脑积水等，就会产生脑受压而导致脑疝，甚至脑死亡等严重后果。尤其是颅底起伏不平，当外力使脑组织在颅内移位时，脑底面在这粗糙的颅窝表面摩擦和碰撞，不但造成严重的脑损伤，而且在额叶和颞叶底面的挫伤处也可因此发生颅内血肿。凹陷或粉碎性骨折的骨折片，既可损坏脑膜及脑，又可损伤脑血管和脑神经，因此颅骨骨折所造成的继发性损伤，其严重性要比骨折本身大得多。

对颅骨骨折历代医家多有论及。《医宗金鉴·正骨心法要旨》对头面骨 20 处的损伤从解剖、生理、诊断、治疗及预后等做了多方面的论述，如"扶桑骨"损伤时云，"若跌仆损伤或锨肿，或血出，或青紫坚硬，头疼耳鸣，青痕满面，憎寒恶冷，心中发热，大便干燥"，属轻型伤；在论述"山角骨"损伤时云，"凡有跌打损伤未破者，不拘左右青紫肿硬，瘀血凝聚疼痛，或昏迷目闭，身软而不能起，声气短少，语言不出，心中忙乱，睡卧喘促，饮食少进者"，属中型损伤；在论述"后山骨"损伤时又说，"误从高处坠下，后山骨伤太重，筋翻气促，痰响如拽锯之声，垂头目闭，有喘声者，此风热所乘，至危之证，不能治也，遗尿者必亡"，属重型伤。《伤科补要》云："囟门骨破髓出者，不治。若内膜不穿，髓不出者，有治。"对颅骨骨折做了大致的分类，并讨论了并发症和预后。

# 一、病因病机

## （一）病因

颅骨骨折的病理改变轻重是由致伤因素和致伤方式决定的，根据致伤作用力大小、速度、方式和受伤部位，骨折的类型和程度有所不同。

1. 直接暴力

直接暴力是暴力直接作用于头部引起的损伤，包括加速性、减速性和挤压性损伤。

（1）加速性损伤：相对静止的头部突然遭受外力打击，头部沿外力作用方向呈加速运动而造成的损伤，例如钝器击伤即属此类。这种方式造成的损伤主要发生在着力部位，即着力伤。

（2）减速性损伤：运动着的头部突然撞于静止的物体所引起的损伤，例如坠落或跌倒时头部着地即属此类损伤。这种方式所致的损伤不仅发生于着力部位，也常发生于着力部位的对侧，即对冲伤。

（3）挤压性损伤：两个不同方向的外力同时作用于头部，颅骨发生严重变形而造成的损伤，称为挤压性损伤，如车轮压轧伤和新生儿产伤等。

2. 间接暴力

外力作用于头部以外部位，暴力传递至头部造成的损伤。如坠落时双足或臀部着地，外力经脊柱传导至颅底引起颅底骨折和脑损伤。

（1）传导性损伤：伤员由高处坠落，足和臀部相继着地，外力经脊柱传导到头部，使之发生损伤。

（2）挥鞭样损伤：水平外力突然作用于躯干，躯干的急剧运动又引起头的摆动，当躯干静止时头继续甩动，可造成颅脑交界处延髓脊髓损伤。

（3）冲击性损伤：胸腔内压力突然向上冲击则会发生脑损伤。

## （二）分类

1. 按骨折部位分类

按骨折部位分为颅顶骨折和颅底骨折。颅顶骨折根据骨折类型又分为线形骨折、凹陷骨折；颅底骨折根据部位又分为颅前窝骨折、颅中窝骨折和颅后窝骨折。

2. 按骨折形态分类

按骨折形态分为线形骨折、凹陷性骨折和粉碎性骨折。

3. 按骨折处是否与外界相通分类

按骨折处是否与外界相通分为闭合性骨折和开放性骨折。头皮裂开，骨折与外界沟通者，称为外开放性颅骨骨折；头皮完整，脑脊液从耳鼻流出者，为内开放性颅脑损伤；颅骨、脑组织不与外界沟通者，称为闭合性颅脑损伤。

4. 按骨折有无并发症分类

按骨折有无并发症又分为单纯颅骨骨折和颅骨骨折合并颅脑损伤。

## （三）并发症

颅顶骨硬脑膜与颅骨内板附着较松，易被剥离形成血肿；颅底部硬脑膜与颅骨内板紧密相连，颅底骨折时硬脑膜易被撕裂造成脑脊液漏；当骨折线波及气窦时，可发生颅内积气。开放性骨折和累及气窦的颅底骨折有可能合并骨髓炎或颅内感染。合并脑挫裂伤，有脑出血、脑水肿者，请颅脑外科会诊，以便及时治疗。

# 二、诊断要点

急性损伤患者多因头部受伤，患者立即就诊，或因其他部位受伤影响颅脑而有颅脑外伤的症状，因而拍摄颅骨 X 线平片而得到确诊。轻度颅骨骨折未影响颅脑的患者，因未注意，以后经较久时间，发现有脑部症状，就医拍摄 X 线片，才发现颅骨骨折。颅骨骨折常与脑损伤同时发生，但亦有脑损伤而无颅骨骨折者，或有颅骨骨折而无脑损伤者。

## （一）颅骨顶盖骨折

按骨折形式分为线形骨折与凹陷骨折。

### 1. 线形骨折

除局部肿胀、疼痛和压痛外，并无特殊表现。如骨折线通过上矢状窦、横窦、脑膜中动脉沟时，皆须仔细检查，严密观察，警惕并发脑损伤和继发性颅内出血。

### 2. 凹陷骨折

颅骨全层或仅为内板向颅腔凹陷，骨折片可部分或全部脱离颅顶盖。陷入的骨折片能引起脑受压或刺破脑膜、血管、损伤脑组织。随其发生部位、范围及深度不同，轻者造成局部脑压迫，重者引起颅内相应的继发性病变（图 3-2）。

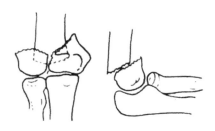

**图 3-2 颅骨凹陷骨折**

## （二）颅底骨折

几乎均属线形骨折，可分为颅前窝、颅中窝和颅后窝骨折。

### 1. 颅前窝骨折

常累及额骨眶板和筛骨。引起的出血经前鼻孔流出，或流进眶内，在眼睑中或球结膜下形成瘀血斑；眶周广泛瘀血则形成"熊猫眼征"。脑膜同时破裂时，脑脊液可经额窦或筛窦由前鼻孔流出，成为脑脊液鼻漏。筛板及视神经管骨折，可相应地损害嗅神经和视神经。

### 2. 颅中窝骨折

颅脑损伤如发生咽后壁出血，应注意有无蝶骨骨折。蝶鞍骨折可导致颈内动脉海绵窦瘘，出现眼球突出、眼睑肿胀、眼球搏动，且可听到连续性血管杂音，并可伴发第 Ⅱ、Ⅲ、Ⅳ、Ⅴ、Ⅵ脑神经受损症状。颞骨岩部和乳突骨折并发鼓膜穿孔时，外耳道可见出血和脑脊液耳漏，如未见鼓膜破裂，仅见鼓膜呈紫色，则脑脊液可经耳咽管和鼻道而出现脑脊液鼻漏。第 Ⅶ、Ⅷ脑神经也可因岩部及内耳道或迷路部位受伤而受影响，听觉与前庭功能亦可同时发生障碍，表现失听和眩晕。

### 3. 颅后窝骨折

可见乳突下有瘀血斑，有时见咽后壁黏膜下瘀血。如骨折线处于颅后窝内侧，还可出现 Ⅳ～Ⅶ脑神经损伤和延髓损伤症状，并常合并颅后窝血肿，应严密观察。

## （三）X 线检查

颅骨骨折除微小者外，皆可由 X 线平片得出诊断。颅底骨折 X 线诊断阳性率低，有脑脊液漏存在的颅底开放性骨折，普通 X 线片可显示颅内积气，但仅 30% ～ 50% 能显示骨折线。投照位置除常规 X 线正、侧位外，还可根据受伤机制和临床表现选择投照部位。如疑有凹陷骨折时应摄切线位；如疑颅前窝骨折可摄 20° 后前位（柯氏位）；如疑颅中窝骨折以摄 X 线颏顶位较清晰；颅后窝骨折以摄 X 线额枕位较清晰。严重者避免屈颈和反复翻身，应暂缓摄颅底位片，待伤情好转后再拍。

## （四）CT 检查

能直接迅速而准确地显示出脑内、外损伤的部位、程度，如血肿的位置、大小、形态、范围、数量以及脑实质和脑室、脑池受压移位的情况。不仅可了解骨折情况，尤其对眼眶及视神经管骨折的诊断有帮助。

## 三、治疗方法

### （一）一般治疗

单纯颅顶部线形骨折，不需特殊治疗，卧床休息，局部肿胀疼痛者，治以活血消肿止痛，方用活血灵汤，1 周后改服三七片。按骨折三期辨证用药骨折会逐渐愈合，但应警惕合并颅脑损伤。当骨折线通过硬脑膜血管沟或静脉窦时，应注意颅内血肿；凹陷性骨折，没有严重脑受压症状者，治疗同线形骨折。

颅底骨折本身无须特殊处理，患者置于半卧位休息，时刻注意病情变化，凡伴有脑脊液漏者应视为开放性颅脑损伤，早期应用抗生素预防感染，不可堵塞、冲洗鼻腔或外耳道，以防污物回流脑内，增加感染机会，可用消毒棉球拭干净，保持局部整洁，同时给予全身支持疗法和抗生素治疗，以防颅内感染。合并有脑神经损伤，可应用神经营养药和血管扩张药。不做腰穿，取头高位，避免用力咳嗽、打喷嚏和擤鼻涕，绝大多数漏口会在伤后 1 ~ 2 周内自行愈合。

### （二）手术治疗

凹陷性颅骨骨折，全身症状明显者，应立即采取手术治疗。对于婴幼儿的凹陷骨折，因其多呈现出如乒乓球被挤压的凹陷状，可在折骨边正常颅骨处钻孔，小心伸入骨撬将凹陷撬起。成人颅骨凹陷骨折很难理想复位，应根据情况或清除骨片，或部分咬除，折片互相嵌入的要做大的整复手术，硬膜有裂口应一并缝合。颅底骨折出现的脑脊液漏，超过一个月仍未停止漏液，可考虑手术修补硬脑膜，以封闭瘘口。对伤后视力减退，疑为碎骨片挫伤或血肿压迫视神经者，应争取在 12 h 内行视神经探查减压术。

手术适应证包括：①因骨折片压迫脑重要功能区，引起感觉、运动障碍，如偏瘫、癫痫等。②合并脑损伤或大面积的骨折片凹陷导致颅内压增高，CT 示中线结构移位，有脑疝可能者，应行急诊开颅去骨瓣减压术。③在非功能部位的小面积凹陷骨折，无颅内压增高，深度超过 1 cm 者，为相对适应证，可考虑择期手术。④开放性粉碎性骨折，碎骨片易致感染，须全部取除，硬脑膜如果破裂应予以修补。⑤对静脉窦处凹陷性骨折，如未引起神经受损或颅内压增高，即便陷入较深，也不宜轻易手术，必须手术时，术前应做好术中大出血的准备。

# 第二节　颌面部骨折

## 一、临床表现

### （一）牙槽突骨折

多见于上颌前部，牙槽骨骨折常伴有唇和牙龈的肿胀、撕裂、牙松动、牙折或牙脱落。摇动损伤区某一牙时，可见邻近数牙及骨折片随之移动。骨折片可移位，引起咬合错乱。

### （二）下颌骨骨折

下颌骨骨折常发生在下颌正中联合、颏孔区、下颌角和髁突，不同部位有不同的表现。

1. 骨折段移位

（1）正中联合部骨折：如为单发，由于骨折线两侧肌群牵拉力量相等，常无明显移位；有时仅可见骨折线两侧的牙高低不一致。如为两侧双发骨折，正中骨折段可因降颌肌群的作用而向下后方退缩；如为粉碎性骨折或有骨质缺损，两侧骨折段受下颌舌骨肌的牵拉而向中线移位，使下颌牙弓变窄，后两种骨折都可使舌后坠，可引起呼吸困难，甚至窒息的危险。

（2）颏孔区骨折：其又称下颌骨体部骨折。一侧颏孔区骨折时，前骨折段因所降颌肌群的牵拉而向下方移位，并稍偏向外侧；后骨折段则因升颌肌群的牵引，向上前方移位，且稍偏向内侧，双侧颏孔区骨折时，两侧后骨折段因升颌肌群牵拉而向上前方移位，前骨折段则因降颌肌群的作用而向下后方移位，致颏部后缩及舌后坠。

（3）下颌角部骨折：骨折线正位于下颌角时，且两个骨折段上都有咬肌与翼内肌附着，骨折段可不发生移位；如骨折线位于这些肌肉附着处之前，前骨折段因降颌肌群的牵拉而向下内移位，而后骨折段则因升颌肌群的牵引而向上前移位。

（4）髁突骨折：多数发生在翼外肌附着下方的髁突颈部。折断的髁突由于受翼外肌牵拉而向前、内移位，但仍可位于关节囊内；但如打击力过大，关节囊撕裂，髁突可从关节窝内脱位而向内、向前、向后或向外移位，移位的方向和程度与外力撞击的方向及大小有关。个别情况下，髁突可被击入颅中窝。髁突骨折可分为：①单侧髁突颈部骨折，患侧下颌向外侧及后方移位，不能向对侧做侧𬌗运动。由于下颌支变短以及升颌肌群的牵拉而使后牙早接触，前牙及对侧牙可出现开𬌗。②双侧髁突颈部骨折，下颌不能做前伸运动。由于升颌肌群的牵拉，下颌升支向后上移位，后牙早接触，前牙开𬌗更明显，侧颌运动受限。局部肿、痛及功能障碍程度较单侧髁突颈骨折为重，还可能合并不同程度的脑震荡。

2. 咬合错乱

咬合错乱是颌骨骨折最常见的体征，即使骨折段只有轻度移位，也可能出现咬合错乱。它对颌骨骨折的诊断与治疗有重要意义。

3. 骨折段异常动度

正常情况下下颌骨运动时是整体活动，只有在发生骨折时才会出现异常活动。

4. 下唇麻木

下颌骨骨折伴有下牙槽神经损伤时，会出现下唇麻木。

5. 张口受限

由于疼痛和升颌肌群痉挛，多数下颌骨骨折会出现张口受限症状。

6. 牙龈撕裂

骨折处常可见牙龈撕裂、变色和水肿。

### （三）上颌骨骨折

1. 骨折线

Le Fort 按骨折线的高低位置，将其分为以下三种。

（1）Le Fort Ⅰ型骨折：其又称上颌骨低位骨折或水平骨折。骨折线从梨状孔水平、牙槽突上方向两侧水平延伸至上颌翼突缝。

（2）Le Fort Ⅱ型骨折：其又称上颌骨中位骨折或锥形骨折。骨折线自鼻额缝向两侧横过鼻梁、眶内侧壁、眶底、颧上颌缝，再沿上颌骨侧壁至翼突。有时可波及筛窦达颅前窝，出现脑脊液鼻漏。

（3）Le Fort Ⅲ型骨折：其又称上颌骨高位骨折或颧弓上骨折。骨折线自鼻额缝向两侧横过鼻梁、眶部，经颧额缝向后达翼突，形成颅面分离，常使面中部凹陷、变长。此型骨折多伴有颅底骨折或颅脑损伤，出现耳、鼻出血或脑脊液漏。由于暴力的种类及方向不同，上颌骨骨折的骨折线不一定都是如上所述的两侧对称性同时骨折。可发生单侧上颌骨骨折或两侧骨折线不在同一平面。此外，还可发生上颌骨纵行骨折，如腭中缝矢状骨折。

2. 骨折块移位

上颌骨上无强大的咀嚼肌附着，故骨折块多随外力的方向而发生移位，或因重力而下垂，一般常出现向后下方向移位。

3. 咬合关系错乱

上颌骨折块移位必然引起咬合关系错乱。如一侧上颌骨向下移位较多，该侧就出现咬合早接触。如上颌骨与翼突同时骨折，因翼内肌向下牵拉，常使后牙早接触，而前牙开𬌗。

4. 眶及眶周变化

上颌骨骨折时眶内及眶周常伴有组织内出血水肿，形成特有的"眼镜症状"，表现为眶周瘀斑，睑、球结膜下出血，或有眼球移位而出现复视等。

5. 颅脑损伤

上颌骨骨折时常伴发颅脑损伤或颅底骨折，出现脑脊液漏等。

### （四）颧骨及颧弓骨折

1. 颧面部塌陷

颧骨、颧弓骨折后骨折块移位方向主要取决于外力作用的方向，多发生内陷移位。在伤后早期，可见颧面部塌陷；随后，由于局部肿胀，塌陷畸形并不明显，易被误认为单纯软组织损伤；数日后肿胀消退，又出现局部塌陷。

2. 张口受限

由于骨折块发生内陷移位，压迫颞肌和咬肌，阻碍冠突运动，导致张口疼痛和张口受限。

3. 复视

颧骨构成眶外侧壁和眶下缘的大部分。颧骨骨折移位后，可因眼球移位，外展肌渗血和局部水肿以及撕裂的眼下斜肌嵌入骨折线中，限制眼球运动等原因而发生复视。

4. 瘀斑

颧骨眶壁有闭合性骨折时，眶周皮下、眼睑和结膜下可有出血性瘀斑。

5. 神经症状

颧骨上颌突部骨折移位可造成眶下神经损伤，致使该神经支配区有麻木感。骨折时如同时损伤面神经颧支，则发生眼睑闭合不全。

## 二、诊断

### （一）牙槽突骨折

主要根据外伤史和临床检查所见，必要时可拍摄 X 线片辅助诊断。

### （二）颌骨骨折

颌骨骨折的诊断应该遵循以下几个方面。

（1）了解受伤的原因、部位及伤后临床表现，重点了解创伤力的方向和作用的部位；然后再做全身及局部检查。

（2）视诊：可以观察到面部有无畸形、眼球有无移位；有无创口、肿胀或瘀斑如"眼镜症状"等。

（3）张闭口运动：可看出张口受限、牙列与咬合错乱及颌骨异常活动等，其中咬合错乱是专科检查最重要的骨折体征。

（4）触诊：可明确骨折部位，如可疑上颌骨或面中部骨折，应重点触摸眶下缘、颧牙槽嵴有无台阶感，颧额缝有无凹陷分离，颧弓有无塌陷；以手指或器械捏住上颌前牙，摇动上颌骨有无浮动感等。检查下颌骨，可用手指放在可疑骨折线两侧的牙列上和下颌缘处，两手做相反方向的移动，以了解下颌骨有无异常动度和摩擦音。触摸耳屏前有无压痛，双手小指伸入外耳道，嘱患者做开闭口运动，感觉双侧髁突的动度是否一致；如动度不一致，则提示可能有髁突的间接损伤或骨折。此外，颏部闭合性骨折时，常在打击力相反方向伴有髁突颈部和下颌角的间接性骨折。

（5）X 线片：可了解骨折线的部位、数目、方向、类型、骨折段移位情况以及牙与骨折线的关系等。下颌骨骨折时，可拍摄全口曲面体层片、下颌骨侧位及后前位片；髁突骨折可用关节断层片及许勒位片等；面中部（如上颌骨）骨折时，可拍摄华氏位片、铁氏位片、颧弓切线位片、上颌咬合片等，必要时可加拍颅底位片检查颅底。CT 尤其是三维 CT 重建，对骨折线及骨块移位的显示更为清晰，是全面了解颌面部骨折特别是复杂的全面部骨折信息的常用辅助手段，对诊断和治疗均有重要作用。

### （三）颧骨及颧弓骨折

颧骨颧弓骨折可根据病史、临床特点和 X 线摄片检查而明确诊断。

1. 视诊

应注意两侧瞳孔是否在同一水平线上，是否有眼球运动受限，观察两侧颧骨是否对称应自患者的头顶位或由颏部向上观察进行对比。

2. 触诊

骨折局部可有压痛、塌陷移位，颧额缝、颧上颌缝及眶下缘可触及有台阶感。如自口内沿前庭沟向后上方触诊，可检查颧骨与上颌骨、冠突之间的间隙是否变小，这些均有助于颧骨骨折的诊断。

3. X线片检查

常用鼻颏位（华氏位）和颧弓切线位。可见到颧骨和颧弓的骨折线及移位情况，还可观察到眼眶、上颌窦及眶下孔等结构有无异常，颧弓骨折X线特征性表现呈"M"或"V"形。必要时可拍摄CT进一步明确诊断。近年来三维CT重建更有利于诊断。

## 三、鉴别诊断

根据外伤史、临床症状、临床检查所见和影像学检查，颌面部骨折的诊断并不困难。此时，关键是要发现所有的骨折部位和骨折线，应该仔细进行临床检查和X线片的阅读，认真分析，得出结论。在进行伤情评估时，应该注意患者的全身情况，如生命体征、神志或精神状态，注意除外颅脑、颈椎和全身其他部位的创伤；也要注意颌面部软组织创伤及其可能伤及的颌面部重要的组织和器官。根据对患者伤情的全面评估，确定救治方案。

## 四、治疗原则

### （一）牙槽突骨折

应在局麻下将牙槽突及牙复位到正常解剖位置，恢复患者固有的咬合关系，然后选用两侧稳固的邻牙做固位体，用牙弓夹板、金属丝和正畸装置等方法做单颌固定。注意应跨过骨折线至少3个正常牙位，才能固定可靠。

### （二）颌骨骨折

1. 治疗时机

颌骨骨折伤员应及早进行治疗，但如合并颅脑、重要脏器或肢体严重损伤，全身情况不佳时，应首先抢救伤员的生命，待全身情况稳定或好转后，再行颌骨骨折的处理。但应注意，在救治其他部位伤的同时，不能忽视与颌面外科的衔接，以免延误治疗，防止错位愈合，增加后期处理的复杂性。

2. 治疗骨折

为了避免发生错位愈合，应尽早进行骨折段的精确复位。即骨折的解剖复位，功能稳定性固定，无创外科，早期功能性运动。功能稳定性固定和早期功能运动可以体现我国中医传统的动静结合，促进骨折愈合的理念。骨折固定的方法可根据条件选用，目前以手术切开复位坚固内固定为治疗的主流技术。

3. 骨折线上牙的处理

在颌骨骨折治疗中常利用牙行骨折段的固定，应尽量保存，即使在骨折线上的牙也可考虑保留，但如骨折线上的牙已松动、折断、龋坏、牙根裸露过多或有炎症者，则应予以拔除，以防骨创感染或并发颌骨骨髓炎。儿童期颌骨骨折后，如恒牙胚已暴露并有感染可能者，也应去除。

### （三）颧骨及颧弓骨折

颧骨、颧弓骨折后，如仅有轻度移位，畸形不明显，无张口受限、复视及神经受压等功能障碍者，可做保守治疗。凡有塌陷畸形、张口受限、复视者均为手术适应证。虽无功能障碍但有明显畸形者也可考虑手术复位内固定。

# 第四章

# 躯干部损伤

## 第一节　上颈椎损伤

在解剖学上，上颈椎包括枕骨大孔区、寰椎、枢椎、C$_{2\sim3}$ 椎间盘及其周围软组织。上颈椎损伤就是指这些区域的损伤，包括枕骨髁骨折、寰枕关节脱位、寰椎骨折、寰枢椎旋转半脱位、枢椎骨折（齿状突骨折、峡部骨折、椎体骨折）等。由于篇幅原因，这里我们仅讨论相对更为常见的寰椎骨折和枢椎骨折（齿状突骨折、峡部骨折及枢椎椎体骨折）。

### 一、寰椎骨折

寰椎骨折由 Jefferson 等于 1920 年首次报道，约占上颈椎骨折的 25%，颈椎骨折的 2% ~ 13%，脊柱骨折的 1% ~ 2%。

#### （一）分类

Gehweiler 将寰椎骨折分为 5 型：Ⅰ型单纯寰椎前弓骨折，Ⅱ型单纯后弓骨折，Ⅲ型寰椎前弓、后弓同时骨折（即 Jefferson 骨折），Ⅳ型单纯寰椎侧块骨折，Ⅴ型寰椎横突骨折（图 4-1）。

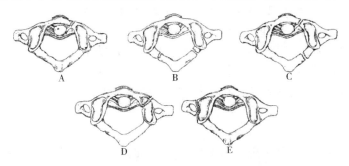

**图 4-1　Gehweilerj 寰椎骨折分型示意图**

A. Ⅰ型单纯寰椎前弓骨折；B. Ⅱ型单纯后弓骨折；C. Ⅲ型寰椎前弓、后弓同时骨折；

D. Ⅳ型单纯寰椎侧块骨折；E. Ⅴ型寰椎横突骨折

Dickman 按横韧带损伤的情况将寰椎骨折分为 2 型：Ⅰ型横韧带本身断裂者；Ⅱ型横韧带本身完整，只是附着处骨性的撕脱骨折。

Gehweiler 的分类从骨折形态上分，易于理解，为 AO 所推荐。Dickman 的分类则对治疗的选择有一定的指导作用。

## （二）诊断

单纯的寰椎骨折较少发生神经损伤，然而，当合并枢椎骨折时，神经损害则比较常见。寰椎骨折的临床表现与其他颈椎损伤类似，可表现为颈部肌肉痉挛、疼痛、活动受限，而缺乏特殊的表现。如果 $C_2$ 神经根受损，可出现枕大神经分布区的麻木、疼痛；椎动脉受损则可以出现椎动脉缺血的症状；此外，脊髓受损也是有可能的。

因为临床表现没有特异性，寰椎骨折的诊断主要依靠影像学检查。X 线张口位平片上，如果寰椎双侧侧块向外侧移位之和超过 7 mm，则提示横韧带发生断裂，这就是 Spence 法则。但诊断寰椎骨折应首选 CT 和 MRI。CT 是诊断寰椎骨折最敏感的手段，可以清楚地显示骨折块分离的情况。MRI 对可能合并的脊髓损伤的判断有意义，并能较好地评估横韧带的完整性。

## （三）治疗

寰椎骨折的处理要看是否合并颈椎其他部位的骨折，合并枢椎骨折时，处理主要由枢椎骨折的情况来决定。单纯寰椎骨折的处理主要看横韧带是否完整。横韧带完整者（包括横韧带附着处撕脱骨折者）可通过颈围或者 Halo 外固定架进行外固定，直至骨折愈合。随访时通过动力位 X 线片评估后期的稳定性，对于后期存在不稳定者，则需手术治疗。对于横韧带断裂者，则需手术重建稳定。手术方法首选寰枢椎融合术，对于寰枕关节严重破坏者则应行寰枕融合术。近年来，部分国内外学者也尝试了采取寰椎单节段固定来治疗寰椎骨折，以最大可能地保留颈椎活动度。但行单节段固定的适应证目前仍存在争议。

# 二、枢椎骨折

## （一）齿状突骨折

齿状突骨折最早于 19 世纪就有报道，约占枢椎骨折的 55%～59%，颈椎骨折的 8%～18%。

### 1. 分类

齿状突骨折的分类系统很多，但只有 Anderson 和 D'Alonzo 的分类被广泛应用。他们根据骨折部位将齿状突骨折分为三型：①Ⅰ型：齿突尖的骨折。②Ⅱ型：齿突根部的骨折。③Ⅲ型：累及枢椎椎体的齿突骨折（图 4-2）。

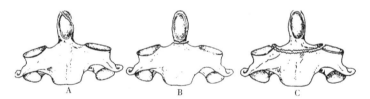

**图 4-2　Anderson 和 D'Alonzo 齿状突骨折分型**

A. Ⅰ型 齿突尖的骨折；B. Ⅱ型 齿突根部的骨折；C. Ⅲ型 累及枢椎椎体的齿突骨折

Anderson 分型对治疗方式的选择具有一定的指导意义：Ⅰ型骨折是齿突尖部的骨折，通常认为是稳定骨折，保守治疗可获得良好效果。Ⅱ型骨折位于齿突直径最小的部位，而且血运差，愈合比较困难，多需要手术治疗。Ⅲ型骨折由于骨折面较大，骨松质丰富，血供较好，易于愈合，大多数可以通过保守治疗获得很好的疗效。

### 2. 诊断

齿状突骨折的症状无特异性，可表现为颈部疼痛、活动时加剧，因咽后壁水肿或血肿可引起吞咽困难。然而，症状也可重至四肢瘫痪。

由于缺乏特征性的症状和体征，齿突骨折的诊断主要还是依靠影像学检查。X 线片在诊断上仍然有其价值，常规 X 线片包括后前位片、侧位片及张口位片。X 线片在发现脱位方面要优于 CT，而且动力位片可以评估是否存在不稳。CT 对于齿状突骨折诊断及术前评估尤为重要，可以确定骨折范围，帮助骨折分类，有助于发现合并伤。MRI 可发现韧带及脊髓损伤，其中对于横韧带的完整性评估影响着治疗的选择。

### 3. 治疗

齿状突骨折一旦确诊，应立即给予处理，以防进一步脱位及损伤神经。在急性骨折期，选择非手术治疗和手术治疗时，要综合考虑患者年龄、骨折的类型、神经损伤情况、脱位方向和成角程度、是否延误治疗及复位后的稳定性等多方面因素。

（1）Ⅰ型骨折：大多数学者主张保守治疗，据文献报道，用颈围或 Halo 外固定架进行外固定均可获得良好效果。但亦有部分学者认为这种骨折可能代表一种特殊形式的寰枕关节脱位，主张采用颈枕融合术治疗。

（2）Ⅱ型骨折：如果骨折线是水平走向的，通过坚强的外固定可以获得良好的效果；如果骨折线是斜行的或者是齿突的粉碎骨折，则需要手术。手术可视具体情况选择前路中空螺钉固定或后路寰枢椎融合术。

（3）Ⅲ型骨折：学术界对于这型齿突骨折的处理意见比较一致。文献报道 Halo 外固定架可获得84%～100% 的融合率，是首选的处理方法。

对于年龄 <7 岁的齿状突骨折称为骺分离，即齿突基底部与枢椎椎体间尚未骨化的软骨板的损伤，对此类骨折应给予颈围等保护治疗，即使骨折未完全复位，在以后的发育中也能获得重塑。

骨折愈合才是治疗的最终目的。稳定型的骨不连也有在轻微损伤后发生脱位的危险性，由假关节运动产生胖胀和骨痂肥厚可压迫硬膜囊和产生颈椎病症状。因而，学者们主张对所有骨不连者均应外科手术稳定。

### （二）枢椎峡部骨折

枢椎峡部骨折又称 Hangman 骨折，是指发生在枢椎椎体至椎板之间的骨折，约占枢椎骨折的23%～27%，颈椎骨折的 7%。

1. 分类

目前，大多数学者采用 Levine-Edwards 改良的 Effendi 分类系统，将该类骨折分为 4 型（图 4-3）。

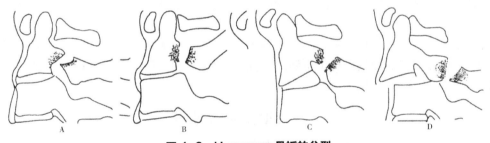

**图 4-3 Hangman 骨折的分型**

A. Ⅰ型；B. Ⅱ型；C. Ⅱa型；D. Ⅲ型

（1）Ⅰ型：骨折脱位 <3 mm，$C_2$、$C_3$ 椎体间无成角畸形，$C_{2～3}$ 椎间盘无损伤，无小关节脱位。

（2）Ⅱ型：骨折脱位 >3 mm，$C_2$、$C_3$ 椎体间存在成角畸形，$C_{2～3}$ 椎间盘受损，不伴小关节脱位。

（3）Ⅱa型：骨折脱位 <3 mm，$C_2$、$C_3$ 椎体间有明显的成角畸形，$C_{2～3}$ 椎间盘受损，无小关节脱位。

（4）Ⅲ型：骨折脱位 >3 mm，$C_2$、$C_3$ 椎体间成角畸形显著，$C_{2～3}$ 椎间盘受损，伴一侧或双侧小关节脱位。

2. 诊断

由于枢椎峡部骨折时，相应节段椎管体积是扩大的，故较少出现神经功能障碍。然而，引起这类骨折的外力通常很大，很可能同时引起其他损伤，文献报道约25% 的枢椎峡部骨折合并其他部位的颈椎损伤。患者的临床表现可以轻至仅仅表现为颈部的疼痛、枕大神经痛（压迫 $C_2$ 神经所致），重至出现四肢瘫痪。

由于枢椎峡部骨折没有特征性的临床表现，诊断依赖于影像学检查。X 线平片可以很好地显示枢椎节段的骨性结构及其病理改变。然而，CT 检查则更具优越性，可以辨别出各种骨性异常及其他合并的颈椎损伤。MRI 可以评估 CT 难以发现的 $C_{2～3}$ 间盘及韧带的损伤，以及发现用 X 线片、CT 检查结果难以解释的神经功能损伤的原因。

3. 治疗

Levine-Edwards 分型对枢椎峡部骨折的治疗具有一定的指导意义。

Ⅰ型骨折属于稳定性损伤，保守治疗可以获得较好的疗效，可用硬质颈围或 Halo 外固定架进行制动治疗。需要强调的是，采用保守治疗时，密切的随访和影像学检查是必需的，应警惕骨不连或骨折块移位加重的发生。

Ⅱ型骨折属于不稳定性损伤，所以部分学者主张首选手术治疗。其实，有的文献报道采用 Halo 外固定架亦可以取得较好的疗效，可以先牵引，复位后采用 Halo 外固定架进行外固定。

Ⅱa 型骨折属于不稳定性损伤，尽管有报道称保守治疗也可以获得成功，但绝大多数学者主张早期手术治疗。需要注意的是该型骨折禁止牵引，以免造成二次损伤。

Ⅲ型骨折是极度不稳定的骨折，关节囊及韧带损伤往往很严重，大多数学者主张手术内固定治疗。文献报道，前路手术和后路手术效果相当，考虑到这类骨折的极度不稳定性，有的学者甚至主张采取前后路联合手术。具体的手术方式应该根据患者的实际情况以及手术医生的习惯而定。

### （三）枢椎椎体骨折

发生于齿突基底部与椎弓峡部之间区域的骨折称为枢椎椎体骨折，其实包括了部分Ⅲ型齿突骨折，约占枢椎损伤的 11% ~ 20%，上颈椎损伤的 10% ~ 12%，多为车祸引起。

1. 分类

对于枢椎椎体骨折，目前缺少被广泛应用的分类方法。Benzel 按照骨折线的方向和外力的作用特点将枢椎椎体骨折分为 3 型：Ⅰ型骨折线在冠状位，骨折块呈前后排列；Ⅱ型骨折线呈矢状位，枢椎椎体被分为左右两半；Ⅲ型水平面的骨折，相当于Ⅲ型齿状突骨折。

2. 诊断

枢椎椎体骨折的临床表现依具体损伤情况而异。轻者仅是单纯的颈部疼痛、颈椎周围肌肉痉挛、颈椎活动受限，重者可出现脊髓中央损伤综合征。诊断需要依靠多种检查手段结合，X 线、CT 和 MRI 均有价值。CT 可评估骨性损伤情况，MRI 用于评估软组织情况，动力位 X 线片可检查损伤的稳定性。

3. 治疗

这类骨折的处理需要根据具体骨折情况而个体化治疗。总的来说，大多数枢椎椎体骨折可通过硬质颈围等保守治疗而获得较好的疗效。对于不稳定的损伤和伴有神经压迫需要减压者，则应采用手术治疗。手术的目的是解除神经压迫，重建颈椎稳定。

## 三、寰枢椎复合骨折

寰枢椎复合骨折约占颈椎损伤的 3%，在所有寰椎骨折中占 43%，枢椎骨折中占 16%。寰枢椎复合骨折与单纯的寰椎骨折或者枢椎骨折相比，神经功能障碍发生率要高得多，约 12%；而且寰枢椎复合骨折的处理更为复杂，目前治疗方案存在争议，故这里专门独立出来做介绍。

### （一）分类

寰枢椎复合骨折尚无通用的专门的分类，一般将寰椎骨折与枢椎骨折的类型合称，如 C1-Ⅱ型齿突骨折。C1-Ⅱ型齿突骨折是最常见的寰枢椎复合骨折，约占 40%，其次是 C1-枢椎椎体骨折、C1-Ⅲ型齿突骨折和 C1-Hangman 骨折。

### （二）诊断

寰枢椎复合骨折的临床表现主要取决于骨折的严重程度以及是否损伤到脊髓，轻者可仅仅表现为颈部疼痛、颈椎活动受限；重者可因寰枢椎脱位继发的椎管狭窄，特别是齿突骨折移位压迫脊髓的生命中枢而导致事故当时就死亡，能够存活者往往会出现不同程度的四肢感觉、运动和反射障碍。

明确的病史有助于寰枢椎复合骨折的诊断，但诊断更依赖于影像学检查，包括 X 线片、CT 和 MRI。后前位、侧位及张口位 X 线平片是常规检查，动力位片有助于判断损伤的稳定性，但 X 线片对寰枢椎复合骨折的诊断仅有 70% 的正确率。CT 则可以清晰地发现骨折，尤其是三维成像，可以非常直观地反映寰枢椎骨折的类型。MRI 可以发现脊髓及韧带等软组织的损伤。

### （三）治疗

寰枢椎复合骨折是一种严重的，有可能危及生命的损伤，其情况复杂，需要个性化治疗，但其治疗原则与其他上颈椎损伤的治疗原则一样，即：解除神经压迫、重建颈椎的稳定性，并且最大限度地减少创伤及保留颈椎的活动度。

文献报道，大多数患者可以采用坚强的外固定制动（如 Halo 外固定支架）来治疗。许多学者认为，寰枢椎复合骨折是否需要手术治疗，主要取决于枢椎骨折的情况。然而，包括笔者在内的部分学者则认为是否一定要手术治疗主要取决于颈椎的稳定性和骨韧带的损伤情况，而不单纯依靠枢椎骨折的类型来判断是否手术，所有并发 $C_{1 \sim 2}$ 或 $C_{2 \sim 3}$ 关节不稳的寰枢椎复合骨折均应早期手术。手术可视具体情况采取后路寰枢椎固定术（图 4-4）、$C_{1 \sim 2 \sim 3}$ 固定术或颈枕固定术。此外，由于外固定治疗存在着治疗周期长、固定不确切、复位不完全、复位后再移位、患者携带外固定痛苦等缺点，以及近年来内固定技术的高度发展、效果可靠、术后并发症少，越来越多学者建议对寰枢椎复合骨折的患者实行早期手术治疗。

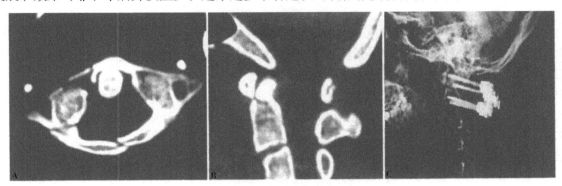

**图 4-4　寰枢椎复合骨折**

A. 提示寰椎前后弓骨折；B. 提示枢椎齿突骨折；C. 术后 X 线提示后路寰枢椎固定术后改变

# 第二节　下颈椎损伤

## 一、下颈椎损伤的评分系统

下颈椎骨折脱位多合并脊髓损伤，占脊柱脊髓损伤比例较高。近二十年来，新的内固定技术、新的影像学技术的不断出现，使得下颈椎骨折脱位的诊治有了长足的进步。下颈椎脊柱脊髓损伤的治疗仍存在很大的争议，其中很大原因是目前仍缺乏一个全面的、标准的、被大家广泛接受使用并指导临床和预后的分类评估系统。

2006 年，Moore 等报道了一种新的下颈椎损伤的分类方法，颈椎损伤程度评分系统。这个系统将颈椎分为四个柱，前柱、后柱和两个侧柱。前柱由椎体、椎间盘、前后纵韧带组成；后柱包括棘突、椎板和项韧带、黄韧带等骨韧带复合结构；两个侧柱各包括一侧的侧块和关节突关节及关节囊。在 CT 三维重建上，每柱都根据骨折移位和韧带断裂情况进行评分，根据损伤程度的加重分值由 0 至 5 逐渐升高，1 分代表无移位骨折，5 分表示骨折移位 >5 mm 或韧带完全断裂。总分最高 20 分。损伤涉及多节段时以最严重的节段进行计算。Anderson 等对这个分类方法进行了分析，发现的可信度和可重复性均较高，平均的 Kappa 值分别为 0.977 和 0.883。有学者发现总分 ≥ 7 的 14 个患者中，11 人存在神经功能的损害，并在总分 ≥ 7 时推荐手术治疗。此评分系统将颈椎损伤的程度进行了量化，但其没有引入颈椎 MRI 的数据，也没有将神经功能的状态考虑进去，存在一定的不足之处。

最近，美国脊柱损伤研究小组制订了一套下颈椎脊柱脊髓损伤分类系统（SLIC），此分类系统包括三个方面：损伤形态、间盘韧带复合体（DLC）、神经功能状态。根据损伤情况评分，最后将三个方面的分值相加，其总分可用于治疗选择。Vaccaro 等分析了此方法的可信度，按照损伤形态、DLC 状态、神经功能状态分别为 0.49、0.57、0.87，可重复性分别为 0.66、0.75、0.90，为中度可信和一致性，治疗推荐符合率为 93.3%。

临床患者治疗的结果进一步证实了 SLIC 分类评分系统对临床决策的指导意义。SLIC 系统使用较简单，易于掌握，此方法对于下颈椎损伤的评估较全面和准确，可以作为患者临床治疗选择的依据，但在广泛使用前，仍应行进一步大宗患者的研究。

## 二、下颈椎损伤的诊断

准确的诊断对确定骨折类型、判定预后、确定恰当的治疗方法是很有意义的。

### （一）下颈椎损伤后失稳

Nicoll 1949 年首先提出脊柱骨折后失稳这一基本概念。Holdsworth 1970 年进一步证实了尼孔尔 Nicoll 的观点，并提出了两柱理论，即依后纵韧带为界把脊柱分为前柱和后柱两部分，强调了对后柱骨 – 韧带结构进行仔细体格检查和 X 线片检查的重要性。目前，MRI 检查技术则可精确地确定下位颈椎后部韧带结构的损伤。

White 和 Punjabi 通过对尸体试验，定义不稳定为前后移位 3.5 mm 或以上；成角 11° 以上。为了帮助临床不稳定的诊断，White 建议用评分法来确定下颈椎的稳定性，如总分超过 5 分，说明有临床失稳。

### （二）Allen-Furguson 颈椎损伤的力学分类法

Allen-Furguson 等根据不同的 X 线片进行了分类。每一型又根据其损伤严重程度分为数个亚型。这一分类对临床对比性研究非常好，但其很麻烦，加之在临床上很多患者骨折发生机制很难确定，因而，临床应用很有限。

### （三）AO 分类系统

AO 组织根据受力向量将颈椎损伤分为 A、B、C 三型。A 型为压缩性损伤；B 型为牵张损伤；C 型为由旋转和撕脱所致的多平面失稳。根据不同严重程度，每型又分为逐渐加重的数个亚型。这一分类系统与稳定性密切相关，而且，神经损伤发生率由 A 到 C 型逐渐进展。然而，目前尚未普遍用在颈椎损伤。

### （四）泊尔曼颈椎损伤分型法

鉴于目前尚缺乏统一的颈椎损伤分类系统。有学者主张采用 Bohlman 等分类法，按骨折机制分类的基础上再根据骨折形态学分为不同类型，该分类通常被用于诊断命名。为了颈椎损伤准确分类，必须仔细检查棘突间的触痛、肿胀及裂隙，并进行仔细的神经系统检查。X 线平片可评定前后柱损伤、骨折和半脱位。后部韧带的损伤常常是微小的，应细致观察 X 线片上棘突间隙的增宽，大多数患者应做 CT 或 MRI 检查，在分辨间盘突出和韧带性损伤方面 MRI 更有用。

1. 屈曲损伤

（1）韧带损伤：头部迅速加速或减速在颈椎后部骨 – 韧带结构所产生的过屈和牵张力导致这些韧带损伤。

（2）单侧关节突脱位：单关节脱位是由过屈加旋转暴力所致（图 4-5）。单侧关节突脱位可分为三型：①单纯单侧关节突脱位。②单侧关节突骨折脱位。③单侧侧块骨折分离。

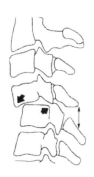

**图 4-5　小关节脱位交锁示意图**

（3）双侧关节突脱位：双侧关节突脱位因过屈暴力，通常也有轻微旋转暴力参与，更为严重的病例所有韧带结构牵张，导致除了神经血管的整个节段完全分离（图 4-6）。

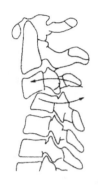

**图 4-6　双侧关节突脱位示意图**

2. 轴向压缩损伤

轴向压缩导致椎体骨折，合并屈曲暴力较小时，则产生边缘压缩骨折，轴向暴力较大时，产生爆裂骨折。

3. 轴向压缩屈曲损伤

轴向压缩屈曲损伤即滴泪骨折，系曲轴向负载暴力加屈曲暴力引起的椎体骨折。

4. 过伸损伤

过伸暴力常由于头部碰到障碍物或者老年患者坠落伤而产生的损伤机制。这种损伤在 X 线平片常被漏诊而导致晚期疼痛和失稳。

在具有发育性颈椎管狭窄或颈脊柱炎的患者，过伸损伤导致颈椎的短缩可使间盘后部和黄韧带折叠（图 4-7），因而脊髓被挤压导致脊髓中央损伤，即中央损伤综合征。从预后看，中央损伤综合征患者，通常可恢复行走功能，但双手功能恢复很困难。

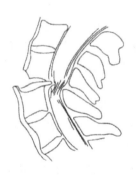

**图 4-7　椎管狭窄并过伸性损伤突出的间盘和折叠的黄韧带损伤**

# 三、下颈椎损伤的治疗

下颈椎损伤的治疗方法包括采用非手术治疗复位如颈围或 Halo-vest 架固定等，或前路或后路减压融合加内固定。大多数患者应早期稳定脊柱，如果有必要则先行牵引复位，进行了体检和放射学检查之后，即可计划治疗方案。应该注意，有些病例损伤早期不好确定其稳定性，一定时期后才能确定并进行治疗，这样，可预防不必要的过激治疗。

## （一）外固定矫形支具治疗

1. 颈围领

颈围领不能严格限制颈部的运动，但舒适，对节段受力的稳定作用较小，适用于稳定性损伤尤其是老年患者。只要硬围领选择和应用适当，可治疗许多类型的损伤。包括 Philadephia 围领和 Miami 围领，适用于稳定型骨折术后固定。后者还有内垫可透气吸汗、易于调节。

2. 外固定支具

外固定支具包括颈胸固定支架和 Halo-vest 支架。

### （二）不同类型骨折的治疗

#### 1. 轻度骨折

轻度骨折包括不伴有半脱位及椎体压缩性骨折的棘突骨折、椎板骨折、侧块骨折及单纯前纵韧带的撕脱骨折。这些轻度损伤的治疗包括使用硬质颈围领或颈胸支架固定6～8周，在佩戴支具后，出院前一定要戴支具直立行侧位 X 线片以确定损伤已稳定。

#### 2. 过屈损伤

不同的损伤类型其治疗方法不同。

（1）韧带损伤：韧带损伤可分为轻度损伤和严重损伤。轻度损伤指 White 评分标准在 5 分以下，没有椎体半脱位或间盘破裂，这类损伤可经前面所述外固定而治愈。严重过屈韧带损伤为不稳定性损伤，愈合的可能性很小，而且闭合复位后脱位常复发，因此，治疗应选择后路 Bohlman 三联钢丝固定融合术，如果棘突或椎板骨折则用侧块接骨板或前路接骨板固定。如果对严重损伤的诊断不能肯定，我们主张先用保守治疗，定时随访。

（2）单侧椎间关节脱位：目前单侧椎间关节脱位的治疗上有争议。治疗原则如下：①如果患者为单纯脱位和复位过程困难，用 Halo-vest 支架固定8～12周或卧床4～6周，再佩戴颈胸支具6～8周。随访期间，注意监测颈椎序列，如果出现再脱位，则行颈椎后路融合手术。②如果合并关节突骨折或复位过程很容易，说明颈椎失去了对旋转的控制，很不稳定，应早期行后路单节段融合及侧块接骨板固定术。③如果术前 CT 或 MRI 检查存在椎间盘突出或关节突骨折移位，使神经根管狭窄，则应该行前路椎间盘切除，椎间植骨融合术，也可根据患者的情况行神经根管扩大术。④如果闭合复位失败，则行开放复位，融合固定术，术后用硬质颈围领固定6～8周。

（3）双侧椎间关节脱位：双侧椎间关节脱位又称颈椎跳跃性脱位。这种损伤很不稳定，最好的治疗方案为闭合复位和外科手术固定。如果企图用 Halo-vest 治疗则脱位复发率超过50%。

郝定均曾对颈椎脱位复位后继发或加重了脊髓损伤的30例患者进行了报道，分析其损伤后神经功能恶化的主要因素有：①手法复位不当，其中2例在手术复位后立即瘫痪，另2例分别在复位后1 h 和7 h 发生瘫痪。因而，认为掌握适当的复位重量、方向及旋转角度很重要。②牵引过重、时间过长及方向不正确，均可因脊髓过度牵拉或脊髓水肿而损伤。③复位中，椎间盘突出、已突出的椎间盘及硬膜前血肿进一步压迫脊髓造成机械性损伤。因而，如果患者无神经损伤或不全损伤，在复位前应行 MRI 检查，如果存在椎间盘突出，在复位前应先行椎间盘切除手术，切除间盘后，在配合颅骨牵引下复位，并行椎间融合。如果复位困难则不可勉强，可行椎体次全切除及融合固定。如果患者为完全瘫痪或严重的不完全瘫痪，则最好在48 h 之内尽快闭合性复位，以迅速直接或间接地使神经组织减压。复位后在进一步检查，复查 MRI，如果有继发椎间盘突出压迫存在，则应行前路椎间盘切除、植骨融合内固定术；如没有椎间盘压迫，则亦可行后路融合内固定术。

#### 3. 轴向压缩损伤

轴向压缩损伤的特点为椎体粉碎及骨块向椎管内移位，包括压缩性骨折和爆裂性骨折。

（1）压缩性骨折：压缩性骨折如果不合并其他骨性损伤或脊髓损伤时，枕颌带牵引4～6周，佩戴颈围领6～8周。如合并其他病理变化，则应根据具体情况，制订治疗方案。

（2）爆裂性骨折：爆裂性骨折，又称粉碎性骨折。稳定型常不伴后柱的损伤，通常发生于 $C_6$ 或 $C_7$ 水平，骨折很容易通过牵引而复位，可用颈椎固定支具外固定。如伴有脊髓损伤则应行颈椎前路椎体切除减压，自体髂骨块植骨及接骨板固定术。

#### 4. 轴向压缩屈曲损伤

如果轴向负载暴力再加上屈曲暴力，则使后柱韧带结构损伤。滴泪骨折不稳定，可通过牵引复位，最好而且确切的治疗是前路椎体部分切除，自体髂骨块植骨及接骨板固定。如果合并椎间关节脱位，则需要前后路固定术相结合。

#### 5. 过伸性损伤

伴有脊髓损伤的过伸性损伤急性期应给予牵引治疗，牵引的目的是稳定脊柱，间接使半脱位复位；

拉长脊柱，将突出的间盘和折叠入椎管的黄韧带拉出椎管而使脊髓减压。

对所伴有脊髓损伤综合征的治疗是有争议的。许多患者经 3 ~ 5 周牵引和相继颈围固定而成功治愈。如果神经功能无恢复，则复查 MRI，如有脊髓压迫存在，应行减压手术。是前路手术还是后路手术取决于损伤累及的节段数、压迫部位和整体颈椎排列情况，大多数病例有 1 ~ 3 个椎间盘病变，可采用前路减压融合术。如果患者伴有 3 个节段以上病变，如伴有颈椎椎管狭窄或颈椎病，则行后路椎管扩大成形或椎板减压手术。如果有条件，应该选用颈椎管扩大成形术，而不是椎板减压术。近年来，对创伤患者常辅以后路融合加侧块接骨板固定术。偶尔对脊髓前后部均有受压的病例分两步分别前、后入路减压。创伤性后脱位是一种罕见的过伸性损伤，椎体后移 50% 或以上，很难复位，最好行前路椎体切除减压，融合固定术。

### （三）下颈椎脱位的复位技术

下颈椎脱位有两种情况，一种是单侧关节突脱位；另一种是双侧关节突脱位。单侧关节突脱位患者因其椎管管径减少轻微，因而并发脊髓损伤者较少见；而且脱位加重的危险性较小，以至于有些学者认为没有必要复位和外科稳定性的处理。然而，双侧关节突脱位则应该尽早复位，这种脱位危及颈椎的序列，常伴有严重脊髓损伤。

颅骨牵引是治疗颈椎脱位的常规措施。一般可将复位方法分为三类：①在非麻醉下轴向牵引逐渐增加牵引重量。②在牵引的基础上根据不同脱位类型进行特定的手法复位。③手术开放复位，多采用后入路，也有少数采用前入路。

一旦复位成功，应早期行椎间融合尤其是双侧关节脱位者，因为椎间盘和韧带损伤所致的慢性不稳有继发再脱位的危险，Bohlman 等报道继发脱位发生率为 30%。

复位方法的选择尚存在争议。郝定均等通过对 400 例颈椎损伤患者复位的体会认为，对颈椎脱位的病例采用分步骤复位技术较为妥当，一种失败后再用下一种。

首先，患者在镇静药物下，局部麻醉，颅骨牵引复位。

颅骨牵引钳主要有两种，一种是 Grutckfield 牵引弓及其改进装置，目前在我国仍广泛应用，该牵引弓的缺点是钳孔可发生骨质吸收，继而可松动脱落；另一种是 Gardner-Wells 钳，在欧美广泛使用，优点是不需要手术切开钻孔，可立即应用，而且不易脱落。

牵引重量差异很大，Breig 等证明用 5 kg 的重量，对一个三柱断裂的脊髓来讲，就可能被拉长 10 mm，可引起神经损伤的加重。Cotler 等证明过度屈伸都对脊髓很危险，在此状态下，脊髓受到椎体后部的压迫。

患者用安定药物后肌肉相对松弛下来，牵引重量不宜过大。可用下列公式确定最大牵引重量：P=4 kg（头颅重量）+2 kg（每远离颅骨一个椎体）。

例如，$C_7$ ~ $T_1$ 脱位的复位牵引重量应为：P=4+2 × 7=4+14=18 kg。

从 4 kg 开始，每次增加 2 ~ 3 kg，每 10 ~ 20 分钟增加 1 次牵引重量，每 30 分钟拍颈椎侧位 X 线片一次，头下加垫使颈椎微呈屈曲位约 10° ~ 20°，一旦上下关节突呈尖对状态，就可以将颈部放直。在此期间应监护神经功能、心率、血压等体征。这样复位一般不超过两小时。

如果牵引复位不成功，则第二步，在局麻下行手法牵引复位。复位在 X 线机下监视进行，对双侧关节突脱位用侧位透视，单侧关节突脱位用斜位透视。手法复位争取一次成功最好不超过两次，以免刺激或压迫脊髓使神经症状加重。

单侧关节突脱位复位比较复杂，开始时将头偏离脱位侧，当透视下见脱位的上下关节突尖对尖时，将头倾斜向脱位侧，然后将颈部放置呈中立位，在这一过程中，影像监视很重要。

双侧关节突脱位在透视下颈椎微屈，手法牵引至上下关节突尖对尖时，将颈部变直呈中立位即可复位。

一旦颅骨牵引取除，操作就得特别小心，避免颈部活动，尤其在气管插管时要避免颈部过伸，最好用纤维管经鼻插入。

第三步，就是当手法复位失败时，继续维持颅骨牵引的同时，准备手术复位。近年来一些学者采用前入路手术复位，其理由是：①前路一次复位融合固定，没有必要让患者更多地经受痛苦。②前路椎间盘切除后，使手术复位更简单有效。③复位后，随即融合固定立即获得了可靠的机械稳定性。

手术时患者呈仰卧位维持牵引，手术床调为头高足低位以对抗牵引，并用 C 形臂机侧位监测，前入路，先行相应节段椎间盘切除，然后手术复位。对双侧脱位，台下配合者在牵引状态下将颈部呈微屈状态，术者将撑开钳置入椎间隙尽量深的部位，其尖端达椎体矢径的后 1/3 部撑开，在透视下见上下关节突尖对尖状态时，令台下配合者将头放为全水平位，同时，术者压迫近头侧椎体并松开撑开钳，使其复位。对单侧关节突脱位者，则撑开脱位侧并向对侧倾斜头部使关节突尖对尖时，使头部变为中立位即可复位。然后用自体髂骨椎间植骨并用接骨板固定。

对于伤后两周以上的患者，由于损伤处瘢痕，前脱位椎体后血肿机化等原因，使闭合复位面临两个问题：一是复位非常困难，二是复位后可因前移位椎体后的机化血肿被推入椎管压迫脊髓而使其功能恶化。因此，最好做 MRI 检查，以确定椎管内情况及是否手术复位，如无 MRI 检查条件，或 MRI 提示硬膜前方血肿或脱出的间盘，则行前路手术减压植骨融合及接骨板内固定手术治疗。

# 第三节　中上胸椎骨折

## 一、中上胸椎损伤的力学特点

上胸椎由于胸廓的支撑，胸椎犹如存在一外固定支架，其稳定性好于其他脊柱节段，因此该部位骨折脱位损伤，往往是由于较大的外力所致。由于胸椎的椎管管径小，除脊髓外，无额外的缓冲间隙，骨折块的压迫容易造成脊髓的损伤，脊髓前方的轻度压迫就可致脊髓严重创伤。脊髓前动脉由这一区域进入，损伤后脊髓血液循环差，神经功能恢复不佳，因此上胸椎脊髓损伤后预后往往较差。当致伤外力强大到发生骨折脱位时，椎体的骨折往往呈明显的压缩或爆裂，同时合并小关节骨折或脱位交锁，由于胸廓肋骨架的存在，一旦脱位发生后，复位往往也较为困难。同时，因为受伤暴力可同时作用于胸廓，可引起胸廓、肺的损伤，导致血气胸，对患者的生命体征造成影响。

## 二、中上胸椎骨折的诊断

根据病史和严格查体，判断脊柱受损部位，拍摄 X 线片后，仔细阅读，多可发现胸椎骨折的异常形态。对于下肢出现运动感觉障碍，而颈椎和胸腰段未见骨折征象者，应考虑到上中胸椎骨折的可能性，必要时要进行胸椎重建 CT 以及 MRI 检查。重建 CT 可以清晰地反映胸椎脊柱结构，对骨折移位特点，受损节段可以提供详尽的信息。MRI 可以了解脊髓受损情况。

## 三、中上胸椎骨折的治疗

胸椎骨折的治疗应充分考虑骨折类型、稳定性、脊髓损伤的程度以及合并其他损伤的程度。根据骨折分型，对不同类型的胸椎骨折应采用个体化的治疗。对于不稳定性中上胸椎骨折的治疗，应采取手术治疗。上胸椎骨折前路手术由于其操作要劈开胸骨，对纵隔的干扰大，创伤大，出血多，部位较深，不易进入，尤其上胸椎骨折往往受伤于较大暴力，脊髓损伤严重，不宜施行创伤很大的开胸手术，并且术后合并有肺不张及感染的机会也增多。对于上胸椎骨折，经后路切开复位、脊髓减压、长节段内固定、植骨融合术是一种合理、有效的治疗方法，达到恢复脊柱稳定及生理曲度，解除脊髓压迫和患者早期功能锻炼的目的。近来椎弓根螺钉在胸椎骨折上的应用渐多，椎弓根钉技术已经成熟，且能提供良好的三维固定，并可获得良好的固定效果。

### （一）前路手术

中上胸椎骨折选择前路手术应该慎重。前正中入路手术由于其操作要劈开胸骨，对纵隔的干扰大，创伤大，出血多，部位较深，不易进入。侧前方入路，因受到肩胛骨的遮挡，且由于上中胸椎的后凸曲线，$T_1$ 至 $T_6$ 的侧前方显露多有困难。因此中上胸椎的前路手术，在位于 $T_6 \sim T_9$ 节段的椎体 A3 骨折，椎体骨折粉碎，骨折块突入椎管超过 50%，或骨折块有翻转，此时可考虑进行前路手术。选择侧前方手术入路，首选在胸膜外入路，减少对胸腔的干扰。

### （二）后路手术

我们认为对多数中上胸椎骨折，后路手术可以满足椎体骨折脱位的复位和脊髓的彻底减压，特别是 B 型、C 型骨折脊柱的序列破坏严重，关节突脱位交锁病例。后路手术时，椎弓根螺钉固定系统可以帮助术者获得满意复位。在减压方面，脊柱脱位复位即可做到良好减压，即使不能通过牵拉后纵韧带处理来自前方的压迫，也可以通过切除伤椎的关节突，从侧后方完成腹侧骨折块的减压。

# 四、手术要点

### （一）前路

1. 经胸入路（显露 $T_2 \sim T_5$）

患者麻醉采用气管插管全身麻醉，应使用双腔导管进行气管插管，以使左右两侧的主干支气管可以分别进行通气。这样可以进行一侧肺萎缩来更好地暴露脊柱结构。侧体位可以使用左侧卧位，亦可使用右侧卧位。患者的下方一侧腋窝远端放置衬垫，以防止出现臂丛的牵拉麻痹。使用臂托使前臂处于自然位置，肩关节 90° 前屈，避免超过 90°，以减少臂丛麻痹的发生。

切口经过皮肤和皮下到达深筋膜，自 $T_2$ 到 $T_5$，很重要的一点是保护胸长神经。肋骨显露后应再次透视定位，确定所切肋骨。在需切肋骨的内外侧面进行骨膜下剥离，切除肋骨，在胸膜外进行小心剥离，如果胸膜撕裂，则要进入胸腔操作，术后要放置胸腔闭式引流。切除所需切除肋骨，自动撑开器撑开切口，拉钩下垫湿纱布保护软组织。此时可进行同侧肺萎陷。

显露椎体、椎间盘所在位置，在椎间盘所在位置插入克氏针，透视定位手术节段。处理伤椎及所需固定椎体的节段间血管，于椎体前 1/3 处结扎切断之。沿椎体向前推移胸膜暴露椎体和间盘，拉钩置于胸膜后，保护前方的大血管。切除伤椎两侧椎间盘，至对侧，再切除受伤椎体，自椎体松质骨到后方白色皮质骨逐层切除，骨折块进入椎管可以神经剥离子将其与硬膜分离，再切除之。

行椎体前方椎间撑开，恢复脊柱序列，选择髂骨块、椎间钛网或人工椎体，植入椎间，髂骨块应取三面骨皮质的骨块，以提供最好的支撑。正侧位透视将钛网置于椎体中央，安装侧方钛板固定结构。钛板的固定螺钉应尽量靠近伤椎。

2. 经胸入路（显露 $T_4 \sim T_9$）

全麻，选择双腔插管以便于需要时一侧肺萎陷。患者侧卧位于手术台腰桥的折曲点处，选择躯体左侧在上的侧卧位，以便于必要时处理主动脉及其分支。以肋骨为标志确定需手术节段（例如，$T_{7\sim8}$ 的显露则切除第 5 肋）。做切口前用透视确定位置，如不能确认，则摄 X 线片。切口起始于椎旁肌边，斜行沿肋骨切 7 ~ 8 cm，必要时有些肌肉可横断，沿肋骨切开骨膜并游离肋骨，注意沿肋骨上缘操作，以保护肋间神经血管，用肋骨剥离子游离肋骨骨膜，注意保护胸膜，然后切开下这一段肋骨并保留做椎间融合用。肋骨断端应修整平滑。用手指自仍保留的肋骨和椎体上钝行剥离胸膜，如果胸膜破损则立即缝合。用骨膜起子游离去除肋骨头显露椎间盘的后侧角。

暴露壁层胸膜，在神经孔与大血管之间将其切开。暴露并确认椎体后，行 X 线检查以确认合适的脊柱水平。识别受损椎体表面上的节段血管，此处不要用电凝，将节段血管结扎切断。用电刀和骨膜起子将胸膜、节段血管和骨膜提起，在椎体前缘与主动脉之间放入一个钝性 Homan 牵开器。从神经孔内放入一个窄的 Homan 牵开器或 4 号神经剥离子至椎管的外侧缘，以方便牵开软组织。用刮匙、咬骨钳和髓核钳将邻近的椎间盘一小块一小块地切开、去除。接下来，暴露椎弓根的上下缘，如有必要可用枪式咬骨钳和磨钻去除椎弓根，此时可暴露出神经根及神经根出硬膜囊处。在胸椎上，肋骨头与相应脊椎的椎体形成关节，用咬骨钳将该关节去除后可以暴露底下的椎弓根。椎弓根去除后，可以暴露椎体的后缘，以方便椎体的去除。开始的时候可以用骨刀去除椎体的前三分之二，保留椎体前壁以防止随后放置的移植骨移位。随后可以用骨刀和刮匙去除后纵韧带下的剩余的椎体，一直到暴露对侧椎弓根的内侧缘为止，减压手术才完成。

### （二）胸椎后路减压及椎弓根螺钉内固定术的技术要点

胸椎骨折后路手术的步骤和胸腰段相同，也应先放置椎弓根钉，再行减压、固定及植骨。不同节段的胸椎其进钉点略有不同。椎弓根的内倾角在 $T_1$ 最大，约 35.8 度，由上向下随椎序递减，$T_8$ 为 8 度，

$T_{10}$ 以上为正值，$T_{11} \sim T_{12}$ 可达 0° 甚至负角。下斜角 $T_1$ 14 度，向下随椎序略减，约为 7 ~ 10 度（图 4-8）。

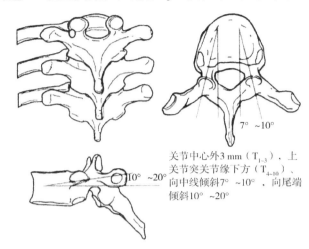

关节中心外3 mm（$T_{1\sim3}$），上关节突关节缘下方（$T_{4\sim10}$），向中线倾斜7° ~10°，向尾端倾斜10° ~20°

**图 4-8　胸椎置钉点及置钉角度**

如果在正位 X 线片上椎弓根看上去过于细小（椎弓根大小受横径所限），那么应在拟操作层面进行 CT 扫描以确定所用螺钉直径。在上胸椎建议使用直径 3 ~ 4 mm，中胸椎 4 ~ 5 mm，下胸椎 5 ~ 6 mm 椎弓螺钉。如果解剖条件不容许或椎弓根钉规格不齐而不能植入椎弓根钉，建议使用椎板钩、横突钩及椎弓根钩等固定脊柱。

胸椎椎弓根相对细小，先用较粗骨锥扩开的钉道如有偏差就再无可能改变钉道方向，从而使椎弓根钉无法正确打入。我们的经验是预先在要打入椎弓根螺钉的位置打入 2.0 mm 克氏针，透视后根据克氏针的位置进行调整，满意后再用骨锥扩开钉道，这样就能保证每个椎弓根钉都能正确地打入（图 4-9）。

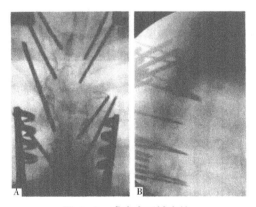

**图 4-9　术中克氏针定位**

A. 正位；B. 侧位

由于小关节突构成胸椎椎管的后壁的一部分，因此胸椎的后路减压除了切除椎板还应切除部分小关节约 1/2 左右才能达到充分减压。

对于椎体、椎板粉碎骨折病例，应切除后侧骨折棘突椎板，显露椎管内结构，小心分离保护硬膜囊，将压迫硬膜的骨折块清除，充分进行神经减压。如果受伤脊柱序列不稳定，则临时在邻近椎弓根螺钉上安装短棒，进行临时固定。

螺钉安装结束后，连接棒的连接顺序非常关键。此时脊柱序列还没有得到纠正。第一步，安装最近端的和最远端的两组椎弓根螺钉连接棒，轻轻撑开，使脱位的脊柱部分复位，并维持序列稳定；第二步，连接靠近伤椎的螺钉，使脊柱序列进一步复位；如伤椎置钉，则连接伤椎上的螺钉，使脊柱的序列完全恢复，拧紧各椎弓根螺钉，根据稳定情况决定是否安装横连接；第四步，植骨，范围在伤椎及邻近椎体的两侧横突（肋横突关节），椎体后外侧皮质粗糙化，将椎管减压所得骨质剪成颗粒状，如量不够则取自体髂骨，植于后外侧。放置负压引流，冲洗关闭伤口。

## 第四节 颈椎病

### 一、颈椎病的病因学

颈椎病的病因及发病机制是多种因素共同作用的结果。颈椎间盘的退行性改变及其继发性椎间关节的退变是颈椎病的发病基础。由于颈椎的活动度比胸椎和腰椎大，因而更容易发生劳损，继而出现退行性改变，最早发生退行性改变的是椎间盘组织，一般以颈 5 ~ 6、颈 6 ~ 7 及颈 4 ~ 5 的顺序出现病变。目前存在以下理论和学说。

#### （一）机械性压迫

1. 静态性压迫

一般而言，人类自 30 岁开始出现颈椎间盘退行性改变。由于椎间隙的高度降低导致椎间关节周围韧带松弛、椎体间活动度增加，继而导致纤维环和前纵韧带、后纵韧带在椎体的附着点处受到持续应力而发生微小创伤，随后出现韧带和骨组织的自身修复，最终在椎体上、下缘韧带附着部出现牵拉性骨刺以及韧带肥厚等变化。椎间盘的膨出或突出、椎体后缘的骨刺突入椎管、韧带的肥厚，导致脊髓或神经根受到压迫。

2. 动态性压迫

人体颈椎屈曲或仰伸位时，突入椎管的椎间盘以及椎体后缘的骨赘就可以压迫脊髓腹侧。退变的黄韧带也可以形成皱褶并突入椎管，压迫脊髓。这种颈椎处于中立位时脊髓没有受到压迫，但是颈椎处于屈曲或者仰伸位时脊髓就受到压迫，称为动态性压迫。动态 MRI 检查可以看出当颈椎处于中立位时椎间盘轻度突出，但是在仰伸位时椎间盘突出幅度增加、黄韧带肥厚形成皱褶突入椎管。

#### （二）节段性不稳定

颈椎的节段性不稳定（cervical segmental instability）是颈椎病发病的重要因素之一。当颈椎屈伸活动在某些节段出现异常时，脊髓和神经根在椎体后缘的骨赘上反复摩擦，可引起脊髓及神经根的微小创伤而出现病理损害。另外不稳定造成的椎间关节活动幅度增加，可刺激小关节的关节囊、纤维环及其周围韧带、前纵韧带和后纵韧带内的交感神经末梢，通过窦椎神经的反射引起脊髓及神经根周围营养血管的痉挛，导致脊髓和神经根局部缺血。脊髓压迫、不稳定节段的异常活动导致颈脊髓反复发生一过性缺血，如果频繁出现、持续时间长，可逐渐发生脊髓病。

#### （三）血运障碍

椎间盘突出和骨赘增生可以直接压迫、扭曲前中央动脉及其分支导致血供减少造成脊髓缺血性损害。由于脊髓周围白质（传导束）的血运主要来自根动脉形成的冠状动脉环，因此椎间盘侧方突出、钩椎关节增生等在引发神经根症状的同时还可以引发脊髓症状。实验研究发现，当颈部屈曲时脊髓张力增加，脊髓腹侧受到椎体后缘骨赘的挤压而使脊髓前后径减小，同时脊髓侧方受到间接应力导致横径增加，继而使脊髓前中央动脉的横向分支受到牵拉而变长、变细，加上椎管狭窄导致的累积性脊髓缺血性损害，使脊髓前 2/3 缺血，包括灰质的大部分。由于应力集中在中央灰质区，使其内的小静脉受压，更进一步加重局部灌注不足。当同时存在黄韧带肥厚使脊髓腹背同时受压，由于"钳夹机制"作用使脊髓内部的微循环进一步受到损害。

### 二、颈椎病的分类、临床表现

随着对颈椎病发病机制的深入认识，对颈椎病的分类也不断改进，分类方法主要依据于症状学和病理学两个方面。目前临床上较实用的还是根据患者所表现的临床特点进行的分类。该分类方法对医生和患者均具有指导作用。

#### （一）神经根型颈椎病

多为单侧、单根发病，但是也有双侧、多根发病者。多见于 30 ~ 50 岁者，一般起病缓慢，但是也有急性发病者。多数患者无明显外伤史。男性多于女性 1 倍。

1. 临床症状

（1）根性痛：是最常见的症状，疼痛范围与受累椎节的脊神经分布区相一致。与根性痛相伴随的是该神经分布区的其他感觉障碍，其中以麻木、过敏及皮肤感觉减退等为多见。

（2）根性肌力障碍：早期肌张力增高，但很快即减弱并出现肌无力和肌萎缩征。其受累范围也仅局限于该脊神经所支配的肌组。在手部以大小鱼际肌及骨间肌为明显。

（3）腱反射异常：早期呈现腱反射活跃，而中、后期反射逐渐减退或消失，检查时应与对侧相比较。单纯根性受累不应有病理反射，如伴有病理反射则表示脊髓同时受累。

（4）颈部症状：明显的颈部疼痛，颈旁可有压痛。压迫头顶时可有疼痛，棘突也可有压痛。

（5）特殊试验：当有颈椎间盘突出时，可出现压颈试验阳性，脊神经牵拉试验阳性，尤以急性期及后根受压为主者。检查方法是令患者坐好，检查者一手扶住患者颈部，另一手握住患者腕部，两手呈反方向牵拉，若患者感到手疼痛或麻木则为阳性。这是由于臂丛受牵拉、神经根被刺激所致。

（6）X 线检查：一般表现为椎节不稳（梯形变），颈椎生理曲度减少、变直或成"反曲线"，椎间隙变窄，病变椎节有退变，椎体前后缘有骨刺形成。

（7）CT 和 MRI 检查：CT 检查可发现病变节段椎间盘侧方突出，或后方骨质增生，并可以判断椎管矢状径。MRI 检查可发现椎间盘变性、髓核后突，椎体及椎间隙后方对硬膜囊和神经根有无压迫。

2. 颈神经根病的定位诊断

典型表现为受累神经根的感觉、运动和反射功能的改变，临床常常以此变化作为神经根病变定位的依据。因臂丛神经分支的变异所致，判断颈肩痛患者的受累神经根有时比较困难。

（1）颈 3 神经根病：该神经根的皮节支配区位于颈后上部至枕骨和耳部水平。无单独支配的肌群。头痛可与颈 3 神经根病相混淆。

（2）颈 4 神经根病：颈 4 神经根痛涉及颈根部、向外至肩部内缘、向下至肩胛骨水平的区域。颈部过伸可诱发疼痛发作。该神经根无明确的单独支配的肌群。

（3）颈 5 神经根病：颈 5 神经根支配颈根部至肩峰、并延续至上臂外侧的皮肤区域。三角肌主要由颈 5 神经根支配。该神经根病表现为肩关节外展肌力减弱。其表现与急性肩袖损伤相似，但是后者伴有明确的肩部压痛。其他体征包括肩关节外旋肌力（冈上肌和冈下肌）、肱二头肌肌力降低，肱二头肌腱反射减弱也可因颈 5 神经根支配的部分受损而出现。

（4）颈 6 神经根病：$C_{5\sim6}$ 椎间盘是颈椎退行性变疾患中累及率最高的节段。颈 6 神经根痛从颈根部沿肱二头肌、前臂的桡侧，放射至手的背侧以及拇指。肱二头肌力减弱常不明显，但是却常伴有伸腕肌力下降。还可能有冈下肌、前锯肌、旋后肌和伸拇肌力减弱。肱二头肌反射以颈 6 神经根支配为主，因此该反射减弱具有颈 6 神经根损害的定位意义。患者常主诉上臂外侧疼痛伴手部桡侧二指的麻木。

（5）颈 7 神经根病：典型临床表现为沿肩后部、三角肌和前臂的外侧、至示指、中指的放射痛或麻木。肱三头肌反射减弱是颈 7 神经根损害的定位体征。颈 7 神经根还支配部分胸大肌的运动，患者可出现肱骨内收肌力减弱。另外，旋前肌、伸指总肌、背阔肌以及屈腕肌，主要是桡侧腕屈肌的肌力减弱。

（6）颈 8 神经根病：颈 8 神经根支配手的尺侧，主要是环指和小指以及前臂的尺侧，疼痛和麻木沿此路径放射。颈 8 神经根主要支配手部的小肌群。完成屈指动作的屈指深肌和浅肌由颈 8 神经根支配。另外，它还和胸 1 神经根一同支配手的内在肌。颈 8 神经根损害可出现握力减弱，尤以尺侧为著。

3. 颈神经根激惹的特殊临床体征

（1）椎间孔挤压试验（Spurling's test）：又称"压颈试验""压头试验"。患者端坐，头偏向患侧并稍后伸，检查者站在患者身后，双手重叠置于患者头顶部，均匀、缓慢地向下按压，如果患者感到颈部疼痛，而且沿着某一个或几个神经根的分布区放射，即为椎间孔挤压试验阳性，是因椎间孔受到挤压刺激神经根的结果。

（2）臂丛神经牵拉试验（Eaton's test）：患者端坐，检查者站在患者一侧的后方，一手掌扶贴在患者颈外侧部，另一手握住患者腕部，将上肢均匀、缓慢地用力向下、向后、向外牵拉，如果患者感到来自颈根部的麻木或疼痛，而且沿着某一个或几个神经根的分布区放射，即为臂丛神经牵拉试验阳性，是因由于臂丛神经受到牵拉、神经根受到刺激所致。

**（二）脊髓型颈椎病**

脊髓型颈椎病的发病率为12%～30%，由于可造成四肢瘫痪，因而致残率高。通常起病缓慢，以40～60岁的中年人为多。合并发育性颈椎管狭窄时，患者的平均发病年龄比无椎管狭窄者小。多数患者无颈部外伤史。有些患者可同时合并神经根型颈椎病。

1. 临床表现

（1）多数患者首先出现一侧或双侧下肢麻木、沉重感，随后逐渐出现行走困难，下肢各组肌肉发紧、抬步慢，不能快走。有些患者出现下楼梯时感觉一侧或者双侧下肢有发软或者不稳的情况，好像踏不准台阶。继而出现上下楼梯时需要借助上肢扶着拉手才能登上台阶。严重者步态不稳、更不能跑。患者双脚有踩在棉花垛上的感觉。有些患者走路时常出现不能保持直线行走。有些患者起病隐匿，往往是自己想追赶汽车，却突然发现双腿不能快走。

（2）接着出现一侧或双侧上肢麻木、疼痛，双手无力、不灵活，写字、系扣、持筷、敲打键盘等精细动作难以完成，持物易落。严重者甚至不能自己进食。

（3）躯干部出现感觉异常，患者常感觉在胸部、腹部或双下肢有如皮带样的捆绑感，称为"束带感"。同时躯干或者下肢可有烧灼感、冰凉感、蚁走感。

（4）部分患者出现膀胱和直肠功能障碍。如排尿踌躇、尿频、尿急、尿不尽、尿失禁或尿潴留等排尿障碍，大便秘结。性功能减退。

病情进一步发展，患者须拄拐或借助他人搀扶才能行走，直至最后双下肢呈痉挛性瘫痪，卧床不起，双手失去抓持功能，双上肢不能充分屈伸和上举，导致生活不能自理。

2. 体征

颈部多无体征。四肢肌张力增高，腱反射活跃或亢进：包括肱二头肌、肱三头肌、桡骨膜、膝腱、跟腱反射；髌阵挛和踝阵挛阳性。病理反射阳性：如上肢 Hoffmann 征（Hoffmann sign）、Rossolimo 征（Rossolimo sign）、下肢 Barbinski 征（Barbinski sign）、Chacdack 征（Chacdack sign）。浅反射如腹壁反射、提睾反射减弱或消失。上肢或躯干部出现节段性分布的浅感觉障碍区，深感觉多正常。上肢的肌腱反射具有一定的定位诊断意义，如果肱二头肌腱反射减弱或者消失而肱三头肌腱反射活跃，则提示脊髓损害的最高平面很可能就在 $C_{5～6}$ 髓节，如果肱二头肌和肱三头肌的腱反射均活跃，则提示脊髓损害的最高平面很可能在 $C_{4～5}$ 髓节或者更高髓节。

也有一部分患者仅仅表现为部分肢体肌肉无力和萎缩，没有明显的感觉障碍。肌肉萎缩可以在肩带肌群、也可以在手的内在肌。

**（三）交感型颈椎病**

交感型颈椎病症状繁多，多数表现为交感神经兴奋症状，少数为交感神经抑制症状。

常见症状如下。

（1）头部症状：如头晕、头痛或偏头痛、头沉、枕部痛，记忆力减退、注意力不易集中等。偶有因头晕而跌倒者。

（2）眼部症状：眼胀、干涩、视力变化、视物不清、眼前好像有雾等。

（3）耳部症状：耳鸣、耳堵、听力下降。

（4）胃肠道症状：恶心甚至呕吐、腹胀、腹泻、消化不良、嗳气以及咽部异物感等。

（5）心血管症状：心悸、心率变化、心律失常、血压变化等。

（6）面部或某一肢体多汗、无汗、畏寒，有时感觉疼痛、麻木但是又不按神经节段或走行分布。

以上症状往往与体位或活动有明显关系，坐位或站立时加重，卧位时减轻或消失。颈部活动多或劳累时明显，休息后好转。

（7）临床检查：颈部活动多正常、颈椎棘突间或椎旁小关节周围的软组织压痛。有时还可伴有心率、心律、血压等的变化。

**（四）推动脉型颈椎病**

正常人当头向一侧歪曲或扭动时，其同侧的椎动脉受挤压、使椎动脉的血流减少，但是对侧的椎动脉可以代偿，从而保证椎－基底动脉血流不受太大的影响。当颈椎出现节段性不稳定和椎间隙狭窄时，可以造成椎动脉扭曲并受到挤压；椎体边缘以及钩椎关节等处的骨赘可以直接压迫椎动脉，或刺激其周围的交感神经使椎动脉痉挛，出现椎动脉血流瞬间变化，导致椎－基底供血不全而出现相应症状。

（1）发作性眩晕，复视伴有眼震。有时伴随恶心、呕吐、耳鸣或听力下降。这些症状与颈部位置改变有关。

（2）下肢突然无力猝倒，但是意识清醒，多在头颈处于某一位置时发生。

（3）偶有肢体麻木、感觉异常。可出现一过性瘫痪，发作性昏迷。

**（五）其他类型颈椎病**

1. 食管型颈椎病

专指由于颈椎前缘巨大的骨赘挤压食管并且对食管的蠕动运动造成明显影响，以患者出现吞咽困难为临床特征的颈椎病。以一个椎间隙前缘出现巨大局限性骨赘多见。导致出现吞咽困难症状的关键病理因素是骨赘的位置和形状。临床上较多见的是骨赘位于 $C_{4\sim5}$ 和 $C_{5\sim6}$ 椎间隙，向前凸起的骨赘可以影响喉部的上下滑移运动，阻碍吞咽动作的顺畅完成，使患者产生难以咽下东西的感觉。导致症状的骨赘一般为山丘样隆起，骨赘向前方凸起的高度一般不超过 1 cm（图 4-10）。发生在 $C_{3\sim4}$ 或者 $C_{6\sim7}$ 椎间隙的骨赘一般不会引起症状，但是如果骨赘巨大，向前方隆起的高度超过 1.5 cm，也可以引发吞咽困难的症状。

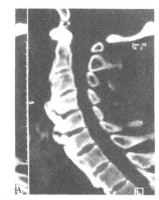

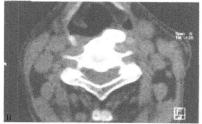

**图 4-10　食管型颈椎病**

X 线片显示 $C_{4\sim5\sim6}$ 椎间隙前缘巨大骨赘（A），CT 矢状位重建显示 $C_{4\sim5}$ 椎间隙前缘骨赘高度超过 1.5 cm（B）

2. 颈型颈椎病

本型实际上是各型颈椎病的早期阶段，大多处于颈椎椎节退行性变开始，通过窦－椎神经反射而引起颈部症状。但如处理不当，易发展成其他更为严重的类型。以青壮年者为多，几乎所有的患者都有长期低头作业的情况。颈部酸、痛、胀等不适以颈后部为主，部分患者颈部活动受限或被迫体位，也有患者可出现一过性上肢麻木，但无下肢行走障碍。X 线片上除颈椎生理曲度变直或消失外，在侧位伸屈位 X 线片上可观察到约 1/3 的病例椎间隙显示松动及梯形变。MR 成像显示髓核可有早期变性征，少数病例可发现髓核后突征。

## 三、颈椎病非手术治疗

对于神经根型颈椎病患者，适当卧床休息可以减轻颈椎间盘内的压力，减少因为颈部活动过度而造成的节段性不稳定，从而减轻或者消除对神经根的刺激和压迫。牵引可以采取卧位或坐位，颈部微屈，重量一般为 3 ~ 5 kg，最大牵引重量不宜超过体重的 1/10，重量过大常使症状加重。牵拉头部时出现症状加重者不适合牵引治疗。有的患者单以围领保护就可以使症状好转。对于疼痛明显者，可以采用物理治疗及脱水、激素、服用非甾体的解热镇痛药物、神经营养药物，也可以配合使用肌肉松弛药物，可以达到减轻或者缓解急性疼痛的效果。交感型和椎动脉型颈椎病患者也可以试用卧床休息和牵引的方法，主要目的是减轻椎旁肌的痉挛，减轻椎间盘内的压力，从而减少不稳定对交感神经末梢的刺激，达到缓解症状的目的。

物理治疗的主要作用是扩张血管、改善局部血液循环，解除肌肉和血管的痉挛，消除神经根、脊髓及其周围软组织的炎症、水肿，减轻粘连，调节自主神经功能，促进神经和肌肉功能恢复。常用治疗方法：直流电离子导入疗法、低频调制的中频电疗法、超短波疗法、超声波疗法、超声电导靶向透皮给药治疗、高电位疗法、光疗等。对于各型颈椎病都有一定的治疗作用。

中药治疗效果肯定，以痛为主，偏瘀阻寒凝，宜祛瘀通络；如偏湿热，宜清热利湿；如伴有麻木，加止痉散。以麻木为主，伴有肌肉萎缩，取益气化瘀通络法。中成药具有服用简单、携带方便等优点。

## 四、颈椎病的微创治疗

颈椎病的微创治疗指利用经皮穿刺技术进行椎间盘内减压的治疗方法。通过减少髓核体积，降低椎间盘内压力，从而减轻突出的椎间盘对神经根和脊髓的压迫和刺激，达到减轻症状的目的。常用的方法有：激光汽化、化学溶核、臭氧注入、射频消融等。具有操作简单、创伤小、术后恢复迅速、费用低廉等优点，适合基层医疗单位开展。

颈椎病的微创治疗必须注意严格控制适应证。上述微创疗法的最佳适应证是轻度或者早期颈椎病患者，MRI 显示椎间盘轻度突出，纤维环完整，同时 X 线片显示没有明显节段性不稳定、CT 扫描显示没有明显骨性压迫。对于椎间盘突出明显，特别是已经有游离的髓核或者软骨板碎片突破后纵韧带进入椎管者，不适合微创治疗。

采用内镜辅助进行颈前路椎间盘切除、植骨融合术也是微创治疗在颈椎外科应用的成功术式，国内外均有开展并获得良好效果。

## 五、颈椎病手术治疗

### （一）颈椎病手术治疗的目的和指征

手术治疗的主要目的是解除由于椎间盘突出、骨赘形成或韧带骨化对脊髓、神经根的压迫；消除椎间盘突出和节段性不稳定对脊髓、神经根、交感神经、椎动脉的刺激；恢复和重建颈椎的稳定性。

对于脊髓型颈椎病一旦确诊应当积极手术，而其他各型颈椎病应当积极采取保守疗法，只有个别患者出现：①保守治疗无效或疗效不巩固、反复发作。②症状明显并严重影响患者生活和工作。③出现严重的神经根损害——受累神经根所支配的肌肉运动障碍时才需要手术。

### （二）颈椎病手术治疗的术式选择与适应证

目前颈椎病的手术根据入路分为前路和后路。前路手术的目的是彻底解除来自前方的对于脊髓和神经根的压迫、稳定颈椎。后路手术的目的是扩大椎管、同时解除来自后方和前方的对于脊髓的压迫。

1. 前路手术的术式以及适应证

（1）椎间盘切除＋椎体间植骨融合术（discectomy and inter-vertebral fusion）：这是颈椎病的经典术式，包括切除病变节段的椎间盘组织和上、下软骨板、突入椎管的髓核组织和后骨刺、椎体间植骨重建椎体间稳定性。后纵韧带不要求常规切除，应当仔细分析术前 MRI 影像学资料，如果判断有后纵韧带肥厚或者有游离的髓核组织突破后纵韧带进入椎管，则应当切除肥厚的后纵韧带或者切开后纵韧带取出游离的髓核组织，做到彻底减压。使用钛板内固定具有维持和恢复椎间隙高度、维持植骨块位置、提高融合率等优点。

椎间融合器（Cage）（图4-11）具有提高植骨融合率、维持和恢复椎间隙高度等优点。一般来讲，单节段或双节段融合不需要同时使用钛板，但是如果同时合并使用钛板固定，则固定更加牢固，理论上术后不需要任何外固定。如果实施三个或三个以上节段的融合，尤其是进行后凸矫正时，则必须加以钛板固定。

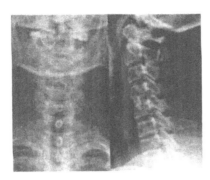

**图4-11 椎间融合器（Cage）**

应用聚醚醚酮（PEEK）材质的椎间融合器（Cage）行C$_{4\sim5}$椎间盘切除、自体髂骨微创取骨、植骨融合术后一年，融合效果好

椎间盘切除＋椎体间植骨融合术的适应证为：①由于椎间盘突出、后骨赘等压迫神经根或脊髓导致的神经根型颈椎病和脊髓型颈椎病。②由于椎间盘退变造成节段性不稳定导致的交感型颈椎病和椎动脉型颈椎病。③由于椎间盘退变造成的颈椎退变性后凸畸形，导致脊髓腹侧受压的脊髓型颈椎病，需要矫正后凸畸形者。④由于巨大的骨赘压迫食管而导致吞咽困难的食管型颈椎病，因为骨赘和椎间盘的切除而导致节段性不稳定，因此切除骨赘后还需要进行椎体间融合术。

（2）椎间盘切除＋椎体次全切除术＋椎体间大块植骨融合术：此术式为前一种术式的扩展，切除范围包括上、下节段的椎间盘、后骨赘以及中间的椎体，再行椎体间植骨重建稳定性，最后实施钛板内固定。植骨可以选用自体髂骨（三面皮质骨）、自体腓骨。近年来多数学者采用钛网（笼）内填自体松质骨（一般是切除的椎体）或者同种异体骨，来代替自体髂骨，也取得了很好的融合效果。

手术适应证：①由于严重的后骨赘造成节段性退变性椎管狭窄，压迫脊髓导致的脊髓型颈椎病（图4-12）。②孤立型后纵韧带骨化导致脊髓局部受压。③严重的节段性退变性椎管狭窄合并退变性后凸，需要减压同时校正后凸畸形者。

椎体次全切除术的手术节段可以包括一个椎体或者两个椎体，但是如果切除更多的椎体，虽然从减压的角度来讲，可以较好地解除脊髓腹侧的压迫，但是颈椎运动功能却可以因此而受到严重损害，所以必须慎重。

（3）椎间盘切除＋人工椎间盘置换术：这是近年来开始应用的一种新型手术。其目的是切除病变的椎间盘后，植入可以活动的人工椎间盘来代替传统的椎体间植骨融合术，实现保留运动节段、减少相邻节段椎间盘的退变的目的。

目前在我国可以使用的人工椎间盘系统有很多种，例如Bryan disc（图4-13A）、Prodisc-C（图4-13B）、Discover（图4-13C）、Mobi-C（图4-13D）、Prestige-LP（图4-13E），等等。

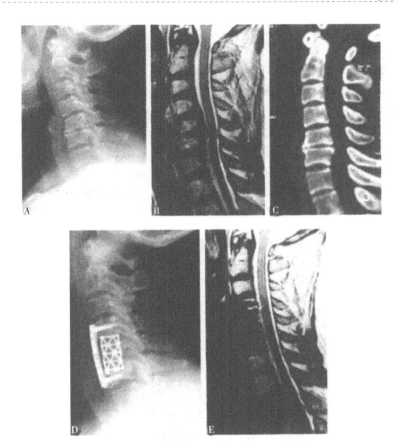

**图 4-12　脊髓型颈椎病，退变性颈椎管狭窄**

X 线片显示 $C_{5～6}$ 节段退变严重，局部椎管狭窄（A）。MRI 显示 $C_{4～5～6}$ 椎间盘突出，脊髓前方受压（B）。CT 扫描显示 $C_{5～6}$ 节段退变严重，后骨赘明显，导致局部椎管狭窄（C）。手术：$C_{4～5～6}$ 椎间盘切除、$C_5$ 椎体次全切除术、$C_{4～6}$ 钛网植入、$C_{4～6}$ 植骨融合、钛板内固定术。X 线片显示颈椎生理曲度恢复（D）。术后 MRI 显示脊髓获得充分减压，生理前凸良好（E）

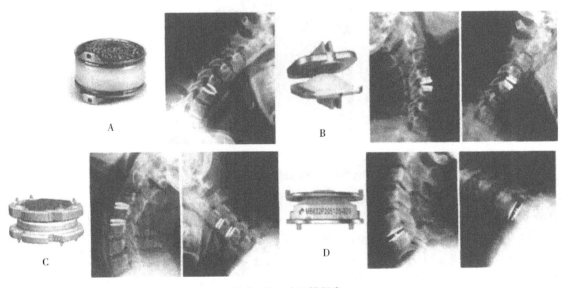

**图 4-13　人工椎间盘**

A.Bryan disc 人工椎间盘。Bryan disc 人工椎间盘置换术后 3 年，假体伸屈活动好；B. Prodisc-C 人工椎间盘，Prodisc-C 人工椎间盘置换术后 3 年，假体伸屈活动好；C. Discover 人工椎间盘。Discover 人工椎间盘置换术后 2 年，假体伸屈活动好；D. Mobi-C 人工椎间盘。Mobi-C 人工椎间盘置换术后 2 年，假体伸屈活动好

椎间盘切除＋人工椎间盘置换术的适应证为：由于椎间盘突出造成神经根或脊髓受压而导致的神经根型颈椎病和脊髓型颈椎病，不伴有明显的椎间隙狭窄、局部后凸畸形、节段性不稳定。

手术禁忌证：①椎间盘退变严重造成椎间隙明显狭窄、该节段屈伸活动范围明显减小。②严重骨质疏松症。③严重节段性不稳定，尤其是过屈过伸侧位 X 线片显示椎体间前后滑移≥ 3 mm。④创伤、肿瘤、感染等。

2. 后路手术的术式以及适应证

（1）后路椎板成形术（单开门、双开门）：椎板成形术（laminoplasty）为颈椎后路减压的经典术式。通过扩大椎管空间，使脊髓后移，从而达到脊髓减压的目的（图 4-14）。虽然开门后椎板固定的方式有很多种，但是基本原理相同，即防止再关门。此术式的优点是：减压充分、可以较好地保留颈椎的活动（图 4-15）。由于单开门术相对于双开门术在操作上更为简单，因此应用更为普遍。

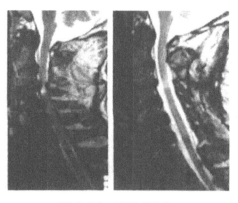

**图 4-14 椎板成形术**

退变性颈椎管狭窄导致脊髓型颈椎病，脊髓前后受压（左）。单开门椎管扩大椎板成形术后（右）脊髓减压充分

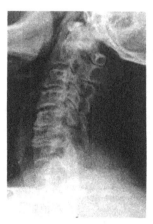

**图 4-15 单开门椎管扩大椎板成形术后 4 年，颈椎屈伸活动良好**

常用的单开门术后椎板固定的方法包括：小关节的关节囊韧带悬吊方法、锚定法、人工椎板固定法、微型钛板固定法，保留肌肉韧带复合体（棘突重建）法，等等。

小关节的关节囊韧带悬吊法应用最为普遍，将粗丝线穿过在棘突根部的预穿孔再穿过同节段小关节的关节囊和周围韧带组织，打结后将椎板固定于开门状态。此法简单、经济，但是由于固定点是在软组织上，因此门轴处于轻度"弹性"固定状态，如果缝合欠佳，存在一定再关门风险。有人认为由于关节囊受到累及，可能出现术后早期颈肩部疼痛等症状。

锚定法是另一种保持"开门"的固定技术，先将颈椎侧块螺钉固定在同节段的颈椎侧块上，再将系在螺钉根部的粗丝线穿过在棘突基底部的预穿孔，打结后将椎板固定于开门状态（图 4-16）。由于门轴固定是在侧块螺钉上，所提供的"刚性"固定更为牢靠。在显露侧块关节时不宜对小关节囊进行过多剥离，以免由此引起术后颈部疼痛。

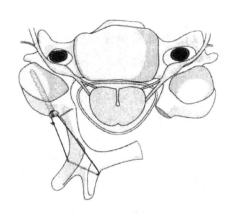

图 4-16 锚定法示意图

人工椎板固定法通过在椎板开门处安放人工椎板，填充椎板开门后的空隙，从而保持椎板处于开门状态，人工椎板的材料可以是自体骨、同种异体骨或者人工骨。

微型钛板固定法则是通过微型超薄钛板连接开门后的椎板和侧块，保持椎板处于开门状态。这种方法均可以有效避免再关门现象发生，术后轴性症状的发生率也明显降低。

保留一侧肌肉韧带复合体的单开门术：显露左侧椎板，在棘突根部切断 $C_{3\sim7}$ 棘突，将 $C_{3\sim7}$ 棘突连同附着的椎旁肌一同翻向右侧，显露右侧椎板。开门后，用钛缆将棘突与开门后的椎板连接固定。这样右侧的肌肉韧带复合体得以保留。将左侧分离的椎旁肌与右侧相应节段椎旁肌点对点缝合，在中线缝合项韧带，重建颈后肌肉韧带复合体。术后轴性症状发生率显著减少。

后路椎板成形术的适应证：①脊髓型颈椎病伴有发育性颈椎管狭窄。②多节段退变性颈椎管狭窄导致脊髓腹背受压。③连续型或混合型颈椎后纵韧带骨化。

（2）后路椎板成形术 + 侧块（椎弓根）钛板螺钉内固定、椎板间植骨融合术：此术式为前一种术式的扩展，即在进行椎管扩大的同时，应用颈椎侧块螺钉固定技术或经椎弓根螺钉固定技术进行后路固定和植骨融合。目前国内外可以使用的颈椎后路内固定器械分为钉 - 板系统和钉 - 棒系统二类。由于钉 - 棒系统占据的空间比钉 - 板系统少，因此更有利于植骨。

后路椎板成形术 + 侧块（椎弓根）钛板螺钉内固定、椎板间植骨融合术的手术适应证：具有前一种术式的适应证同时伴有：①明显的节段性不稳定。②轻度后凸畸形，术前过屈过伸 X 线片显示后凸畸形在后伸位时可以自行矫正。

（3）后路椎板成形术（单开门、双开门）+ 神经根管扩大术：此种术式为颈椎后路椎板成形术的扩展。即在进行椎管扩大的同时有选择性地切除某些节段的部分或全部小关节，扩大神经根管，解除神经根的压迫。一般切除小关节的内侧 1/3 或 1/2，即可显露 5 ~ 8 mm 长度的神经根。达到脊髓和神经根的同时减压。一般不需要同时进行内固定，但是如果切除范围达到或超过小关节的 1/2，就会对颈椎的稳定性造成影响，需要同时进行后路内固定和植骨融合。

后路椎板成形术（单开门、双开门）+ 神经根管扩大术的手术适应证：具有第一种术式的适应证同时伴有：①比较明确的神经根损害的症状和体征。②椎管狭窄特别严重，例如严重的退变性颈椎管狭窄、严重的 OPLL 造成椎管有效容积明显减少，特别是神经根管入口也明显狭窄时，为了防止开门后脊髓后移造成神经根过度牵拉而出现神经根损害的症状，例如颈 5 神经根麻痹，可以选择性地进行神经根管减压。

3. 后路、前路联合手术以及适应证

指在一次或分次麻醉下完成颈椎后路、前路的减压 + 融合术。手术方式原则上可以是上述前路、后路术式的组合。适应证为：①存在发育性或退变性颈椎管狭窄同时合并巨大椎间盘突出、骨刺形成、孤立型 OPLL 导致脊髓腹背受压同时脊髓前方局部压迫特别明显的脊髓型颈椎病。②存在发育性或退变性颈椎管狭窄需要后路减压，同时伴有明显的颈椎后凸畸形，术前颈椎过屈过伸位 X 线片显示颈椎后凸在过伸位不能自行矫正而要前路手术矫正者。

　　手术可以在一次麻醉下先行后路减压，然后再实施前路手术。也可以分次手术，即先行后路减压，根据患者病情恢复情况在 3 ~ 6 个月后再实施前路手术。由于存在颈椎管狭窄，先进行颈后路椎板成形术，可以扩大椎管的储备间隙，使脊髓向后方退移，然后再完成前路减压、融合、固定，可以大大减少术中对脊髓的刺激、降低损伤脊髓的机会。如果先行前路手术，由于存在椎管狭窄，脊髓受压严重，储备间隙极其狭小，如有操作不慎，极易损伤脊髓。

　　实践证明，一次麻醉下前后路手术与单纯后路或前路减压手术相比，可以获得更快、更充分的脊髓功能的恢复，降低再手术的可能。而且治疗周期短、总体费用将比分期手术降低许多，更有意义的是为患者争取到了宝贵的时间，使脊髓功能的恢复更快、更好。由于近年来医疗科技的迅猛发展，医疗服务的进步和手术技巧的熟练与提高，使医疗安全性大大提高，手术并发症并没有因此而增加。但是对于老年患者（70 岁以上），心、肺功能下降以及合并糖尿病的患者，应避免前后路一期手术。

# 六、颈椎病的康复

**（一）颈椎病的围术期管理**

1. 颈椎病术前准备

（1）戒烟：尼古丁不仅直接损害神经细胞，还可以影响脊髓的血液供应，直接影响手术效果。同时，吸烟还可以刺激呼吸道产生很多分泌物，容易诱发术后呼吸道感染甚至肺炎。严重吸烟者（20 支 / 天以上）必须提前 1 ~ 2 周戒烟，使呼吸道经过自洁，咳痰明显减少以后，才能接受手术。

（2）练习侧身起卧动作：正常情况下颈椎在左右方向上自身稳定性和抵抗外力的能力最强，在前后方向上最薄弱，手术以后将更加薄弱。因此手术后侧身起卧，可以使颈椎受到保护。必须避免在仰卧位姿势下直接起卧。手术前 1 ~ 2 天经过多次练习侧身起卧动作，可以明显减少术后的不适应造成的痛苦。

（3）气管推拉练习：适用于颈椎前路手术前进行。术前 3 ~ 4 天进行气管推拉练习，可以增加颈部的韧带、血管、神经等结构的伸缩性，从而明显减轻手术后颈部和咽喉部位因为术中的牵拉造成的疼痛与不适感。

2. 颈椎病术后管理

（1）体位：全麻术后需要平卧 4 小时，颈后可以垫上数层软毛巾，给予颈部一定的柔软支撑，注意颈后不能悬空，否则可以引发强烈的不适感甚至疼痛。如果没有特殊情况，手术后 4 小时就可以自由翻身。

　　颈椎前路手术 4 小时后，就可以使用正常的枕头。

　　颈椎后路手术后必须注意侧卧位，这样可以避免以及已经开门的椎板受到压迫出现再关门或者切口引流管被压住导致硬膜外血肿。侧卧位时应当保持枕头与肩同高，枕头过高或者过低都可以因为颈部扭曲引发强烈不适感甚至疼痛。

（2）引流：颈椎病的术后引流推荐采用负压持续吸引引流装置，可以最大限度地减少伤口内血肿形成的所引发的并发症。一般前路手术负压引流放置 24 ~ 48 小时，后路手术负压引流需要放置 48 ~ 72 小时。当引流量小于 50 mL/24 小时就可以拔除引流管。然后患者就可以离床活动。

（3）围领保护：颈椎手术后，卧床期间不需要佩戴围领。只要内固定坚强，开始离床活动以后也不需要全天围领保护。一般情况下颈部可以自由活动。术后 6 周之内出门、乘车时需要佩戴围领，保护颈椎，以防万一。

**（二）颈椎病的术后康复**

1. 颈部开始活动

　　一般情况下，去除围领后就可以开始颈部活动的锻炼。练习颈部活动时应该遵循循序渐进的原则，练习颈部前屈、后伸、左右旋转活动。动作要缓慢、到位，即尽可能做到最大幅度，一般每天锻炼 2 ~ 4 组，每组 5 ~ 10 次即可，不宜过多。

2. 项背肌锻炼

　　手术后及早开始颈部肌肉的锻炼，不仅可以加快术后康复的速度和质量，还有助于预防其他颈椎节段以后发生颈椎病。颈部肌肉中，项背肌是最重要的肌群，因此项背肌锻炼最为重要。

3. 神经功能锻炼

颈椎病手术后的神经功能锻炼对于四肢力量和灵活性的恢复非常重要，必须认真对待。

# 第五节　颈椎间盘突出症

颈椎间盘突出症（Cervical Intervertebral Disc Herniation）是由颈部创伤、退行性变等因素导致。颈椎间盘变性、压缩、纤维环破裂及髓核脱出，刺激或压迫颈椎动脉、脊神经、脊髓等，引起头痛、眩晕、心悸、胸闷、颈部酸胀、活动受限、肩背部疼痛、上肢麻木胀痛、步态失稳、四肢无力等症状和体征，严重时发生高位截瘫危及生命。

一般将颈椎间盘突出症按发病的缓急分为两类：急性颈椎间盘突出症与慢性颈椎间盘突出症。急性颈椎间盘突出症致伤原因主要是加速暴力使头部快速摆动导致椎间盘组织的损伤，多见于交通事故或体育运动，可由任意方向的撞击或挤压致伤。其中有退变基础的患者可在较轻的暴力下就出现椎间盘突出。慢性颈椎间盘突出症见于长期的不良姿势或高负荷的运动，导致颈椎间盘髓核、纤维环、软骨板，尤其是髓核发生不同程度的退行性病变后，在很长一段时期（数年到数十年）内表现为逐渐加重的颈部疼痛、四肢麻木无力等症状。本病在临床上并不少见，其明确诊断主要依赖磁共振（MRI）检查上观察到突出间盘和脊髓受压，并有相应临床症状。

## 一、常见发病原因

### （一）椎间盘退变

椎间盘退变是椎间盘突出的最基本病因，生物力学的改变、椎间盘组织的营养供应减少、椎间盘细胞的过度凋亡、自身免疫、炎症及细胞因子、基质酶活性改变等因素促成椎间盘退变，进而导致突出。

### （二）慢性劳损

如不良的睡眠、枕头的高度不当或垫的部位不妥，反复落枕者患病率也较高。另外，工作姿势不当，尤其是长期伏案工作者发病率较高。再者，有些不适当的体育锻炼也会增加发病率，如不得法的倒立、翻筋斗等。

### （三）外伤

在颈椎退变、失稳的基础上，头颈部的外伤更易诱发颈椎间盘突出的产生与复发。

## 二、发病机制

颈椎间盘在解剖结构方面有以下特点：①颈部椎间盘的总高度约为颈部脊柱高度的 20% ~ 24%。颈椎间盘的髓核体积较小，且位于椎间隙的前部，颈椎间盘间隙呈前高后低，髓核趋向于停留在椎间隙的前部。②颈椎间盘的后部纤维环较厚且较坚韧，整个纤维环后部都被坚韧而双层的后纵韧带所加强，正常情况下使髓核不易穿破后方纤维环及后纵韧带突入椎管。③髓核富含水分（含水量在 80% 左右，随年龄增长而递减，老年人可低于 70%）和类似粘蛋白组织。髓核具有较高的膨胀性，受到压力时，含水量减少；解除压力时又吸收水分，体积增大，使髓核能较好地调节椎间盘内压力。④椎间盘的血液供应随年龄增长而逐年减少，血管口径变细，一般在 13 岁以后已无血管再穿入深层。所以，在劳损和退变后，椎间盘的修复能力相对较弱。⑤颈椎椎体后外缘有骨性隆起形成钩椎关节，部分加强了后外侧纤维环的牢固性，使髓核不易向后外侧突入椎间孔压迫神经根。⑥颈神经根向外侧横行，在椎管内行程短，一般不与下位椎间盘接触。因此，颈椎间盘向后方突出时颈神经很少受累，只在颈椎间盘向后外侧突出侵入椎间孔时才易使颈神经受累。

在椎间盘发生退行性改变的基础上，头颈部受到一定的外力作用后使纤维环破裂，髓核突出而引起颈髓或神经根受压。慢性颈椎间盘突出症以颈 5/6、颈 6/7 间隙发病率最高，约占 85% ~ 90%，多见于 30 岁以上中壮年，男性多于女性，其次为颈 4/5。较大的暴力，常见如车祸造成的颈椎过伸性损伤，可造成急性颈椎间盘突出症。局部椎间盘切应力加大，致使损伤部位一过性前后移位、椎间盘突出，而无骨折脱位；颈髓出现不同程度损伤，病理上表现有出血、水肿、横断和变性等变化。急性颈椎间盘突出对脊髓的损伤包括两部分，外伤当时的急性暴力损伤及钝性压迫导致脊髓血运障碍和组织水肿的继发损伤。无论急性或慢性颈椎间盘突出症，均可出现多个间隙受累。

## 三、颈椎间盘突出症临床表现

本病青壮年发病多，男性多于女性，对于颈椎管矢状径较宽者，发病年龄亦可偏大。绝大部分患者发生在颈5～6及颈6～7部位。急性发病患者多有外伤史，在出现脊髓神经症状的同时，多伴有颈部的疼痛，颈椎不负重情况下可有部分缓解，但活动后症状多可加重。根据临床病理解剖上，椎间盘压迫部位的不同，受压组织也不尽相同，所表现出的临床表现也不一致，因此临床上将其分为中央型、侧方型和旁中央型三种类型（图4-17），现分述如下。

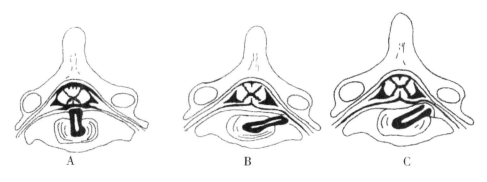

**图4-17　颈椎间盘突出症分型**

A. 颈椎间盘突出 - 中央型　B. 颈椎间盘突出 - 侧方型　C. 颈椎间盘突出 - 旁中央型

### （一）中央型颈椎间盘突出症

本型颈椎间盘突出症主要是颈椎后纵韧带和纤维环中部破裂，髓核由椎间隙后缘正中部位向椎管内突出，向后压迫颈部脊髓，而出现压迫节段以上运动神经元受累为主的症状。

1. 颈部症状

中央型颈椎间盘突出症不伴有或者很少伴有颈部疼痛和颈部僵硬等症状。

2. 运动功能

主要表现为以四肢肌力降低为主的临床症状。产生机制主要是突出的颈椎间盘对颈髓的锥体束（皮质脊髓束）直接压迫或者压迫而致的局部缺血造成。锥体束内神经纤维由脊髓内部向外依次为颈、上肢、胸部、腰部、下肢和骶部，按照锥体束受累部位的不同，可将其分为中央型、周围型和前中央血管型。

（1）中央型：主要表现为锥体束深部纤维束最先受累，由于该纤维束较其他纤维束更靠近脊髓中央，故称为中央型。最先表现出的为上肢症状，而下肢症状出现则较晚。其主要原因为突出的颈椎间盘组织压迫刺激单侧或双侧的沟动脉引起锥体束内部纤维缺血改变所引起。

（2）周围型：指突出的颈椎间盘组织直接压迫锥体束表面，使位于锥体束最前侧分布至下肢的神经纤维最先受累。临床症状一般先出现于下肢，当致压因素持续和病变情况持续加重时，症状可蔓延至上肢，从而出现四肢的锥体束受压症状，一般以下肢为重。

（3）前中央血管型：本型患者通常上、下肢同时发病，主要由于脊髓前中央动脉受压使局部颈脊髓缺血造成该段锥体束整体功能障碍。根据压迫程度的不同，亦可出现不同程度的四肢运动功能障碍。上肢症状主要表现为患者自觉上肢乏力，握力下降，手持物不牢或者不稳。手部精细活动功能障碍及不同程度的精细活动困难。下肢症状主要表现为患者主诉下肢力量下降，双下肢沉重，跛行甚至跌倒，行走时足尖拖地、走路"踩棉花感"等症状。且双下肢随意运动及精细活动功能障碍，出现步态笨拙或者步态不稳。由于患者为上运动神经元功能障碍，则其肌张力通常增高，而四肢肌力下降，严重者甚至可引起不完全性或者完全性四肢瘫痪。

3. 感觉功能

主要表现为四肢尤其是手部痛、温觉障碍，本体感觉障碍，而触觉大多数受累较轻或者不受累，即分离性感觉障碍（dissociated sensory disorder）。其产生机制主要是突出的颈椎间盘压迫司痛温觉的脊髓丘脑束所致，而司触觉的薄束、楔束走行于脊髓后索。早期表现为前臂、肘部、腕部或手指的隐痛或针刺感，可同时伴有手部的麻木，病情进展后可出现双上肢甚至四肢皮肤的感觉障碍。许多患者主诉为所有手指均发生感觉障碍，而不是按神经根支配范围发生，主要就是脊髓压迫造成的。

4. 反射障碍

中央型颈椎间盘突出症根据病变波及的脊髓节段不同，可发生不同程度的反射亢进，并可出现相应的病理反射。多数患者可出现上肢的肱二头肌反射、肱三头肌反射和桡骨膜反射以及下肢的跟腱反射、膝腱反射的活跃或者亢进，且下肢的反射亢进较上肢多见。同时由于锥体束受压可造成腹壁反射、肛门反射以及男性患者的提睾反射减弱或者消失。大部分患者可出现 Hoffmann 征以及掌颌反射阳性，严重者或者病程较长者下肢可出现髌阵挛、踝阵挛、Babinski 征、Chaddock 征、Oppenheim 征等锥体束受损的病理反射。

5. 大小便及性功能障碍

如果中央型颈椎间盘突出症长期压迫颈脊髓，进行性加重，可造成括约肌功能障碍，临床表现为不同程度的大小便功能障碍，如便秘以及膀胱排空障碍等，严重者可出现尿潴留或者大小便失禁，当出现膀胱功能障碍时可伴有尿频、尿急等尿路刺激症状。同时部分患者还可出现不同程度的性功能障碍，严重影响患者生活质量。

6. 屈颈试验（neck flexion sign）

部分患者尤其是压迫较重患者在突然屈颈、伸展或者是加轴向压力的情况下，可出现双上肢、双下肢、胸部或者四肢的"触电"的轴向震颤样感觉（"电击征"，Lhermitte 征）。主要由于突然屈颈过程中，椎管容积缩小，且突出的颈椎间盘突然挤压脊髓或者血管，以及硬膜囊后壁张力增高造成脊髓压迫加重所致。但是本检查存在一定风险，若上述临床症状较为典型，可不做此项检查。

7. 自主神经症状

部分患者有自主神经系统功能紊乱。可涉及全身各个系统，其中以胃肠系统、心血管系统及泌尿系统最为多见。多数患者发病时并不考虑为颈椎间盘突出症所致，待减压术后症状缓解或消失时，才考虑到是否为此原因。

**（二）侧方型颈椎间盘突出症**

本型主要特点是颈椎后外侧后纵韧带较为薄弱，由于颈部神经根在椎间盘平面呈横向走行穿过椎间孔，当颈椎侧后方后纵韧带和纤维环破裂，髓核向侧后方突出，极易压迫到颈神经根而引起相应节段皮肤疼痛、麻木，电击感等症状，往往上肢疼痛症状明显，疼痛症状可因咳嗽、屈颈的因素加重。按照颈椎间盘突出节段以及神经根压迫的严重程度的不同，症状也不尽相同。在发作间歇期，通常症状较轻或者无明显症状。

1. 颈部症状

主要表现为颈部僵硬、疼痛，严重者可出现痛性斜颈、肌肉痉挛及活动受限，疼痛可放射至肩部和枕部，椎旁肌肉有压痛，颈椎棘突和棘突间压痛及叩击痛阳性，以急性发病者最为明显。主要由于向侧后方突出的颈椎间盘压迫颈神经根及窦椎神经所致。

2. 根性痛

在侧方型颈椎间盘突出症中最为常见的症状。在部分患者中，可表现为典型的单根神经根支配区域的疼痛以及麻木症状。一般多为单侧发病，很少出现双侧同时发生。根据压迫神经根节段的不同，表现出症状的区域也不相同，症状主要表现在受累颈神经根的分布区域（图 4-18）。在发生根性痛的受累神经节段分布区域内，还常伴随其他感觉功能障碍，最为常见的为麻木、痛觉过敏以及皮肤感觉减退等。

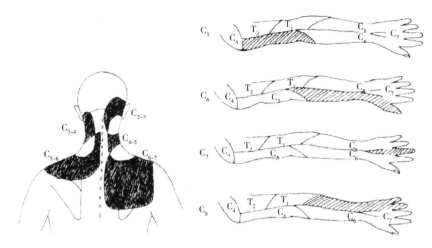

**图 4-18　不同节段受累的相应疼痛范围**

3. 运动障碍

以颈神经前根受压者症状较为明显。疾病早期为受压神经根节段肌肉肌张力增高，病情持续发展肌张力很快降低并出现相应节段区域支配肌肉群萎缩。在手部以大鱼际肌、小鱼际肌及骨间肌萎缩最为明显。同时应注意与神经干性和神经丛性的肌肉萎缩相区别，也应注意与脊髓压迫或病变所引起的肌力降低相鉴别。在必要时可进行肌电图或者诱发电位的相关检查。另外，由于上肢外展动作有时可能是颈椎间盘突出患者神经根压迫和疼痛等症状减轻，因此患者经常将上肢外展举过头顶以减轻痛苦。

4. 腱反射

受压神经根节段区域内肌群反射异常，即受压神经所参与的反射弧异常。疾病早期多表现为活跃或者亢进，随着疾病的发展则逐渐减退甚至消失，病变一般为单侧，在进行临床检查时应注意与对侧反射进行鉴别，如果双侧都存在腱反射异常，则应考虑存在脊髓受压的情况。

5. 特殊检查

对于侧方型颈椎间盘突出症患者，在头部旋转、侧屈或过伸时症状可加重。颈部的主动活动或者过伸可诱发受累神经根相应节段区域症状，尤其能够增加颈神经根张力的牵张性实验和增加神经根压迫状况的试验，特别是在急性发病期和后根感觉神经纤维压迫患者，检查症状尤其明显。

（1）椎间孔挤压试验（spurling sign）：患者头转向患侧并屈曲，检查者左手掌置于患者头顶，右手轻叩击掌背。如患肢出现放射性疼痛或麻木感，即为阳性。提示有神经根性压迫症状甚至损害。

（2）臂丛神经牵拉实验（eaton sign）：患者取坐位，头偏向健侧，检查者一手抵住患侧头部，一手握住患侧手腕，向相反方向牵拉。因臂丛神经被牵张，刺激被向侧方突出的颈椎间盘压迫的神经根而出现放射痛或麻木等感觉。

（3）颈椎牵引试验：患者取坐位，检查者以双手托患者头部两侧，沿脊柱纵轴方向向上牵引，如果根性疼痛能够缓解则为阳性。

（4）Valsalva试验（Valsalva test）：令患者深吸气后屏气，再用力做呼气动作，呼气时对抗紧闭的会厌，通过增加胸、腹腔压力，从而诱发颈神经根症状。

各节段颈神经根受压后产生的临床症状与神经根型颈椎病相同。

理论上突出的颈椎间盘组织仅仅压迫单个节段的颈神经根，症状也应出现在该神经支配范围，但是在很多相邻节段的特定神经根支配区域都有不同程度的重叠，所以严格意义上的仅出现单一神经支配区域症状和阳性体征的情况较少。同样的道理，由于上肢各肌肉通常属于多条不同神经共同支配，因此运动障碍、肌肉萎缩情况及反射改变有时定位并不是很清晰。

**（三）旁中央型颈椎间盘突出症**

本型的主要特点是突出的颈椎间盘位于颈脊髓的前方且偏向一侧，压迫患侧的全部或部分脊髓及神经根而引起相应的临床症状。由于受压组织既有单侧脊髓，同时还有同侧的神经根，因此表现出的症状同时具有颈脊髓压迫症状和同侧神经根压迫症状，由于神经根压迫主要以剧烈疼痛为主要的临床表现，在早期容易掩盖脊髓压迫症状，一旦发现脊髓压迫症状时，病情多已较重。根据突出椎间盘组织压迫脊髓和神经根部位和严重程度不同，大致可以分为三种情况：①脊髓压迫较重而神经根基本不受压，比较常见的有 Brown-Sequard 综合征（脊髓半切综合征），即向后突出的颈椎间盘压迫单侧脊髓的脊髓丘脑束及皮质脊髓束而基本不压迫神经根，损伤平面以下同侧肢体主要表现为上运动神经元损伤症状，深感觉消失，精细触觉障碍，运动功能部分或全部丧失，部分患者同时伴有血管舒缩功能障碍，而对侧则是肢体痛、温觉障碍或消失，但是双侧触觉仍可保留。②神经根受累重于脊髓受累，如果突出的颈椎间盘同时压迫单侧脊髓和神经根，且压迫神经根较重而压迫脊髓较轻，则由于神经根压迫所引起的疼痛症状较为明显，而脊髓压迫所引起的运动功能障碍的症状较轻，往往被神经根性症状所掩盖。③脊髓受累重于神经根受累，如果突出的颈椎间盘压迫脊髓较重而压迫神经根较轻，则脊髓压迫症状表现较为明显，早期腱反射及病理反射以脊髓压迫症状为主，运动障碍丧失重于感觉功能障碍，痛觉的缺失较麻木症状更为多见，同时伴有轻到中度的根性痛、皮肤感觉过敏等症状。

突出的颈椎间盘组织同时压迫脊髓和神经根的情况下，其主要临床表现如下。

1. 颈部症状

由于突出的颈椎间盘组织同时压迫了颈脊髓和颈神经根，所以二者所产生的颈部症状基本都可出现。早期常表现为颈部疼痛、僵硬、肌肉痉挛和活动受限等神经根受压症状，疼痛一般有放射，椎旁及棘突和棘突间压痛、叩击痛均可为阳性。

2. 运动功能

本型患者主要表现为脊髓压迫和神经根压迫所致运动功能障碍同时出现，且脊髓压迫所致的运动功能障碍往往较重。早期上肢主要表现为患侧压迫节段平面以下单侧上肢肌力减弱，伴随疾病发展，压迫节段神经根所支配区域肌力减弱进展较快，但此神经根压迫症状所致运动功能障碍往往不易察觉。手部功能障碍较为明显，握力下降，持物不稳，合并 $C_8$ 神经根压迫时尤为明显。上肢肌肉萎缩存在去神经性和失用性两种因素，其中去神经性占主导地位。对侧运动功能基本不受累。患侧下肢肌力降低，肌肉主要表现为失用性萎缩，较上肢为轻。

3. 感觉障碍

由于神经根受压早期以感觉障碍为主，即早期患侧上肢主要出现疼痛、皮肤过敏的症状，患侧下肢无明显痛、温觉障碍，而对侧主要表现为痛、温觉的减退，随着疾病的发展，可出现患侧上肢典型神经根压迫性症状与脊髓半切综合征症状合并出现。

4. 反射障碍

早期神经反射也主要以亢进为主，而脊髓受压早期即可表现出锥体束受累的体征，因此在体格检查时患侧上肢的肱二头肌反射、肱三头肌反射和桡骨膜反射以及下肢的跟腱反射、膝腱反射活跃或者亢进，Hoffmann 征及掌颌反射阳性，下肢的髌阵挛、踝阵挛及各项病理反射均可引出。

5. 大小便功能

本型一般情况下较少累及大小便功能，当病变严重或椎间盘组织突出较为严重时，也可发生部分大小便功能障碍。

6. 特殊检查

本型由于脊髓和神经根均有压迫症状，因此大部分患者神经根增加颈神经根张力的牵张性实验和增加神经根压迫状况的试验均可为阳性。锥体束压迫所致病理征则主要出现在患侧下肢。

## 四、诊断依据

尽管感觉和运动的神经支配具有节段性分布的特点，临床实际神经系统检查中，多数病例并无清楚的感觉障碍平面或典型的运动障碍。其原因可能为脊髓和神经根同时受压，以及脊髓前中央动脉供血受到影响所致；感觉神经的交叉支配特点导致感觉平面对应的损伤平面难以明确到具体某个节段。诊断本病主要通过临床表现结合 MRI 检查作为诊断的主要依据，X 线和 CT 作为辅助检查，诊断多无困难，诊断依据主要为：①有不典型外伤史或有长期职业姿势。②起病后出现颈髓或神经根受压表现。③ MRI 或 CT（或 CTM）证实有椎间盘突出，压迫颈髓或神经根，且压迫部位与临床体征相符合。

### （一）痛史及临床表现

患者既往可无症状或有颈背痛，在一定诱因下，压迫神经根时患者突然出现颈肩痛、上肢痛及颈部强迫体位或僵硬，范围与受累神经根支配区范围吻合；如突出椎间盘为中央型，则出现类似脊髓型颈椎病特点，即四肢不同程度感觉、运动障碍，括约肌功能障碍；若突出为旁中央型，则出现混合症状，表现为以一侧根性症状为主并脊髓半切症状，即 Brown-Sequard 综合征；急性颈椎间盘突出往往有特征性表现，肩部外展，前臂放在头上，转头或向症状侧弯曲颈部臂痛症状会加重。

动态霍夫曼征（Dynamic Hoffmann sign，DHS）在颈椎间盘突出症的诊断过程中，上肢病理反射被用以检查是否锥体束受损，是判断颈脊髓受损的重要依据，其中临床常用的主要是霍夫曼征。霍夫曼征检查时头颈处于中立位，而在临床上部分颈肩痛患者行常规霍夫曼征检查为阴性，动态霍夫曼征却可出现阳性结果。所谓动态霍夫曼征即在做霍夫曼征检查时，令其重复进行头颈部伸屈运动，在颈椎伸屈运动过程中，前方突出的椎间盘与后方褶皱的黄韧带嵌入可能对脊髓构成动态卡压，DHS 在一定程度上反映了这种早期损害，故该体征在颈椎间盘突出症的早期诊断中具有重要意义。

### （二）影像学检查

#### 1. X 线检查

椎间盘无法在 X 线上直接显影，但因髓核组织后突，椎间盘直径拉大，椎间盘高度降低，椎间隙变窄，同时由于代偿性保护作用，躯干重心偏移，以缓解神经根受压，表现为颈椎生理曲度变化，影像学常表现为脊柱前凸增大、曲度变直、反屈、侧弯及椎间隙前窄后宽等。

#### 2. CT 检查

由于 MRI 显示软组织具有优越性，目前怀疑颈椎间盘突出症优先考虑 MRI 检查。无条件进行 MRI 检查或患者有检查禁忌证（如安装心脏起搏器），仍可进行 CT 检查明确诊断。CT 可显示椎间盘突出的位置、大小及形态，同时可以观察到硬膜囊、神经根受压情况，椎管、椎间孔形态及径线变化特点，为决定治疗方案提供根据。

#### 3. MRI 检查

对于颈椎损伤伴有神经损害表现时，应行 MRI 检查，MRI 直接显示脊髓、椎间盘、韧带和肌肉等"软性"组织损伤类型及程度，在矢状位或轴位 MRI 图像上可清楚显示椎间盘突出，故可指导制订治疗方案，并可判断预后。

### （三）电生理检查

肌电图（electromyogram，EMG）在临床上常用来检查周围神经损害情况，同时可定位损害部位。如 EMG 检查没有阳性发现，说明神经功能尚好。在颈椎间盘突出的诊断中 EMG 也具有很重要的意义，其能探索神经病变的位置，判断神经肌肉的病变程度和预后，又可鉴别上、下运动神经元疾患。

文献报道 EMG 对腰椎间盘突出具有明确诊断价值，对颈椎病变的作用报道不多。王素平等对 34 例经临床和影像学确诊的颈椎间盘突出患者进行验证性 EMG 检查，结果发现阳性率为 97%。不过 EMG 难于鉴别脊髓前角损害还是神经根损害，必须结合病史特点和其他辅助检查结果。

## 五、颈椎间盘突出症的鉴别诊断

颈椎间盘突出的表现是十分多变的，主要取决于受累的节段水平。一般来讲，本病应与颈椎病、肩周炎、椎管内肿瘤、胸廓出口综合征、颈部扭伤及尺神经炎等相鉴别。

### （一）颈椎椎管内或髓外肿瘤

颈椎原发或继发性肿瘤侵入椎管可压迫颈髓和神经根，出现颈部和上肢疼痛，疼痛性质取决于肿瘤特点和损害部位。肿瘤患者无外伤史，起病慢，可同时出现进行性加重的运动、感觉障碍，局部疼痛症状突出，夜间痛明显。MRI 表现为长 $T_1$、$T_2$，对肿瘤侵犯部位及脊髓变化情况能非常清楚地显示，故可鉴别。

## （二）颈椎病

严格区分二者是困难的，都可造成神经根和脊髓的压迫，鉴别要点。

1. 病理特点

一旦颈椎病出现临床症状和体征，病情多逐渐加重，缓解期不明显；早期/轻度颈椎间盘突出可引起颈部不适或疼痛，少有脊髓压迫，即便有脊髓压迫也尚可缓解。

2. 发病年龄

颈椎病多见于中老年，平均>50岁，而椎间盘突出年龄偏低。

3. 起病特点

颈椎间盘突出起病急、发展快，外伤或头颈持久非生理姿势可诱发。

## （三）颈椎后纵韧带骨化症（OPLL）

因后纵韧带发生皮质骨化，骨化不断增长并占据椎管容积，随着时间推移，脊髓容易受压，颈脊髓损伤可能随之发生。这类患者颈部僵硬，脊髓损害症状可逐渐发生或在外伤后出现。CT检查可以比MRI更清楚地显示骨化灶的存在。

## （四）肩周炎（periarthritis of shoulder）

多于50岁左右发病，与颈椎病相似，且多伴有颈部受牵拉症状，二者易混淆。

1. 运动障碍

肩周炎有明显关节运动障碍，表现为患肢不能上举和外展，被动活动范围亦受限；颈椎间盘突出一般不影响肩关节活动，部分患者可因疼痛不愿或不能主动活动，但无被动活动受限。

2. 疼痛部位

肩周炎部位在肩关节周围，颈椎间盘突出多以棘突为中心。

3. 影像特点

肩周炎普通X线提示退变，椎间盘突出通常颈椎生理曲度消失，且伴有颈椎不稳。

4. 治疗反应

肩周炎对局部封闭效果好，颈椎间盘突出则封闭无效。

## （五）胸廓出口综合征（Thoracic Outlet Syndrome，TOS）

由于多种原因导致胸腔出口处狭窄，压迫邻近神经和血管引起的临床综合征，主要压迫 $C_8 \sim T_1$ 神经根或臂丛内侧束，表现为尺神经分布区感觉、运动障碍及前臂血循环障碍。锁骨上窝前斜角肌有压痛并放射至手部。胸廓出口综合征试验（患者过度外展，监测桡动脉音，出现减弱或消失为阳性）阳性可用以判断该症的存在。导致压迫的因素有骨性，如颈肋、第一肋、锁骨等，或者肌源性，如前斜角肌和胸小肌；X线可发现颈肋或 $C_7$ 横突过大。SEP检查有助于诊断，典型SEP变化有 $N_{13}$ 显著减低或消失，或 $N_9$ 降低，潜伏期延长，$N_{9 \sim 13}$ 潜伏期延迟而 $N_{13}$ 变化小。

## （六）颈部扭伤

俗称落枕，发病与颈型颈椎病类似，多系睡眠姿势不良所致。主要鉴别点在于：①扭伤在颈肩背部有固定压痛点。②颈部肌紧张。③上肢牵拉试验阴性。④痛点封闭后症状消失。

## （七）神经源性疾病

肌萎缩性侧索硬化症主要特征是以上肢为主的四肢瘫，易于与脊髓型颈椎病和颈椎间盘突出相混淆。其发病年龄较脊髓型颈椎病早10年左右，少有感觉障碍，进展快，少有伴随自主神经症状；本病肌萎缩累计范围广泛，患者一般先出现双手肌萎缩，逐渐发展至肘、肩部，但无感觉障碍，EMG提示神经传导速度正常。本病发展速度较快，如颈椎病患者并发该病时，不可贸然手术治疗。

特发性臂部神经炎目前认为是运动神经的病毒感染所致，突然起病，表现为上肢疼痛，运动后加重。2周之内疼痛减轻，随后出现上肢明显无力，肢体并无感觉异常。通常功能可以自己恢复，恢复一般是不完全的。通过肢体没有感觉变化并波及多个神经根可以很容易鉴别。EMG可显示神经源性损害。

# 六、非手术治疗

非手术治疗主要有物理治疗、颈部肌肉锻炼、止痛药物、硬膜外激素注射、神经根阻滞、小关节封闭、小关节去神经及颈托制动等方法。其最终目标是缓解颈部不适及神经症状，使患者恢复正常的生活状态，以提高患者的生活质量。

## （一）适应证

非手术治疗主要适应证有以下几点。

（1）颈椎间盘突出早期，以颈痛为主要临床表现，不伴有明显的神经症状。

（2）颈椎间盘突出仅表现为神经根性症状或轻度的脊髓压迫症状。

（3）有明显的神经根性症状或脊髓压迫症状，但无法耐受手术者。

## （二）常用方法

1. 纠正不良体位

合理的体位可以保持头颈段正常生理曲线或纠正异常的生理曲线。对于颈椎间盘突出患者，建议根据病情降低枕头的高度，维持颈椎正常曲度，降低椎间盘后方压力，利于突出椎间盘的还纳。

不良的工作体位亦是加重颈椎间盘突出的主要原因之一。及时纠正工作中的不良体位可获得较好的预防和治疗效果。对于需长时间处于同一体位的职业，应让患者在其头部向某个方向停顿过久后，向相反方向转动，并在数秒内重复数次，间隔时间不超过 1 小时。而对于长期伏案工作的患者，需适当调整工作台的高度，使头、颈、胸保持正常的生理曲线。此方法既有利于颈椎的保健，又可消除疲劳，且易于掌握。

2. 牵引

借助于颈椎牵引可使被牵引部位处于相对固定状态，恢复其正常序列，避免椎体间关节的扭曲、松动及移位，是椎间关节制动与固定的有效措施之一。

牵引时可采取坐位或卧位 Glisson 带牵引。一般起始牵引重量为 1.5 ~ 2 kg，然后逐渐增至 4 ~ 5 kg，每次牵引 1 ~ 2 小时，每日 2 次，2 周为一个疗程。对症状严重者则宜选用轻重量卧位持续性牵引，牵引重量为 1.5 ~ 2 kg，3 ~ 4 周为一个疗程。在牵引过程中如有不良或不适反应，应暂停牵引。在牵引过程中，可根据病情，酌情配合药物、理疗、针刺、按摩等疗法。切忌使头颈过度前屈，以免引起后突髓核对脊髓前中央动脉压迫而使病情恶化。

3. 颈部固定与制动

局部稳定是颈椎间盘突出症康复的首要条件。采用简易颈围或石膏围领保护即可限制颈椎的过度活动，增加颈部的支撑作用，减轻椎间隙内压力，逐渐恢复颈椎的内外平衡，避免症状进一步地加剧。对于椎间盘突出较轻的患者，持续佩戴颈围后可有效地缓解肌肉的紧张，减少突出椎间盘对脊髓及神经根的刺激，获得较好的临床效果。

4. 药物治疗

适当的药物治疗可以部分缓解症状。非甾体消炎药、肌松剂、麻醉性镇痛剂及抗抑郁药物可以用来治疗椎间盘突出引起的急性期神经根性症状，缓解患者因疼痛引起的紧张情绪。对于有神经症状的患者亦可使用神经营养药，如维生素 $B_1$、甲钴胺等。

5. 物理治疗

物理治疗如同颈椎牵引治疗一样都是临床上应用最多的一种治疗颈椎病的非损伤性治疗法。治疗时无痛苦，患者易于接受，对颈椎病有较好的治疗效果。常用的有按摩、电疗、光疗、超声治疗及磁疗等。通过物理治疗，能改善局部血液循环，放松痉挛的肌肉，消除炎症水肿，达到缓解症状的目的。

# 七、手术治疗

## （一）适应证

（1）临床表现以脊髓或神经根受压症状为主，且持续发作，经非手术治疗无效者。

（2）脊髓受压症状明显，且呈进行性加重无法缓解者。

（3）影像学表现有明确的椎间盘突出，与临床表现一致者。

（4）颈椎间盘突出患者，出现颈椎某一节段明显不稳，颈痛明显，经正规非手术治疗无效，即使无四肢的感觉运动障碍，亦应考虑手术治疗以中止可以预见的病情进展。

**（二）颈椎手术的术前准备**

颈椎手术具有其特殊性及危险性，充分的术前准备是手术成功的关键。术前应详细耐心地向患者解释围术期患者可能遇到的不适，争取其密切配合，减轻其心理负担。有吸烟习惯的患者应在术前的一段时间戒烟，有咳嗽者应行呼吸道检查，必要时术前可给予药物治疗。前路手术应预备前部包括胡须在内的皮肤。若术中需取髂骨植骨融合，还需准备一侧髂部的皮肤。

气管及食管推移训练是颈椎手术术前训练的关键，有效的气管及食管推移训练可减少术中软组织损伤，避免对气管及食管的过度牵拉，预防喉头痉挛及术后咽喉疼痛。具体方法如下。

患者本人或他人左手 2 ～ 4 指在皮外插入切口一侧的内脏与血管神经鞘间隙处持续性向非手术侧推移，也可由他人以右手拇指进行训练。气管推移训练应逐步施行，开始时每次 10 ～ 20 分钟，幅度可略小，此后逐渐增加至 30 ～ 40 分钟，且必须将气管牵过中线，如此训练 3 ～ 5 天。推移手法应深入、持续，避免在皮肤表面反复推拉，造成皮下水肿，反而影响手术。

**（三）颈椎前路手术**

1. 颈前路椎间盘切除减压术

颈椎间盘突出症的脊髓压迫主要由髓核和破碎纤维环组织所致，即软性压迫，故处理时较颈椎病的硬性骨赘容易。对于颈椎间盘突出症的治疗多采用前路椎间盘切除植骨融合术或椎体次全切除减压植骨融合术。前路手术可有效地摘除致压的椎间盘组织、恢复椎间隙高度及植骨融合。

（1）体位：患者仰卧于透视床上，双臂下方垫以软枕，头颈自然向后仰伸，于后枕部垫以软圈，头部两侧各放置一小沙袋起固定作用。

（2）切口选择：颈前路手术常用横形切口或斜形切口，根据减压节段和范围酌情选择。

（3）显露椎体前方：沿胸锁乳突肌内缘分离，由内脏鞘与血管鞘之间的间隙进入。当颈深筋膜被充分松解后，术中以示指沿已分开的间隙做钝性松解，再轻轻向深部分离抵达椎体和椎间盘前部。将气管及食管轻轻推向对侧，纵行分离椎前筋膜，向上、下逐渐扩大暴露椎体和椎间隙。两侧分离以不超过颈长肌内侧缘为宜，侧方分离过远则有可能损伤横突孔中穿行的椎动脉及交感神经丛。

（4）定位：以金属物标记椎间盘或椎体，C 形臂机透视定位。

（5）摘除椎间盘：撑开椎间隙。切开纤维环前部，以髓核钳由浅入深摘除髓核。若椎间隙狭窄，髓核钳不易伸入，可用椎体撑开器适当扩张椎间隙。后方纤维环及脱出髓核组织可根据个人习惯和所受训练，采用刮匙、薄型枪钳等器械去除。术前应根据 MRI 对致压物体积、位置进行估计，以便术中估计是否减压彻底；术中应注意避免把髓核由椎间隙推向椎体后缘、无法取出，减压完成后以神经剥离子进行探查、确保减压彻底。减压完成后应刮除相邻椎体终板，为融合准备植骨床。

（6）重建：既往通常称这一步骤为"植骨融合"，人工椎间盘非融合技术的出现使得这一称谓不完善，故称谓"重建"即重建颈椎正常曲度、高度、力学结构。重建可采用结构性自体或异体骨植骨，或采用内固定器械加松质骨进行融合，符合条件的病例亦可采用人工椎间盘假体植入。

（7）缝合切口：用生理盐水反复冲洗创口，缝合颈前筋膜，放置引流管，逐层缝合关闭切口。应注意缝合伤口时彻底检查止血、引流通畅，以避免术后颈部血肿。

（8）术后处理：①术后 24 ～ 48 小时后拔除引流条。②术中如对硬膜扰动较多，术后应用地塞米松 20 mg、呋塞米 20 mg，5 ～ 7 天停药。适当应用抗生素预防感染。③对于使用内固定者颈托保护 4 ～ 6 周。无内固定者，则以颌颈石膏外固定 3 个月，至植骨愈合。

2. 颈椎前路椎体次全切除减压融合术

（1）切口、显露及定位：同前。

（2）减压：切除目标椎体相邻椎间盘。用三关节咬骨钳咬除骨折椎体的前皮质骨和大部分松质骨。接近椎体后缘时暂停，先用刮匙将椎间盘和终板全部刮除，用神经剥离子分离出椎体后缘与后纵韧带间的间隙，伸入薄型冲击式咬骨钳逐步将椎体后皮质骨咬除，此时形成一个长方形的减压槽，可见后纵韧带膨起。小心地用冲击式咬骨钳或刮匙将减压槽底边扩大，将致压物彻底切除。如后纵韧带有瘢痕形成，可在直视下用神经剥离子或后纵韧带钩钩住后纵韧带，用尖刀将后纵韧带逐步进行切除，完成减压。

（3）植骨：可采用结构性植骨或钛网填充切除椎体碎骨植骨。钢板固定可使颈椎取得即刻稳定性，便于术后护理和尽早恢复工作。同时内固定的使用有利于植骨块的愈合，并在愈合的过程中维持椎体的高度，避免植骨块在愈合的爬行替代过程中塌陷，从而造成颈椎弧度消失。

（4）术后处理同前。

### （四）颈椎后路椎板切除术

绝大多数颈椎间盘突出症可以采用前路直接减压得到很好的治疗，因此颈椎后路手术很少应用于颈椎间盘突出症的治疗。当颈椎间盘突出伴有严重的颈椎椎管狭窄、合并椎板骨折、多节段颈椎间盘突出且致压物较大以及合并颈椎过伸性损伤时，可酌情加以使用椎板切除减压术（laminectomy）。从生物力学角度来看，椎板切除对前柱致压物无减压效果；而且行椎板切除术后，对颈椎稳定性有影响，原则上应行关节突钢丝、侧块螺钉固定植骨融合等手术。椎板切除减压术包括：颈椎半椎板切除减压术、颈椎全椎板切除减压术、颈椎椎板扩大减压术。

### （五）颈后路髓核摘除术

侧方型颈椎间盘突出也可以从后路施术，摘除髓核。颈后路髓核摘除术类似腰椎间盘突出的髓核摘除技术，但由于两者解剖结构不同，其具体技术也有许多差别。不同于腰椎硬膜囊内走行马尾神经，颈椎硬膜囊内为脊髓，极易损伤，因而后路手术不能骚扰脊髓，需从侧方绕开脊髓摘除髓核。这一方法目前应用很少，多用于拟行后路手术又存在侧方颈椎间盘突出，采用这一方法避免前后联合手术。术者必须熟悉颈椎的基本解剖以及脊髓、神经根走行，术前应根据患者的症状、体征以及影像学资料进行仔细分析、综合判断，以做到准确定位。另外，必须指出，脊髓型颈椎病和脊髓-神经根型颈椎病不能应用本术式。

## 八、手术入路的选择

### （一）压迫部位

前路手术对于脊髓腹侧的压迫视野较好，效果也最直接。而对于伴有黄韧带骨化及颈椎曲度增大造成椎板层叠等因素致压者，选择后路更为合理。椎间盘突出合并轻度的黄韧带皱褶，有时通过前路椎间隙撑开、恢复椎间高度，能使皱褶的黄韧带再次绷紧拉伸，获得良好减压作用。除了考虑压迫的部位，还应结合致压物的性质和严重程度。如通过术前的影像学证实，致压物主要是椎间盘组织，即所谓的"软性"压迫，即使占位率超过50%的压迫也可以从前路取出脱出的髓核，直接解除压迫。如颈椎间盘突出合并后纵韧带骨化或椎体后缘增生骨赘，当椎管狭窄率>50%时，前路手术风险增加。必要时可以先后路再前路手术。

### （二）病变范围

对单节段或二节段的颈椎间盘突出，前路手术在减压、融合率及恢复椎节高度等方面，都取得了良好临床效果。而对于病变范围在3个节段以上者，如何选择手术方法尚有争议。多数作者认为对三节段及以下的病例采用前路减压，而四节段及以上病变最好采用后路手术治疗。但我们采用分节段减压技术，四节段的前路手术也取得较好的临床疗效。

### （三）椎管大小

椎管大小是决定颈椎间盘突出症患者手术入路的一个重要因素。累及整个颈椎的严重椎管狭窄、多节段椎间盘突出、椎管矢状径<11 mm时，宜采用后路手术。而有人认为，只要能去除突出的椎间盘，即使合并先天性椎管狭窄的患者，多节段前路椎间隙减压植骨融合术（ACDF）也能获得良好减压效果，原因在于引起脊髓压迫的主要因是突出的椎间盘而不是狭窄的椎管。

### （四）颈椎曲度

后路手术对颈椎生理曲度的恢复效果不如前路。颈椎曲度变直和反曲时，脊髓也无法向后有效漂移离开致压物，因而其不适用于颈椎曲度变直或反曲者。有人认为，行椎板成形术后，颈椎曲度正常的患者脊髓漂移峰值更大，神经功能恢复更好；也有人认为颈椎曲度与神经功能改善无关。Chiba 等人推测椎间隙塌陷、颈椎高度下降后，脊髓松弛，使得在反曲的患者中也可有较好的神经恢复。

**（五）术前轴性疼痛**

颈椎轴性痛亦应作为颈椎手术入路选择参考因素之一。由于后路手术对肌肉结构的干扰可能加重颈部疼痛，因而术前有颈部疼痛是椎板成形术的相对禁忌。颈后路手术引起颈部疼痛的发生率为 6% ~ 60%，实际发生率可能更高。前路则较少出现轴性疼痛，因而在其他条件类似的情况下，轴性痛者尽可能避免后路手术。

**（六）二次手术**

翻修手术应尽量避开前次手术的入路，以避开瘢痕和变化了的解剖结构。瘢痕可能造成气管、食管、喉部神经血管结构的固定，后者易出现误伤。在决定再次手术的入路时，还应考虑前次手术距本次手术的时间、瘢痕的成熟程度和手术操作是否简便易行。如对手术操作影响不大可循前次手术入路。如拟由对侧入路手术，应行气管镜检查排除原手术侧声带麻痹。

# 第五章

# 手部创伤

## 第一节 拇指腕掌关节脱位

### （一）应用解剖及发病机制

拇指腕掌关节位于第 1 掌骨基底和大多角骨之间，由两个相互对应的鞍状关节面所组成。冠状面观，第 1 掌骨基底关节面隆凸；矢状面观，凹陷。大多角骨远侧关节面的形状则与之相反，但曲率稍有减少。拇指腕掌关节的关节囊和韧带厚而松弛，关节面并不贴合，故关节的活动范围较大，除屈－伸、内收－外展、回旋外，还有轴向旋转运动，即第 1 掌骨随着关节屈－伸而呈现旋前－旋后运动。

关节周围的韧带共有 4 条：外侧韧带较宽，起、止于大多角骨和第 1 掌骨基底的外侧部。掌侧韧带起自大多角骨结节，然后向远侧斜行止于第 1 掌骨基底的掌尺侧结节。桡背侧韧带也为斜行韧带，起自大多角骨背侧部，止在第 1 掌骨基底掌尺侧结节。第 1 掌骨间韧带很短，起自第 2 掌骨基底桡背侧部，呈扇面状，有纤维与掌、背侧韧带汇合，止在第 1 掌骨基底掌尺侧结节，此韧带有制约第 1 掌骨基底向桡侧脱位的作用。但也有人认为，掌侧韧带对第 1 腕掌关节的稳定更重要。根据 Strauch、Behrman 和 Rosenwasser 的尸体研究结果，桡背侧韧带和掌侧韧带是防止脱位的最重要韧带。

单纯的腕掌关节脱位较少见，临床上见到的多为半脱位。当第 1 掌骨处于轻度屈曲位时，作用其上的纵向暴力可使掌骨基底向桡背侧脱位。有时，可并发掌侧基底撕脱骨折。但是由于有掌侧韧带和第 1 掌骨间韧带的附着和牵拉，基底掌侧部相对稳定，这一纵向暴力更易导致掌侧基底骨折，即 Bennett 骨折－脱位。

### （二）临床表现及诊断

由于导致腕掌关节脱位的暴力常较强大，应予以注意，其诊断依据如下。

（1）腕部有受伤史，拇指背侧肿胀明显，

（2）拇指背侧有明显的压痛点。容易合并掌骨骨折，因此容易漏诊腕掌关节脱活动受限。

（3）X 线检查需要进行后前位、侧位及斜位摄片。摄片常可发现脱位、半脱位、骨折等表现。

拇指腕掌关节由于退行性改变，可发生半脱位。检查可发现腕掌关节异常活动，X 线摄片可发现骨关节炎表现。

### （三）治疗

急性单纯性脱位，予以纵向牵引和掌向推挤掌骨基底，可以很容易地复位，然后经皮穿针将关节固定于充分旋前位，再用拇"人"字管形石膏作制动。6 周后，去石膏、拔针，开始主动活动。但拔针后仍有个别患者会再次发生脱位或半脱位。因此，拔针后还应佩戴保护性石膏 4 ~ 6 周，活动锻炼也应循序渐进，不可操之过急。

陈旧性半脱位，应做切开复位和韧带重建。在第 1 掌骨近端 1/2 沿大鱼际肌桡侧缘做纵形切口，在腕远侧横纹处弯向尺侧，然后再沿桡侧腕屈肌腱向前臂延伸，止于腕上 2 ~ 3 cm 处。从骨膜下显露第 1 掌骨基底侧面、骨膜外显露大多角骨掌侧部，显露和游离桡侧腕屈肌腱，在前臂远端将肌腱的桡侧半切断并向远侧劈裂，使其成为远端附着在第 2 掌骨基底、近侧端游离、长约 6 cm 的腱条。将脱位的掌骨复位，然后用细克氏针将拇指固定于功能位，但要注意针的位置对后面所要进行的钻孔不要有妨碍。用直径 2.5 mm 的钻头由第 1 掌骨基底背侧（拇短伸肌腱止点尺侧）向掌侧钻孔，将预制好的腱条由背侧口引出，经拇长展肌腱的深面绕到腕关节掌侧并抽紧，然后将腱条与出口处的骨膜、拇短伸肌腱止点缝合在一起。在接近止点处将腱条绕经桡侧腕屈肌腱的尺侧半，抽紧后折回，与第 1 掌骨基底骨膜、韧带缝合在一起。术后，予以石膏托外固定。4 周后，去除固定物，开始进行主动活动。并发创伤性或退行性关节炎的脱位，可做关节成形或融合术。

# 第二节　拇指掌骨骨折

## （一）应用解剖及发病机制

第 1 掌骨是掌骨中最短、最粗的掌骨，分头、颈、干和基底四部分。但与其他掌骨比，头的曲率小，关节面宽阔，横径大于前后径。掌骨干短而粗，内、外侧面分别有第 1 背侧骨间肌、拇对掌肌附着。基底粗糙宽大，与大多角骨构成第 1 腕掌关节。其桡侧有拇长展肌腱附着，尺侧有拇短屈肌腱和第 1 背侧骨间肌附着。四面还有韧带加强。

第 1 掌骨的次级骨化中心位于掌骨近端，而其他掌骨则是位于远端。它与初级骨化中心愈合的时间也较其他掌骨晚 1 年左右。

第 1 掌骨骨折多发生于掌骨的近端，分关节内与关节外 2 种。前者包括有 Bennett 骨折和 Rolando 骨折。

1. Bennett 骨折

又称 Bennett 骨折 – 脱位，因为同时合并腕掌关节脱位。Bennett 于 1882 年最先描述。当第 1 掌骨处于轻度屈位时，作用其上的纵向暴力可使基底向近、背侧移动并与大多角骨撞击，由此可导致基底骨折。骨折线偏于掌侧，断面近乎与掌骨纵轴附着，留在原位不动或有轻微的旋转。而背侧骨折块，即第 1 掌骨，则在拇长展肌腱和拇收肌的协同作用下向桡背移位，第 1 腕掌关节呈现背侧脱位。掌侧骨折块通常小于基底关节面 1/3。

2. Rolando 骨折

有别于 Bennett 骨折 – 脱位，较少见，为 Rolando 在 1910 年最先描述。骨折线呈 "T" 或 "Y" 形，基底碎成 3 块或多块，预后较差。从形态上看，Rolando 骨折更像是粉碎性的 Bennett 骨折，除了掌侧基底与骨干分离，背侧基底也与掌骨干分离。

3. 关节外骨折

关节外骨折较常见，治疗也相对简单。骨折线有横形和斜形之分，但均不与关节相通。后者需注意与 Bennett 骨折相区别。远侧骨折段在拇长屈肌腱和拇收肌的牵拉下向掌尺侧倾斜，近侧段由拇长展肌腱牵向桡骨侧，致使骨折呈现向桡骨成角移位。

## （二）临床表现及诊断

临床上常表现拇指活动受限、疼痛以及手的捏、抓无力。检查可见局部肿胀、疼痛和压痛，拇指内收 – 外展和对掌运动受限。通过 X 线平片检查可明确骨折类型。

## （三）治疗

1. Bennett 骨折

治疗 Bennett 骨折 – 脱位的方法有 20 余种，绝大多数为非手术疗法。

牵引和外展第 1 掌骨，同时向掌侧按压掌骨基底背侧，骨折及脱位极易复位，但放松牵引后也极易再脱位。因此，应先在掌骨基底背侧置放一个软垫，然后做短臂拇"人"字管形石膏，在石膏硬化前予以闭合复位，同时塑形石膏使其与肢体均匀贴合，将第 1 掌骨固定在外展位，利用突出的软垫抵住脱位趋势、维持复位到愈合。也有些学者设计了各种各样的支具，通过皮牵引或骨牵引来防止掌骨基底背向滑脱，同时维持第 1 掌骨于外展位。还有些学者认为，将第 1 掌骨固定在内收位不是外展位，会有利于骨折复位的维持。

闭合复位虽然容易，但要使关节面对合平整无台阶并靠外固定物维持这一位置到骨折愈合却非易事。因此，在闭合复位成功之后穿针做内固定，不失为一种值得推荐的治疗方法。具体步骤是牵引、外展掌骨做闭合复位，如果关节面光滑平整、无明显的台阶，可在影像增强器监视下经皮穿 1 根或 2 根针将两骨折块固定在一起。若掌侧骨块较小，可穿针至大多角骨，维持复位到愈合。术后，用短臂拇"人"字管形石膏做外固定，4～6 周后拔针、开始功能锻炼。如果闭合复位后关节面仍有明显的台阶，则需行切开复位内固定：在第 1 掌骨桡背侧面沿大鱼际肌桡侧和近侧边缘做"L"形切口，从骨膜外显露骨折及第 1 腕掌关节，切开桡侧关节囊，在直视下复位直至关节面光滑平整无台阶，并用布巾钳做暂时固定，然后钻入加压螺丝钉。如果掌侧骨折块较小，可使用克氏针做固定，并将其中 1 根穿至大多角骨或小多角骨，以增加固定的稳定度。关闭切口前，应仔细修复关节囊。使用加压螺丝钉做内固定，次日即可开始进行适量的主动活动，但应佩戴保护性的外固定物至骨折愈合。用克氏针固定，还需用拇"人"字管形石膏做加强。4～6 周后拔针、开始主动活动。

有文献报道，Bennett 骨折－脱位即使复位不良，畸形愈合后拇指功能障碍也并不十分严重。但解剖位愈合可减少创伤性关节炎发生的机会，有利于关节运动功能的恢复，因此在条件允许的情况下还应以此为治疗标准。

2．Rolando 骨折

治疗主要是依据骨折块的粉碎程度和移位幅度而定。骨折块较多，无法使用内固定，可行闭合复位外固定。单纯的拇"人"字管形石膏固定或皮牵引治疗，难以获得满意效果，尽可能不用，而用骨牵引或外固定架来维持复位。如果骨折块小而多，可在牵引一段时间之后待局部肿、痛消退，早期开始主动活动，以便能利用关节囊、大多角骨关节面引导及模板作用，使破损的基底关节面重新塑形。如果骨折块较大，可行切开复位，用螺丝钉、钢板或克氏针做固定，入路同 Bennett 骨折。

3．关节外骨折

外展和背伸远侧骨折段通常可使横形骨折闭合复位，然后用短臂拇"人"字管形石膏固定 4 周。固定时应避免掌指关节过伸，不然会导致远侧骨折段屈曲。如果骨折相互嵌插，成角移位难于矫正，或解剖复位后难于维持，不要急于手术治疗。因为第 1 掌骨即便有 20°～30° 成角畸形，除外观局部隆起外，多无明显的运动功能障碍。

斜形骨折的稳定性较差，闭合复位之后如果用短臂拇"人"字管形石膏不能维持位置，可经皮穿针做内固定。

# 第三节　掌腕关节脱位

## （一）应用解剖及发病机制

腕掌关节由第 1～5 掌骨基底与远侧列腕骨构成。由于掌骨是 5 个，远侧列腕骨是 4 块，因此腕掌关节的构成不像掌指关节那样是一对一的结构。第 1 掌骨底为前后凹面的关节面，在桡侧方向是一个凸面。与其相对应的大多角骨关节面为前后凸的关节面，而桡侧方向为凹面，形成鞍状关节。第二腕掌关节由第 2 掌骨底与相对应的大、小多角骨构成，第 2 掌骨底尺侧还与第 3 掌骨桡侧相关节。第三腕掌关节由第 3 掌骨底与相对应的头状骨构成。第四腕掌关节由第 4 掌骨底与相对应的头状骨尺侧及钩骨桡侧构成。第五腕掌关节由第 5 掌骨底与钩骨桡侧构成，亦为鞍状关节。

第一腕掌关节囊肥厚，较松弛，包绕关节骨结构周围。关节周围有韧带附着，以增加关节的稳定性。位于关节前、后方有掌、背侧韧带；位于桡侧方有桡侧腕掌韧带；位于第 1、第 2 掌骨间有骨间前、后韧带。有松弛的关节囊及坚强的韧带保证了第一腕掌关节的灵活性及稳定性。

第二至第四腕掌关节囊较紧张，第五腕掌关节囊较松弛。各腕掌关节均有腕掌侧及背侧韧带增强。掌骨间有骨间韧带连接，使各腕掌关节稳定。

第一腕掌关节为鞍状关节，可做屈、伸、收、展及旋转运动。第二至第四腕掌关节为微动关节。第五腕掌关节为鞍状关节，关节囊较为松弛，可有 25°～30° 的屈伸活动范围。

由于腕掌关节较为稳定，所以只有较强大的暴力才能使其发生脱位及韧带损伤。腕掌关节处的直接暴力损伤常导致关节外的骨折，较少出现关节囊破裂，且关节稳定。间接暴力可引起关节内骨折脱位，且关节不稳定。沿第五掌骨纵轴的纵向暴力，可导致第五腕掌关节的不稳定骨折脱位，可发生第二至第五单个腕掌关节脱位，也可发生 4 个关节同时脱位，还可同时发生多处骨折及手部软组织损伤。

### （二）临床表现及诊断

由于导致腕掌关节脱位的暴力常较强大，经常合并多处骨折，从而容易遗漏腕掌关节脱位的诊断，应引起广大骨科医生的注意。

临床上常有外伤病史，表现为腕部肿胀明显，而手的畸形不明显。腕背有明确的局限性的压痛点。X 线检查有助诊断，后前位片上腕掌关节面平行排列关系的丧失提示存在这种损伤。必要时行 CT 检查。

腕掌关节脱位可合并指伸肌腱损伤、正中神经损伤，第五腕掌关节脱位可合并尺神经损伤，并有可能出现血循环障碍，在进行诊断时应特别注意。

### （三）治疗

腕掌关节脱位如能早期发现，手法复位比较容易；为防止出现再脱位，常需要克氏针固定。对闭合复位失败者，Lawlis 与 Gunther 提倡的切开复位与克氏针固定十分有用，他们报道了 15 例切开复位内固定的患者，平均随访 6.5 年，13 例疗效佳；他们认为这种方法优于闭合复位和经皮穿针固定，因为它既可以获得较好的复位，又避免了钉住肌腱。如脱位发现较晚，则需要切开复位，有时必须切除掌骨近端，融合腕掌关节。

# 第四节　掌骨骨折

### （一）应用解剖及发病机制

掌骨为小管状骨，有 5 块，每块分底、体、头 3 部分。

1. 底

为近侧端的膨大，其近侧面与远侧列腕骨相关节，构成腕掌关节，但关节面不相一致，第 1、第 3、第 5 掌骨仅与一个腕骨相接，第 2 掌骨与大、小多角骨和头状骨相接，第 4 掌骨与头状骨和钩骨相接，因此，头状骨有与 2～4 掌骨相接的关节面。第 1 掌骨底呈鞍状，与大多角骨形成拇指腕掌关节。掌骨底两侧则与相邻掌骨底相接，形成掌骨间关节，但第 1 掌骨除外。

2. 体

横断面呈三角形，前缘分前内侧面和前外侧面，第 2、第 4、第 5 掌骨前缘有骨间掌侧肌附着，第 3 掌骨前缘有拇收肌横头附着，5 个掌骨体的毗邻缘有骨间背侧肌附着。掌骨体较细，受到剧烈冲击后有时可引起骨折，由于屈肌力量强大，骨折片常向背侧成角。

3. 头

圆形，其球形关节面与近节指骨底相接，成掌指关节。关节面大部分位于掌侧，小部分位于背侧，关节面前后方向的凸度较横向方向凸度为大。当掌指关节屈曲时，近节指骨底滑向前方，掌骨头则露于外方，于体表可触及。

5 个掌骨形状大小稍有差异。第 1 掌骨最短最粗，掌面凹陷，由一嵴分内外两面。外侧面较大，有拇指对掌肌附着；内侧面较小，可见滋养孔。背面宽广平滑。底为鞍状关节，外侧有小结节，有拇长展肌附着，内侧粗糙，有拇短屈肌附着。头的曲度较其他掌骨小，但横径最大，头掌面两侧，各有一隆起的关节面，与拇指的 2 个籽骨相接。

第 2 掌骨最长，底有 3 个关节面，分别与大、小多角骨和头状骨相接。底背侧面粗糙，有桡侧腕长、短伸肌附着；掌侧面有结节或嵴，有桡侧腕屈肌附着。体呈三棱柱状，稍弯向背侧。第3掌骨稍短于第2掌骨，底与头状骨相接，掌侧面粗糙，有拇收肌斜头和桡侧腕屈肌附着，背侧面有桡侧腕短伸肌附着。第4掌骨较短而细，底较窄，有二关节面与头状骨和钩骨相接。体较细，有3个骨间肌附着，外侧面有滋养孔。第5掌骨细而短，底关节面呈鞍状，与钩骨相接，掌面粗糙，有豆掌韧带附着，底的内面有一结节，有尺侧腕伸肌附着。

手的活动，作用力多集中在第1～3掌骨，第2掌骨的力量可经大多角骨、舟骨传递至桡骨，第3掌骨的力量可经头状骨、月骨传递至桡骨，而第4、第5掌骨的力量仅借头状骨经月骨间接传递至桡骨。掌骨的发育与上述功能有关。

掌骨骨折，可分掌骨头骨折、掌骨颈骨折、掌骨干骨折和掌骨基底骨折。其中，掌骨颈、掌骨干骨折最多见。

（1）掌骨头骨折：多为直接暴力所致，如握掌时掌骨头与物体的直接撞击等。但也有一部分骨折源于挤压伤、切割伤和扭转暴力。第2、第5掌骨头骨折发生率远远高于第3、第4掌骨，原因可能是它们位于手的边缘更容易遭受暴力作用。

（2）掌骨颈骨折：多发生在第5掌骨，其次是第2掌骨。多为作用于掌骨头的纵向暴力所致。掌骨头通常有近节指骨遮掩和保护，很少承受纵向暴力，但在手指屈曲呈握拳状后掌骨头凸出成为手的最远端，则易于遭受纵向暴力，导致颈部骨折。掌骨颈骨折很少出现侧方移位，但多有背向成角移位—掌侧皮质嵌插，远侧骨折段向掌侧弯曲。背向成角移位，若未矫正，凸向掌侧的掌骨头日后会在手握物时产生明显的不适感，握拳时手背侧掌骨头的隆凸也会因此而减小或消失。成角移位越大，不适症状越突出。

（3）掌骨干骨折：多发生于第3、第4掌骨，有横形、斜形、螺旋和粉碎骨折之分，可呈现短缩、背向成角和旋转移位。严重的短缩畸形可使手指屈、伸肌和骨间肌张力失调，影响手指伸直。背向成角畸形虽然对手功能影响不大，但有碍手背外观，有时也可引发肌腱自发性断裂，往往需要二次手术修整。旋转畸形可变更手指运动方向，妨碍手指屈曲握拳。

横形骨折：多为直接暴力所致。因骨间肌作用，骨折通常呈现背向成角移位；斜形、螺旋形骨折：多为扭转暴力所致。短缩、旋转与成角移位并存，但前二种移位更显著。第3、第4掌骨干的斜形骨折，由于掌骨头深横韧带的牵制，短缩移位相对较轻。而第2、第5掌骨的短缩则相对较重，并常有明显的旋转移位。粉碎性骨折：常发生于挤压伤或贯通伤之后，多并发严重的软组织损伤。

（4）掌骨基底骨折：多由挤压等直接暴力所致。很少有侧方和短缩移位，但可有旋转移位发生。

**（二）临床表现及诊断**

局部可有肿胀、疼痛、压痛或畸形，关节运动受限。正、侧、斜位平片摄影检查通常可显示骨折线的走行，但对于隐匿性骨折还需行体层摄影或CT检查。

**（三）治疗**

第4、第5掌骨与头状骨、钩骨的连接较松弛，腕掌关节屈－伸运动幅度可达15°～30°，对颈部背向成角畸形所造成的手握物功能障碍有缓解作用。所以，小于40°的第4、第5掌骨颈背向成角对手握物功能常无明显妨碍。骨折如果稳定，可无须复位，仅予以无名指、小指及腕掌侧石膏托固定：取腕关节功能位、掌指关节50°～60°屈曲位、指间关节功能位即可。4周后，去除外固定物开始功能锻炼。第2、第3掌骨颈的背向成角移位应及时矫正，因为它们与远排腕骨连接紧密、彼此间无运动存在，无法缓解由成角畸形所引发的不适症状。

掌骨干骨折通常最好采用闭合方法治疗，如有多个掌骨骨折且伴有开放性软组织创伤时，则有内固定指征。复位时，矫正旋转移位最为重要。在骨折处穿入克氏针，从掌骨底的皮肤钻出；钻孔时将克氏针压成凸向掌侧的弓形，保持腕关节屈曲位，以便克氏针从腕背侧穿出。然后，将骨折复位，克氏针逆向钻入骨折远侧段，针尖在掌指关节近端停止。在皮下剪断克氏针近端。用夹板将腕关节固定于伸直位。掌骨颈骨折如果需要切开复位，也可采用类似的治疗方法。

适用于少数掌骨干骨折的另一个方法是经皮穿针。将掌指关节极度屈曲，用一根1.5 mm克氏针穿入掌骨头，达到骨折处。在C型臂机的协助下，通过手压和手法调整克氏针，将骨折复位，如刚才所述将克氏针从腕背侧穿出。回抽克氏针，使其远端恰好位于掌指关节近侧。

掌骨干斜行骨折，如果骨折长度相对于掌骨干直径的2倍，可采用骨折块间螺钉固定。其优点包括剥离骨膜少和内固定凸起减少。建议保护骨折处6周。由于骨折达到解剖复位，X线片上通常看不到骨折愈合的征象。

许多掌骨头关节内骨折需要切开复位与内固定，特别是在关节面移位、产生关节不匹配时。这些情况应该采用克氏针固定。有时，这些骨折可导致移位骨折块的缺血性坏死。在急性掌骨骨折中，钢板与螺丝钉的使用虽然有限，为了对每个具体患者的治疗做出合理的判断，医生应熟悉该项技术，并有相应的器械。然而，据报道这种治疗方法的并发症发生率高达42%。

1. 切开复位与钢板固定

根据Hastings的观点，掌骨钢板固定的指征为：①多发性骨折，可见到明显移位或伴有软组织损伤。②移位的横形、短斜形或短螺旋形骨折。③关节内和关节周围粉碎性骨折。④粉碎性骨折伴有缩短和（或）旋转畸形。⑤伴有骨质丢失或节段性骨缺损的骨折。

钢板固定需要复位，用克氏针或复位钳临时固定后，再使用钢板。暴露骨折面，以便解剖复位。与较易显露边缘的第2、第5掌骨相比，在第3、第4掌骨用复位钳临时固定则比较困难。在大多数情况下，现有的复位钳不适合将钢板夹持至骨折近端与远端进行临时固定。可由一位助手维持复位，选好的钢板根据掌骨背侧塑型。通过靠近骨折部的一个螺丝孔固定钢板，维持复位，再在骨折对侧第一个螺丝孔固定。

对横形骨折来说，当掌侧皮质支撑恢复后，将钢板用作背侧张力带钢板较为理想。采用2.7 mm的动力性加压钢板（DCP）可达到良好的跨骨折线的加压效果；在稳定性骨折中，常用不太大的1/4管状钢板，也可通过偏心放置螺丝钉获得一定的加压。用3个手指的力量转动螺丝刀，最终拧紧这2个螺丝钉。拧入剩余的螺丝钉。

若要发挥张力带的作用，钢板必须准确地与掌骨背侧弓相匹配，或者稍超过，以便恢复前皮质支撑。如果没有前部皮质的支撑，钢板将会变弯和疲劳。有效地恢复前皮质支撑后，可保护钢板避免承受弯应力，而主要承受拉应力。短斜形和螺旋形骨折可使用骨折断端间的螺丝钉予以稳定，然后使用一个背侧钢板中和旋转应力。在使用"T"形或斜"L"形钢板时，应先固定钢板的侧臂或双臂，因为在侧臂（或双臂）中的螺丝钉将其下的骨折片向上牵拉至钢板时，可出现旋转畸形。对于关节内骨折，用1枚与钢板分开且垂直于骨折面的螺丝钉把2个关节骨折块拉到一起。可替代的方法是，在钢板的"T"形或"L"形部分的2枚螺钉可远离骨折部偏心置入，通过最终拧紧螺丝钉令两个骨折端加压。对于掌骨远端干骺端骨折，背侧钢板可能影响伸肌装置，使用2 mm髁钢板，放置于桡背侧或尺背侧，穿过副韧带起点的背侧结节，可有效地避免这种影响。

使用钢板固定掌骨骨折时，在骨折的远侧和近侧，螺丝钉都应至少穿过4层骨皮质。钢板的选择必须根据具体情况而定。需要使用中和钢板固定的短斜形或螺旋形骨折，可用1个1/4管状钢板和2.7 mm动力性加压钢板或1个1/3管状钢板固定，后者需要使用3.5 mm螺丝钉，这种支撑钢板需要避免载荷并进行早期骨移植。

2. 切开复位与螺丝钉固定

在长斜形或螺旋形骨折以及移位的关节内骨折累及25%以上关节面者，可行单纯螺丝钉固定。

在局部血肿和软组织清创后，进行骨折复位。局限性骨膜剥离1 mm或2 mm，足以保证解剖复位。用复位钳或克氏针临时固定，根据骨折的解剖特点决定螺丝钉放置的位置。只有当螺丝钉与骨长轴成90°时才能最好地对抗使掌骨变形和缩短的轴向压力。与骨折面成90°置放的螺丝钉可良好地对抗扭应力。抵抗轴向及扭转载荷的最佳折中方法是将螺丝钉置于一个角的平分线上，该角的一条边与骨折面成90°，另一条边与骨长轴成90°。骨折尖端附近的螺丝钉放置必须准确，以确保螺纹固定于皮质并避免皮质裂开。

2 mm螺丝钉适用于掌骨干骨折，而2.7 mm螺丝钉对干骺端骨折更好。将螺丝钉头沉入骨质不仅能更好地分布载荷，还可消除螺丝钉头的突起。利用螺纹合适地抓持住远侧骨皮质，并可在近侧骨皮质的扩大钻孔内滑动，螺丝钉的扭转载荷可转化成轴向载荷，从而将2个骨折面加压在一起。掌骨头骨折通常可用1枚螺丝钉固定，而干骺端和骨干的骨折至少需要2枚螺丝钉固定。当骨折线长度是骨干直径的

2 倍时，单纯使用 2 枚或多枚螺丝钉即可达到稳固的固定。由于单纯螺丝钉固定不能提供足够的跨过短骨折线的旋转稳定性，所以应加用中和钢板或外固定。

3. 微型髁钢板固定

Buchler 与 Fischer 建议采用微型髁钢板治疗掌骨和指骨的关节周围损伤。手术指征有 5 个：①急性骨折伴有部分或完全性屈肌腱断裂，需要一期肌腱缝合和术后早期活动者；伴有部分或完全性伸肌腱损伤，这些肌腱的功能尚好或需要修复，以承受早期张力性载荷者；伴有关节周围的损伤，由于其伴随软组织损伤的严重性和损伤部位，很可能发生关节僵硬者。②断指再植。③指骨或掌骨的干骺端截骨，特别是伴有关节囊切开或肌腱松解术时。④手指重建（骨成形、带蒂移植、游离复合组织转移）需要稳定的骨骼固定时。⑤关节融合术。禁忌证有 3 个：①未闭合的骺板附近。②关节骨折块窄于 6 mm 时禁用 2 mm 钢板，窄于 5 mm 时禁用 1.5 mm 钢板。③髁刃及螺丝钉将进入关节内，但进入掌骨头的背侧隐窝除外。

# 第五节　近侧指间关节骨折脱位及韧带损伤

## （一）应用解剖及发病机制

近侧指间关节是由指骨基底、指骨头、掌板、侧副韧带、副侧副韧带及关节囊组成。指骨头较扁，呈滑车状 – 关面中央为凹陷的纵沟，两侧为隆起的髁突。基底宽大，位于指骨的近端，有两个凹状关节面。指间关节接近合页式关节，只有掌、背向的屈 – 伸运动而无侧方偏斜运动，结构上比掌指关节稳定。

关节掌侧有掌板、背侧有薄的关节囊、侧方有侧副韧带和副侧副韧带包绕。侧副韧带呈索条状，起自指骨头两侧的小凹内，止在远侧指骨基底的掌侧方，走行方向与指骨纵轴近乎平行。副侧副韧带位于侧副韧带的近侧，也起自指骨头小凹内，随后向掌侧辐射，止于掌板两侧的边缘部。掌板分软骨和膜两部分，软骨部位于远侧，起自远侧指骨基底关节面的掌侧边缘，然后向近侧延伸并转换为膜状体，止于掌骨颈的掌侧。由于指间关节凸轮作用不明显，侧副韧带的松紧变化并不显著。屈曲时，整个侧副韧带紧张，伸直时其掌侧部分仍保持紧张状态不变。

指间关节屈 – 伸运动幅度较大，远侧指间关节通常为 0° ～ 90°、近侧指间关节 0° ～ 110°。有些可过伸 20° 或更多。

常见的有侧副韧带损伤、近侧指间关节脱位及近侧指间关节背侧骨折 – 脱位等。

1. 侧副韧带损伤

又称侧方脱位。多由手指内收或外展的侧方暴力所致，受伤时手指多为伸直位。桡侧副韧带损伤更多见。侧副韧带损伤包括断裂和附着部的撕脱，后者常常并发有指骨头或基底的撕脱骨折。时间少于 3 周的为急性损伤，超过 3 周的为慢性损伤。侧副韧带损伤在早期易被忽略，混同于一般的扭伤，未能及时制动，直至变为慢性损伤。

2. 近侧指间关节脱位

分背侧、掌侧和旋转性脱位 3 种。

（1）背侧脱位：又称掌板损伤，较常见。但就诊时脱位常常已为患者自己或旁人所复位，医生很少有机会亲眼见到脱位状况，只能根据患者的陈述以及关节掌侧肿胀压痛，背伸幅度大于健侧对应指的体征来再进行判断。有些掌板损伤也可无急性脱位的经历，背伸暴力史及过伸体征为诊断的主要依据。近侧指间关节背侧脱位多由背伸暴力所致，虽不一定有侧副韧带断裂，但肯定有掌板损伤。掌板损伤，既可以是膜与软骨部结合处的断裂，也可以是掌板在中节指骨掌侧基底附着点的撕脱，后者有时伴有小片撕脱骨折。掌板撕脱所带有的骨折块很小也很少移位，与中节指骨掌侧基底骨折有明显的不同，后者常常超过基底关节面的 1/3，关节在复位之后也不稳定。

（2）掌侧脱位：较少见。常并发有指伸肌腱中央腱损伤。有时，掌侧脱位在就诊前就已复位，若鉴定不清，很可能会按常见的背侧脱位进行治疗，将关节固定在屈曲位。这势必会导致中央腱愈合不良和钮孔畸形的发生，增加患者的痛苦。因此，当不能肯定原发脱位方向时，应仔细地询问病史和寻找有诊断意义的体征。体检最好是在指神经阻滞麻醉下进行，以免因患者惧痛而使检查结果不准确。

（3）旋转脱位：由旋转暴力所致，近节指骨头一侧髁突由指伸肌腱中央腱与侧腱之间的裂隙中凸出来。侧位平片可见中节与近节指骨的影像不一致，一个为侧位轮廓，一个为斜位。

3. 近侧指间关节背侧骨折 – 脱位

多由挤压伤所致，表现为中节指骨掌侧基底骨折，骨折块大于基底关节面1/3，中节指骨向背侧脱位。

### （二）临床表现及诊断

伤后被动桡偏或尺偏关节时疼痛加剧。关节肿痛及压痛最明显处常与损伤部位一致，背侧为指伸肌腱中央腱，掌侧为掌板，侧方为侧副韧带和副侧副韧带。中央腱完全断裂后，近侧指间关节被动伸直存在而主动地抗阻力背伸运动丧失。侧副韧带有损伤，桡偏或尺偏外力可使关节呈现明显的侧方偏斜。施加外力拍摄的平片可见损伤侧的关节间隙明显加宽。近侧指间关节被动过伸角度的增加常与掌板撕裂有关。上述检查有时会因患者惧痛不合作而难于做到，可给予指根麻醉后再实施。侧副韧带慢性损伤最突出的表现为关节不稳定和梭形肿胀。前者为韧带断裂或张力衰减所致，后者为韧带损伤与修复过程交替进行、结缔组织增生的结果。关节运动幅度正常或有不同程度的减少。长期的关节不稳定可导致关节软骨损伤和创伤性关节炎。

### （三）治疗

1. 侧副韧带损伤

急性不全性断裂，压痛局限，关节无侧方不稳和异常过伸，可予以非手术治疗：用弹力束带或尼龙搭扣将伤指与相邻的健指束缚一起，利用健指制动伤指。4 ~ 5周后可开始主动屈伸活动，但不要承重和侧方扳弄手指，以免造成韧带松弛或再次断裂。只要制动时间够长，损伤可完全愈合，关节运动及稳定恢复如初，但关节肿胀，疼痛则要3 ~ 4个月的时间才能完全消退，有时关节会因结缔组织增生而遗留胖大的外观。这些应在治疗前向患者阐述清楚，以免日后有不必要的误解。

急性完全性断裂，关节肿痛，侧方偏斜或过伸运动显著者，宜施手术缝合和修复断裂的韧带。在日常生活中，食指、中指、无名指近侧指间关节的桡侧韧带常常是处于尺偏外力作用之下，而小指的尺侧韧带则是处在桡偏外力作用之下，损伤后应及早手术治疗，以免遗留韧带松弛和关节不稳定。术后处理与不完全性断裂相同。

陈旧的完全性断裂，由治疗不当或未经治疗的急性断裂迁延而来，断裂的韧带不愈合或愈合不良——长度增加、张力下降、关节不稳定，可手术治疗。切除韧带断端间瘢痕或一部分组织，然后做"8"字缝合，以便韧带愈合并恢复原有的张力。术后用石膏托固定4 ~ 5周，然后开始活动。有创伤性关节炎者，以行关节融合为妥。

2. 近侧指间关节脱位

大多数指间关节脱位为背侧脱位，常可由患者自己或旁观者即刻复位。副韧带通常不会断裂，这为闭合复位后早期保护下关节活动度锻炼提供了适当的稳定性。如果年轻患者的一侧或两侧副韧带完全断裂且关节不稳定，应给予修复，特别是韧带断裂发生在食指的桡侧者。如果关节不稳定并伴有持续性背侧半脱位，可将关节穿针固定在屈曲20°位2 ~ 3周；也可以仅仅将针作为背侧阻挡，允许关节早期屈曲活动。

近侧指间关节的掌侧脱位与背侧脱位不同，常不能通过闭合方法复位。近节指骨头周围侧束的嵌顿可妨碍复位，因此可能需要切开复位。闭合复位后出现的不同心运动，通常是由骨与软组织嵌入引起的，也需行切开复位。

由急性创伤或重建手术造成的关节不稳可采用多种小型动力性外固定器治疗。这些外固定器在维持关节复位的同时允许关节早期活动。

## 第六节　远侧指间关节脱位

### （一）应用解剖及发病机制

远侧指间关节的解剖基本与近侧节指间关节的解剖相同，都属于轴性滑车关节。关节囊松弛而薄，囊周围借掌板韧带、副韧带和侧副韧带增强。

手指远侧指间关节及拇指指间关节单纯脱位并不多见，即使出现，也常是背侧脱位，并伴有开发性伤口。但关节骨折－脱位较常见，如并发远节指骨背侧基底撕脱骨折的掌侧脱位和并发掌侧基底撕脱骨折的背侧脱位。

### （二）临床表现及诊断

受伤后即会出现患指局部疼痛，压痛明显，可有关节不稳。X 线摄片可发现关节脱位。

### （三）治疗

新鲜脱位可闭合复位—纵向牵引和向掌侧推挤远节指骨，然后用铝托固定 3 周即可。有时，从指骨颈撕下的掌板、拇长屈肌腱及骨折块可嵌塞在骨端之间阻碍复位，需行切开复位。如果是开放性脱位，应修复所有损伤的结构。

超过 10 天的脱位，由于周围软组织挛缩，闭合复位往往难于成功，切开复位为首选的治疗方法。关节脱位时间越久，软组织挛缩就越严重，手术的范围也越广泛，复位后关节易于出现不稳定，运动功能恢复远不如新鲜脱位。手术通常采用关节背侧入路，其视野大，操作也较容易。如果术中发现关节软骨面已有广泛破坏，就及时改做关节融合。

# 第七节　近节及中节指骨骨折

### （一）应用解剖及发病机制

每节指骨分底、体、头三部。底宽阔，有卵圆形凹陷的关节面；体较细，掌面平坦凹陷，做成骨纤维性管的一部，背面凸隆，为指背腱膜所覆盖；头较窄，呈滑车状，关节面有两个小髁，中为凹沟。

近节指骨最长，底与掌骨头构成掌指关节，体横断面呈半月形，掌面平坦，其边缘有指浅屈肌腱附着，头与中节指骨底形成近侧指间关节。中节指骨较短而细，底有两个凹陷的关节而以小嵴相隔，与近节指骨头相接，体掌面两侧微凹，有指浅屈肌腱附着，头较近节指骨小，与远节指骨相接。指骨头两侧的小凹为侧副韧带、副侧副韧带的起点，骨干中部掌面为指浅屈肌腱附着处，基底的掌、背及侧面分别有掌板、指伸肌腱的中央腱和侧副韧带附着。直接、间接和旋转的暴力均可造成指骨骨折。指骨骨折，根据部位可分头、颈、干和基底骨折 4 类。

（1）指骨头骨折：多为体育竞技中的暴力所致。

（2）指骨颈骨折：为短斜形或横形骨折，常有短缩和成角移位。

（3）指骨干骨折：多由直接暴力所致，如压砸伤和挤压伤，并有横形、斜形、螺旋和粉碎之分。

（4）指骨基底骨折：较指骨头骨折少见。为背伸暴力或由指端传导的纵向暴力所致。

### （二）临床表现及诊断

指受伤后即出现疼痛、肿胀，有移位时出现畸形、功能障碍。检查有压痛，有时触及骨擦感。X 线摄片可以明确。

### （三）治疗

治疗指骨骨折应力求解剖复位，严禁有旋转、侧方成角大于 10° 的掌背向成角移位。前两种移位可变更手指正常屈伸运动轨迹，使其在屈曲时与相邻手指发生推挤或叠摞，妨碍其他手指屈曲功能的发挥；后一种则会破坏骨与肌腱间平滑的接触面，增大肌腱滑动摩擦阻力，诱发肌腱断裂。

正常手指在屈曲时，手指长轴的延长线指向腕骨。在复位固定时，可被动屈曲手指，观察其指向，以此来判断旋转或侧方成角移位是否得到矫正。有时，也可利用相邻的健指来固定患指，帮助矫正并防止上述移位的复发。

当骨折为多发或开放时，应采用纵向或斜向克氏针固定。治疗这些骨折时，可采用背外侧纵向切口；对于近节指骨骨折，采用指骨背侧切口。后者呈"S"形，从掌指关节延伸至近侧指间关节。显露伸肌腱，在其中央纵向切开；向两侧牵开，显露骨折部位。直视下，将一根克氏针钻入骨折远端，骨折复位后，逆行钻入骨折近端。应仔细矫正任何旋转畸形，但可以接受一些短缩畸形。修复伸肌腱。将手指固定于功能位，腕关节固定于伸直位。

　　有时，可通过闭合复位及克氏针经皮穿过骨折线治疗中节或近节指骨的斜形不稳定骨折。应将克氏针从外侧正中穿入，以免损伤伸肌腱腱帽和屈肌腱。用夹板固定手指2～3周；在保护下，允许早期运动练习。3～4周时拆除克氏针。

　　近节指骨的四周几乎均有肌腱存在，骨折之后更易出现肌腱粘连和运动障碍。手术治疗近节指骨骨折，应避免将内固定物穿经和留置在肌腱内，同时也尽可能不使用钢板作固定；前者可妨碍肌腱滑动，影响术后的功能锻炼，后者则会因广泛剥离而加重肌腱粘连。Belsky 与 Eaton 介绍了一种治疗多发性近节指骨骨折的有效穿针技术。指骨骨折复位后，维持位置，掌指关节屈曲至90°，将一根克氏针从掌骨头背侧钻入，穿过掌指关节，沿髓腔越过骨折部位。克氏针勿穿过近侧指间关节，应将克氏针近端暴露于皮外，以便3～4周时拔除。某些近节指骨底的关节内骨折可能需要切开复位和内固定。如果关节面必须接近解剖复位并希望早期活动，可优先选择螺丝钉固定。有些近节指骨的开放性或严重粉碎性骨折，不适合采用传统方法进行内固定。在这些情况下，采用微型外固定器进行外固定，或采用 Milford 所建议的经皮横向穿入克氏针连接聚甲基丙烯酸甲酯进行外固定可能是适宜的方法。矫形器械安装完毕后，可对骨折部做最后的调整。

# 第八节　远节指骨骨折

### （一）应用解剖及发病机制

　　远节指骨是手与外界接触最频繁的部位，损伤概率远远高于手的其他部位。

　　远节指骨最小，底与中节指骨头相关节，底掌面微凹，有指深屈肌止点附着，头掌面有蹄形铁转子，称远节指骨转子。指骨基底掌侧有指深屈肌腱和掌板附着，背侧为伸指肌腱终腱止点，侧方有侧副韧带附着，骨折大多为撕脱性骨折。指骨干和甲转子背面为甲床和甲板覆盖，掌面由致密的纤维束与皮肤相连，彼此连接紧密，互为依托，可减少骨折移位的发生。但这也常使远节手指软组织间隙因骨折出血而明显增加压力，伤后多有跳动性剧痛。远节指骨骨折可分为甲转子骨折、骨干骨折和基底骨折。

　　（1）甲转子骨折：多由压砸伤所致，或横形或纵形，但以粉碎骨折居多。

　　（2）骨干骨折：也多由压砸和挤压致伤，但常为开放性损伤，有横形、纵形和粉碎之分。由于缺少肌腱附着，又有甲板支托，骨干骨折一般无明显的移位。

　　（3）基底骨折：有关节外和关节内之分，前者常因压砸和挤压等直接暴力所致，后者多源于间接暴力。

### （二）临床表现及诊断

　　指受伤后即出现疼痛、肿胀，有移位时出现畸形、功能障碍。还常伴有甲床裂伤和甲根翘出、甲下积血等。基底关节内背侧骨折时，由于伸肌腱止点撕脱骨折，常可呈现锤状指畸形。检查有压痛，有时触及骨擦感。X线摄片可以明确。

### （三）治疗

　　远节指骨骨折通常由挤压损伤引起，因此常呈粉碎性，仅需夹板固定。治疗主要是针对伴随的软组织损伤，如甲床撕裂。若存在环形损伤使指尖几乎完全离断时，在软组织愈合过程中，克氏针对维持骨架结构具有价值。骨折后指尖长时间触痛和感觉减退是由损伤软组织而非骨折引起的。

　　远节指骨骨折时常并发甲下血肿，可冷敷以减少出血和缓解疼痛。但如果指腹张力大、疼痛剧烈，则可用烧红的钝针（如缝衣针的尾端）在甲板上灼出1个或2个孔洞，引流积血，由此来降低张力，缓解疼痛。此术最好是在伤后48 h以内进行，以免血液凝固影响疗效。

　　骨骺未闭的青少年与儿童，其关节外基底骨折常常表现为 Salter-Harris Ⅰ～Ⅱ型骺损伤，有时易误诊为指间关节脱位。它是一种间接暴力所致的损伤，并非像成人那样源于直接暴力。成人在间接暴力之后所呈现的损伤多为基底撕脱骨折或伸指肌腱断裂，而青少年及儿童则为骨骺损伤，原因是骺及骺板的抗张强底低于骨和肌腱。关节外骨骺损伤的治疗方法与成人相同，小于30°的掌或背向成角移位也可接受，无须解剖复位。固定时间为3～4周。

　　关节内基底骨折有时呈粉碎性，多为压砸伤或作用于指端的纵向暴力所致。骨折块通常很小，无法使用内固定。如骨折移位不大，可先予以闭合复位外固定，然后在 3 ～ 4 周时开始活动锻炼，利用中节指骨头完好的关节面重塑基底关节面。对于关节损伤严重者、骨折移位明显，尤其是中节指骨头也有骨折时，可行指间关节融合术。

# 第九节　掌指关节脱位及韧带损伤

## （一）应用解剖及发病机制

掌指关节由近节指骨基底、掌骨头、掌板、侧副韧带和副侧副韧带所组成，为双轴关节，具有屈 – 伸、内收 – 外展和一定量的回旋运动。其中，屈 – 伸运动度最大。

掌骨头近似球形体，为凸状关节面，与之相对的近节指骨基底则为凹状，曲率稍小于掌骨头关节面。侧副韧带及副韧带均位于掌骨头侧方，一同起自掌骨头背侧方的小凹内，然后斜行，分别止于近节指骨基底掌侧方和掌板侧方边缘。前者位于后者背侧，较强韧，呈索条状；后者较薄弱，呈片状，关节屈曲时可以皱起。掌板位于关节掌侧，远侧部较厚，为纤维软骨样组织所构成，附着在近节指骨基底侧缘；近侧部为疏松、柔软和有弹性的膜，止于掌骨颈的掌侧。掌板的膜部在关节过伸时伸长，屈曲时皱褶，以保证关节屈 – 伸运动不受限制。手指关节的掌板由掌骨深横韧带相互连接在一起。侧副韧带、副侧副韧带和掌板相互支持形成一个与掌骨头密切接触的"U"形结构体。它扩大了关节的运动范围，同时也为关节稳定提供了有力的支持。

横截面观，掌骨头背侧部的两侧凹陷，有侧副韧带和副侧副韧带附着，关节面较掌侧部窄。侧面观，掌骨头远侧关节面的曲率明显大于掌侧，掌骨头呈一偏心的轮廓，即远侧扁掌侧凸，这样，当关节屈 – 伸运动时侧副韧带就会承受一种凸轮效应：关节伸直时，韧带松弛，关节可有侧方偏斜及回旋运动；屈曲时韧带起、止点间距增大，韧带变长并紧张，上述运动几近消失。长期处在松弛状态，韧带会逐渐挛缩并限制关节屈曲运动。因此，掌指关节固定应取屈曲位，避免取伸直位。

掌指关节的稳定源于骨间肌、侧副韧带、副侧副韧带和掌板的支持。骨间肌为动态稳定结构，后三者为静态稳定结构。

掌指关节屈 – 伸运动幅度通常是 90° ～ 0°，可过伸 15° ～ 25°。但屈曲运动度，各指并不相同，其中小指最大，食指最小。

损伤可分为侧副韧带损伤和掌指关节背侧脱位。侧副韧带损伤：由迫使掌指关节过度偏斜的暴力所致。多发生于桡侧韧带。掌指关节背侧脱位：常由过伸暴力所致。掌板近端从掌骨颈部撕裂，近节指骨基底脱向掌骨头背侧。

## （二）临床表现及诊断

侧副韧带损伤：受伤局部有疼痛、肿胀和压痛，关节运动受限。屈曲掌指关节或侧方偏斜牵拉受伤韧带，可使疼痛加重。侧副韧带断裂后，掌指关节稳定性虽然会有减弱，但在骨间肌及屈、伸肌腱保持完整的情况下，无不稳定表现。平片上有时可见掌骨头或近节指骨基底有撕脱骨折，多无其他异常发现。关节造影可提示韧带损伤所在。

掌指关节脱位：脱位的关节通常只呈轻度的过伸畸形，伤指偏向一侧并较其他手指稍微突向背侧，近侧指间关节轻度屈曲。掌指关节掌侧皮肤与其下的掌腱膜有纤维束相连，脱位后可因掌腱膜紧张，牵拉手掌皮肤而呈现小的凹陷。正位平片可见掌指关节间隙消失，斜位片关节间隙明显加宽，籽骨位于间隙内。

## （三）治疗

1. 侧副韧带损伤

急性单纯损伤，可用石膏托将掌指关节固定在伸直位 3 周。若并发有较大的撕脱骨折块或骨折有 2 ～ 3 mm 移位，应予以切开复位，修复损伤的韧带 – 用克氏针或钢丝固定骨折，重建韧带止点，恢复其原有的张力。

急性韧带损伤，由于关节无明显不稳定，常被误诊为扭挫伤而延误治疗。晚期除了疼痛，还有无力感。在正规的非手术治疗 6 个月之后症状还无缓解，可行手术治疗。若发现侧副韧带从一端止点撕脱，且无明显短缩时，可用不锈钢丝做可抽出式缝合，将韧带缝合回原位。若韧带未断，但已被拉长变薄弱，可切除部分韧带，然后做端端缝合。若损伤韧带已严重瘢痕化，可彻底切除瘢痕以减轻疼痛。

2. 掌指关节背侧脱位

简单背侧脱位，检查时可见掌指关节 60°～90° 过伸位畸形。此时，屈曲腕关节和近侧指间关节，放松指屈肌腱，然后由背侧向远侧，掌侧推挤近节指骨基底，通常可使之复位。操作过程中，禁忌暴力和背向牵拉手指，以免关节面分离，掌板滑到掌骨头背侧时，变简单脱位为复杂性脱位。在阻滞麻醉下，肌张力降低，可提高闭合复位的成功率。复位后，用背侧石膏托将掌指关节固定在 50°～70° 屈曲位，2 周后开始活动锻炼。

对复杂性脱位很难做到闭合复位，因掌板随指骨一起背移嵌压在掌骨头背侧，阻碍近节指骨基底回到原位。尽管如此，复杂脱位还是应先试行闭合复位，只有当闭合复位失败之后才考虑切开复位。闭合复位的方法同上所述。切开复位多采用侧弧形切口，即沿脱位关节的远侧掌横纹做横行切开。但如果并发掌骨头骨折，还是行背侧弧形切口，以便在矫正脱位的同时能很方便地处理骨折。掌侧皮肤切开时，注意不要损伤手指神经 - 血管束，因为它们在脱位后可由掌骨头的侧方移至掌侧，与皮肤接近，稍有疏忽即会损伤。切开皮肤后，再切断掌浅横韧带（掌腱膜横纤维）做进一步的显露。如果脱位发生在食指，可见蚓状肌位于掌骨头的桡侧，指深、浅屈肌腱在尺侧。若为小指，掌骨头的桡侧则为指深、浅屈肌腱和蚓状肌，尺侧为小指展肌腱。牵开上述即可见到从近侧端撕裂的掌板移位嵌压在掌骨头背侧，其两侧与掌深横韧带（掌板间韧带）相连处也常呈现不全性撕裂。掌板的张力通常较大，很难直接将其撬拨回位。因此，当掌板两侧无撕裂或裂隙较小时，可纵行切断它与掌骨深横韧带的连接以减小张力，然后再用小拉钩将其牵拉到掌骨头的掌侧，此时脱位也会随之复位。术后用背侧石膏托或支具控制掌指关节，防止过伸即可，不需绝对制动。

晚期复杂脱位，处理较困难，常需通过 2 个背侧切口，切除关节侧副韧带。复位后，运动功能恢复也多不够满意。

# 第六章

# 腕部骨折与脱位

## 第一节　腕骨骨折

### 一、舟骨骨折

腕舟骨骨折是腕部最常见的骨折，发生率仅低于桡骨远端骨折。诊断常常被延误，可导致不愈合或畸形愈合，并会遗留关节运动功能障碍。

#### （一）病因

舟骨骨折可发生在 10 ~ 70 岁的任何人群中，但最常发生于年轻人。损伤机制为跌倒时手掌张开着地，导致腕关节过度伸展并轻度桡偏。在此情况下，腕舟骨极度背伸，近极为桡骨远端及桡舟头韧带钳制不能移动，远极为大、小多角骨及头状骨推挤向背侧移位，由此使舟骨掌侧承受张力，背侧承受压力。当负荷超出骨质强度时，舟骨会发生张力性骨折——掌侧最先断裂和分离，以后随外力的继续作用再向背侧扩展，直至舟骨完全断裂，17% 的患者合并有其他腕骨和前臂的骨折，包括经舟骨月骨周围脱位、大多角骨骨折、Bennett 骨折、月骨脱位和桡骨远端骨折。

#### （二）分类

舟骨骨折，根据损伤时限、稳定程度、骨折线走行方向及部位，有如下 5 种分类。

1. 新鲜与陈旧骨折

损伤时间不足 4 周的为新鲜骨折；超过 4 周但又短于 6 个月的为陈旧骨折。

2. 稳定与不稳定骨折

无移位或侧方移位幅度小于 1 mm 的骨折为稳定骨折；侧方移动超过 1 mm 的骨折，有背向成角移位的骨折、腕骨脱位的骨折为不稳定骨折。后者通常并发有严重的软组织损伤，诊治如有延误，容易出现不愈合和骨坏死，发生率高达 50%。

3. 水平斜形骨折、横形骨折、竖直斜形骨折、撕脱骨折和粉碎骨折

前 3 种骨折多发生于腰部，后 2 种骨折多见于结节部。水平斜形骨折时，骨折断面与关节纵轴垂直与舟骨纵轴交叉，承受的剪力小，因而较稳定，容易愈合。横形骨折的断面与关节纵轴交叉与舟骨纵轴垂直，存在剪力，愈合时间较长。竖直斜形骨折较少见，断面与关节纵轴近于平行，剪力甚大，稳定性差，易于出现移位、延迟愈合和不愈合。

4. 舟骨结节骨折、远侧 1/3 骨折、腰部骨折和近侧 1/3 骨折

结节骨折为关节外骨折。较少见，少有血供障碍而且也相对稳定，用石膏外固定多可获得满意的愈合。远侧 1/3 骨折多为横形骨折，通常可如期愈合。腰部骨折最多见，占舟骨骨折的 40% ~ 80%，有骨折不

愈合、延迟愈合、近侧骨折段坏死、骨折畸形愈合等并发症。近侧 1/3 骨折，由于近侧断段缺少血液供应，不愈合和骨坏死率高于前几种骨折。

5. 完全与不完全骨折

后者较少见，预后良好。

（三）临床表现

患者通常为青壮年男性，多为腕关节强力伸的外伤。关节桡侧肿痛，解剖鼻烟窝变浅，运动幅度减小或正常，舟骨结节或解剖鼻烟窝有局限性压痛。纵向挤压拇指有时可诱发骨折部位疼痛。

（四）X 线所见

舟骨骨折最后诊断需靠 X 线影像学检查。其中，舟骨位、标准正、侧位和后前斜位 X 线平片摄影为常规检查。标准正、侧位片骨影重叠，单独用于诊断舟骨骨折有困难，但因体位较恒定，投影重复性好，对诊断舟骨结节骨折、桡尺骨远端骨折等合并损伤来说，是必不可少的。

临床症状明显，而 X 线片未见骨折者，可行 CT、MRI 等检查，或先按骨折处理，予以石膏固定，伤后第 2、第 4 周复查平片、CT 或 MRI，由于断端骨质吸收，骨折线往往清晰可见。骨折一旦确诊，即将石膏换成管形，直到骨折愈合。第 2 周复查无异常，需继续制动，直至第 4 周复查无异常发现，方可拆除石膏行功能锻炼。

（五）治疗

1. 无移位的稳定性舟骨骨折

对于不伴有其他骨和韧带损伤的急性无移位的稳定性舟骨骨折或者是小儿舟骨骨折，非手术治疗通常能够成功。如能获得早期诊断，这种骨折预后较好。使用前臂管形石膏，从近侧的肘下至远侧的拇指指甲根部和手掌近侧横纹拇指"人"字形石膏固定；腕关节保持桡偏和中立屈曲位；拇指保持功能位，手指在掌指关节以远，允许自由活动。应用非手术的石膏管形技术，10 ～ 12 周内骨折愈合率可达 90% ～ 95%。预期舟骨腰部及远侧骨折比近极骨折愈合快。在此期间，通过 X 线片观察骨折愈合情况。如果骨折段发生塌陷或成角，通常需要手术治疗。如果无移位的舟骨骨折的诊断被延误数周，治疗应以石膏管形固定开始。30 周左右仍没有新的愈合征象或愈合不明显，应考虑手术治疗。

2. 移位的不稳定性舟骨骨折

对于移位的不稳定性舟骨骨折，如果在前后位或斜位 X 线片上骨折块错位超过 1 mm，或者月头角超过 15°，或在侧位上舟月角超过 45°（范围为 30°～ 60°），则需要选择另外的治疗方案。判断移位的其他标准包括侧位舟骨内角大于 45°，前后位舟骨内角小于 35° 和高长比 ≥ 0.65。由于月头角和舟月角的角度范围可有变异，因此对侧腕关节的对照 X 线片会有帮助。开始可以尝试纵向牵引和轻微向桡侧压迫腕骨进行复位，如果复位成功，经皮空心螺钉或穿针固定用长臂拇指"人"字形石膏固定即可，否则，需要切开复位和内固定。

对于新鲜的舟骨移位或不稳定性骨折，最佳固定方法的选择取决于医生的经验和可以利用的设备。一些骨折使用克氏针即可获得满意的内固定。应用 AO 空心螺钉和 Herbert 空心螺钉各具优点。Herbert 螺钉的优点包括：①缩短外固定时间。②提供相对有力的内固定。③在骨折处加压。另外，由于无头的螺钉要位于骨表面下，通常不用取出螺钉，这些螺钉可以和植骨块一同应用以矫形舟骨成角畸形。需要特殊的导向固定器和较高的手术技术。禁忌证包括：①舟骨近极出现缺血性碎裂。②广泛性创伤或骨关节炎涉及邻近腕骨及桡骨关节面。③显著的腕骨塌陷。

急性有移位的舟骨骨折的切开复位内固定：通常采用 Russe 掌侧入路。在腕横纹近侧 3 ～ 4 cm 处沿桡侧腕屈肌腱向远侧做纵向切口，至腕横纹时转向关节桡侧；保护好位于皮下的桡神经浅支，打开腱鞘将肌腱牵向尺侧、桡动脉牵向桡侧；背伸和尺偏腕关节，沿舟骨纵轴切开桡腕关节掌侧关节囊，显露骨折及远、近断端。检查骨折情况，决定是否需要植骨。如果骨折粉碎严重，尤其是位于掌侧者，且舟骨骨折处有成角，则取髂骨块植骨。复位骨折并用克氏针或螺钉（如空心螺钉）固定，注意避免旋转和成角畸形。如果使用空心器械，要确保导丝位于近极和远极的中心。此时使用 C 型臂机透视有所帮助。获得稳定的复位和固定后，通过透视图像或拍摄 X 线片检查了解对位和对线情况以及内固定的位置，放松气囊止血带并彻底止血。根据需要设置引流，用不吸收缝线或长时间吸收的缝线闭合腕关节囊。关闭皮肤切口，长臂管型石膏固定。术后处理：2 周后拆线，更换管型石膏。用长臂拇指"人"字石膏继续固定，共计 6～8 周。如果使用克氏针，6～8 周取出。由螺钉固定可永久保留在位，除非出现压痛或螺钉松动。6～8 周后换用短臂拇指"人"字石膏管形固定，此管形固定每月更换，直至 6～8 个月。X 线检查如发现愈合进展，改用短臂拇指"人"字支具固定，直到骨折确切愈合。如果难以确定骨折是否愈合，可进行 CT 检查。在整个康复期间，应鼓励患者运动手指、拇指和肩部，除去石膏管形后，逐渐增加腕和肘部的活动，继之进行力量训练。

3. 舟骨骨折不愈合

舟骨骨折不愈合的影响因素包括诊断被延误、移动明显、合并其他腕骨损伤和血供受损。临床表现有：关节桡侧疼痛、运动受限、握力下降等症状。X 线检查可见骨折间隙加宽、断端边缘萎缩和硬化、附近骨质内有囊性变，骨折背向成角移位。

治疗舟骨骨折不愈合手术方法有：①桡骨茎突切除术；②近侧骨折块、远侧骨折块和罕见的整个舟骨切除术；③近侧列腕骨切除术；④传统的植骨术；⑤带血管的骨移植；⑥部分或全部腕关节融合术。

（1）植骨术：业已证明，松质骨植骨治疗舟骨骨折不愈合是一种可靠的方法，骨折愈合率 80%～97%。最适用没有短缩或成角的舟骨不愈合。手术方法：患者仰卧位，臂丛麻醉，准备伤肢和一侧髂骨以备需要时取骨。上止血带，在腕关节掌侧做长 3～4 cm 的纵切口，切口靠近桡侧腕屈肌腱的桡侧缘，保护正中神经的掌侧皮支和桡神经浅支的终末支，将桡侧腕屈肌腱牵向尺侧。切开关节囊，将桡腕韧带翻向内侧和外侧，以待修复，找到舟骨，显露不愈合处，将腕关节尺偏和背伴可以使显露更清楚。用小圆骨刀凿除硬化骨端，显露出新鲜骨面，并在相邻两端骨块上形成骨腔，制造骨腔时可用高速磨钻，但是可能产生对骨的热损伤。从髂骨切取一块骨松质，修成与骨腔适合的菱形骨栓，骨栓固定两骨折端。术中 X 线片确定骨腔已完全被填满。虽然皮质骨松质移植可用于稳定骨折块，但由远而近地穿过骨折处插入克氏针能够加强固定。克氏针可留在皮下，也可以掌侧皮肤穿出。去除止血带，缝合关节囊，关闭皮肤切口。用拇指"人"字石膏管形固定。术后 8～10 天拆线，更换新的管型固定。如果使用 3 枚克氏针，则在 4～6 周后拔除。在总共 12～16 周的时间内，每 1～2 个月复查 1 次，必要时更换管形石膏。

（2）桡骨茎突切除术：单纯的桡骨茎突切除术对于治疗舟骨不愈合没有丝毫意义。但是，若关节炎改变仅涉及桡腕关节的舟骨窝时，则有桡骨茎突切除术结合舟骨植骨术或舟骨尺侧块切除术指征。为避免腕骨向尺侧移位，行桡骨茎突切除术时保留掌侧桡腕韧带。

（3）近侧骨折块切除术：将骨折舟骨远近段全部切除作为唯一的治疗措施是不明智的；术后即刻的效果可能很好，但最终可能发生腕关节紊乱。在有适应证时切除舟骨近侧骨折块通常结果满意，丧失 1/4 或更少的舟骨通常引起极其轻微的腕部关节运动障碍。由于制动时间短，功能通常很快恢复。腕部力量常有一定轻度的减弱。适应证：①骨折块等于或小于舟骨 1/4，不管骨折块是否存活，因其太小，植骨常常会失败。②骨折块等于或小于舟骨 1/4 并且有硬化、粉碎或严重的移位，粉碎的部分通常应早期切除以预防关节炎的改变，切除后应用卷起或叠起的一段肌腱填充或者不填充缺损。③骨折块等于或小于舟骨 1/4 并且植骨失败，当近侧段的死骨超过舟骨 1/4 时，一般选择其他的治疗方法而不是单纯的骨折段切除。④桡骨茎突部位存在关节炎改变，行近侧骨折段切除的同时行桡骨茎突切除术。

（4）近侧列腕骨切除术：可缓解疼痛症状，保留关节部分运动，适应于关节炎范围较广泛以及不能耐受长期固定的患者。但是当桡远端腕关节面尺侧凹及头状骨关节软骨有缺损时，禁用此方法。

（5）带血管蒂的骨移植：应用带旋前方肌蒂的骨折移植方法。这种方法可能对较难的骨不愈合有效。

（6）部分或全腕关节融合：治疗伴有桡腕关节创伤性关节炎的舟骨陈旧性不愈合和畸形愈合时，关节融合术应被看作是挽救措施。

# 二、月骨骨折

较舟骨骨折少见。即可以是源于单次的暴力，也可以是轻微外力长期和反复作用的结果。后者系疲劳性骨折，症状轻微，进展缓慢，平片影像不清晰，很难在早期被发现，常误诊为关节扭伤，直至发生月骨缺血坏死和关节运动功能障碍。月骨坏死常常并发关节塌陷和腕关节骨关节炎，预后较差。

**（一）损伤机制**

急性骨折多为腕过度背伸暴力所致，月骨背侧角与桡骨远端关节面背侧缘相撞导致骨折。月骨掌、背侧角也可出现撕脱骨折，为关节过度伸屈，韧带紧张和牵拉所致。慢性骨折为疲劳性骨折，是轻微外力长期和反复作用的结果，月骨为腕关节负荷传导的主要通道，关节活动中头状骨与桡骨与之不断撞击，可引发月骨骨内血管网及骨小梁损伤。

**（二）临床表现及 X 线片所见**

急性骨折，患者常有腕过度背伸史，月骨背侧肿痛和局部压痛，关节运动受限。疲劳性骨折多无明确外伤史，而且症状轻微。常规体位 X 线检查可诊断背侧骨折，体部骨折由于骨影遮掩多显示不清，还需做 CT 或 MRI 检查方能确诊。月骨密度增高，碎裂、塌陷或变形，提示已有坏死发生。

**（三）治疗**

掌、背侧骨折可用石膏管形将腕关节分别固定在稍掌屈或背伸位。4 ～ 6 周后去石膏活动。无移位的月骨体骨折也可照此处理，有移位的骨折需做切开复位克氏针固定。无论骨折何种类型均在固定期间应定期 MRI 检查，以了解有无缺血坏死发生，及时更改治疗方案。月骨背侧骨折时可有不愈合发生，如有临床症状，可做骨折块切除。月骨 I° ～ Ⅲ° 坏死者，可行尺骨延长或桡骨短缩或与大小多角、舟骨间关节融合。Ⅲ° 坏死，行月骨摘除和肌腱填塞术。

# 三、其他腕骨损伤

腕部损伤中以舟骨及月骨最常见发生骨折或脱位，其他腕骨损伤的机会总共约占腕部损伤的 1/10。

**（一）三角骨骨折**

多发生于腕关节过度背伸和旋转暴力之后，为月骨周围进行性不稳的 Ⅲ 期表现。此外，由背侧韧带牵拉也可发生背侧撕脱骨折。横形骨折可为正位平片所显示。背侧骨折，除了侧位平片，还需拍腕关节和旋前的后前斜位片，后者可减少三角骨和月骨的影像重叠，能清楚地显示三角骨背侧部，对诊断有很好的帮助。无明显移位的横形骨折，以短拇"人"字管形石膏固定即可。4 ～ 6 周后去除固定，开始功能锻炼。撕脱骨折虽常有不愈合发生，但少有不适症状，更无缺血坏死发生，一般不需处理，有不适症状者，可做撕脱骨片切除术。并发移位或脱位的骨折，可予以闭合复位用管形石膏外固定。闭合复位失败者行切开复位内固定。

**（二）豌豆骨骨折、脱位**

跌倒时腕关节背伴小鱼际部最先着地，作用在豌豆骨上的地面反作用力可导致豌豆骨脱位，骨软骨压缩骨折或尺侧腕屈肌腱附着处的撕脱骨折。腕关节旋后 20° ～ 45° 的前后斜位或腕管位平片，可清楚地显示豌豆骨。有下列情况诊断为豌豆骨半脱位：①豌豆骨关节间隙大于 4 mm。②豌豆骨、三角骨关节面不平行，成角大于 20°。③豌豆骨远侧部或近侧部，与三角骨重叠区超过关节面的 15%，摄片腕关中立位。治疗：用石膏托将腕关节固定于稍屈曲位，以减少尺侧腕屈肌对骨折的牵拉，直至骨折愈合。极少数可发生不愈，遗留局部疼痛和压痛，尤其是在强力握物时，对此，可做豌豆骨切除。

**（三）大多角骨骨折**

暴力沿第 1 掌骨纵向近侧传导，可致大多角骨关节面骨折。作用在腕骨上的直接外力，可发生腕掌横韧带在大多角骨止点处的撕脱骨折。治疗：体部骨折，如有移位，可行切开复位和内固定，恢复关节面的光滑和平整；如无移位，可用短拇"人"字管形石膏固定 4 ～ 6 周。无明显移位的结节骨折可用石膏固定；移位明显者应作骨折块切除，以免诱发腕管综合征；结节骨折不愈合常并发不适应症状，可行骨折块切除术。

**（四）小多角骨骨折、脱位**

小多角骨骨折、脱位多由沿第 2 掌骨传导的纵向暴力所致。小多角骨骨折、脱位极少见，骨折较脱位更少见。

**（五）头状骨骨折**

头状骨位于诸腕骨中央，很少单独发生骨折脱位，多与掌骨或其他腕骨合并损伤，如舟头骨综合征——舟骨与头状骨同时骨折，经舟骨、头状骨、月骨周围骨折、脱位等。当腕关节受到过度背伸暴力作用时，头状骨可与桡骨远端关节面背侧缘相撞击，发生头状骨颈部骨折，近侧骨折段可旋转90°或180°。腕过度掌屈也可导致头状骨骨折。临床高度怀疑骨折而平片无异常发现者，可进行CT或者MRI检查，以减少漏诊。治疗：单纯无移位骨折，可用石膏托固定，6周后开始功能锻炼。有移位骨折需行切开复位，克氏内固定。陈旧骨折则在切开复位的同时做桡骨取骨植骨，骨折近侧段如发生坏死或有创伤性关节炎，可将头部切除，然后做腕中关节融合。

**（六）钩骨骨折**

跌倒时小鱼际着地所遇到的地面的反作用力，或经第5掌骨纵向传导的间接外力，都可致成钩骨体或钩的骨折，有时可导致脱位。无移位的钩骨骨折通常很稳定，即使不愈合也较少引发症状，因此，用石膏托固定4～6周即可。体部骨折如有移位或并发腕部关节脱位，早期行切开复位克氏针内固定术。晚期则在复位之后做腕掌关节融合，以消除持续存在的疼痛症状。

# 第二节　腕骨脱位及骨折脱位

在外力作用下任一腕骨均可出现脱位，但以月骨周围背侧脱位以及月骨掌侧脱位最多见。

**（一）月骨周围背侧脱位**

系月骨周围的腕骨呈现相对于桡骨远端的背向移位，与月骨及桡骨远端的正常关系丧失，而月骨与桡骨的解剖关系正常。月骨周围脱位常并发有腕骨或桡、尺骨远端骨折。并发舟骨骨折的月骨周围脱位通常称经舟骨月骨周围骨折脱位，如同时并发舟骨和头状骨骨折的月骨周围脱位可称之为经舟骨经头骨月骨周围骨折脱位。

1. 损伤机制

在腕背伸、尺偏暴力作用下桡舟头韧带、头月骨间韧带、头三角韧带、月三角韧带和月三角骨间韧带逐一断裂或导致头状骨、钩骨和三角骨骨折，头状骨、钩骨和三角骨与月骨分离并与舟骨一起向背侧脱位。经舟骨月骨周围骨折–背侧脱位，虽然也为月骨周围进行性不稳定Ⅲ期表现，但损伤机制与上述略有不同，它发生于舟骨骨折之后，为背伸、桡偏暴力作用的延续，骨折近侧段与月骨、桡骨远端的解剖关系不变，而远侧段则与其他腕骨一起向背侧脱位。

2. 临床表现和诊断

腕关节常有明确的背伸外伤史，如行走滑倒时以手掌部最先着地。关节疼痛、肿胀及压痛的范围较单独的骨折广泛，但是晚期也可局限于一个较小的区域，运动幅度及握力明显下降。X线正位片可见腕骨弧线中断，头状骨与月骨、桡骨与舟骨影像重叠区域加大，腕中关节间隙消失，舟骨骨间关节间隙变宽，脱位复位后尤为明显，月骨周围的腕骨及桡、尺骨远端可有骨折线存在。侧位片可见舟骨掌屈度加大，与其他腕骨一起向背侧脱位，其中头状骨最显著。月骨周围腕骨如有骨折，远侧段常脱向背侧，而近侧段仍滞留在原位。

3. 治疗

首先要矫正脱位及恢复桡骨远端、月骨与周围腕骨间的正常解剖关系，然后矫正骨折移位、舟月骨或月三角骨分离。

（1）闭合复位外固定：月骨周围脱位常并发广泛的韧带损伤，骨骼间失去紧密连接，闭合复位在关节明显肿胀之前很容易获得成功，在臂丛麻醉肌肉松弛之后。复位后的头月骨间关节在中立位和掌屈位稳定，背伸位不稳定，因此，复位之后如无舟月骨、月三角分离存在，可用长臂石膏托将腕关节固定于30°屈曲位，前臂和手旋前位。4～6周后拆除石膏，开始功能锻炼。闭合复位应达到解剖复位，否则需做切开复位。

（2）闭合复位经皮穿针内固定：由于外固定不能彻底清除舟月骨分离及骨折移位复发的可能性，因此，在闭合复位成功后可先经皮穿针固定舟头骨、舟月骨以及远近侧骨折段，然后再用石膏托做外固定，以阻止分离及移位的复发。舟月骨之间通常穿 2 枚克氏针，因为单针不能防止月骨发生旋转。经皮穿针应在影像增强器监视下进行，以免穿针方向有误。穿针固定之后，还需要长臂石膏托将腕关节固定于屈曲位，以利韧带愈合。6 ~ 8 周后拔针开始功能锻炼。

（3）切开复位克氏针内固定：适用于闭合复位失败者或陈旧性的脱位、移位骨折和舟月骨分离。月骨周围脱位，通常采用背侧"S"形或纵向弧形切口，如果复位困难或修韧带还需做掌侧切口。在牵引下矫正脱位、舟月骨分离和骨折移位，然后穿针于舟月骨、舟头骨及月三角骨做固定，修复切开和撕裂的掌侧关节囊及韧带。术后，用长臂石膏托将腕关节固定于屈曲位或中定位，2 周后拆线，6 ~ 8 周后拔针开始功能锻炼。

（4）腕中关节融合：陈旧脱位中，经切开即可复位的为数不多，相当一部分因韧带趋于或者已经愈合，周围软组织挛缩而无法复位。另一部分软骨损伤严重，或为原始损伤或源于粗暴手法复位，复位后关节功能也难有满意的恢复。对于这些脱位，可做腕中关节融合手术。术后关节运动幅度虽有减少，但疼痛消失，腕关节仍可保持原有的高度。

**（二）月骨掌侧脱位**

1. 损伤机制

有着与月骨周围背侧脱位相同的损伤机制—在背伸及尺偏暴力的作用下，月骨周围韧带相继断裂，周围腕骨在背侧脱位之后与桡骨远端一起挤压月骨，使其脱离背侧桡腕韧带束缚，出现掌侧脱位。

2. 临床表现和诊断

关节疼痛、肿胀及压痛范围大，运动明显受限，握力下降。手指呈半屈曲状，系脱位的月骨顶压指屈肌腱，使其张力增大之故。被动伸展或主动屈曲手指均可引发剧烈疼痛。腕关节掌侧饱满，触诊可感觉到皮下有物体隆起。腕管内的压力也可因月骨脱位而增高，导致正中神经嵌压，桡侧 3 个手指出现感觉异常。陈旧性脱位有时可使指屈肌腱因磨损而出现断裂。正位片可见月骨轮廓由梯形变为三角形，周围的关节间隙不平行或宽窄不等。侧位见月骨掌侧脱位—或是仍位于桡骨远端的凹面内，但掌屈度加大，桡月关节背侧间隙明显变宽，头状骨脱离月骨远侧的凹面，与其背侧极相对；或是掌屈度大于 90°，进入腕管内，完全失去与桡骨远端、头状骨的正常关联。

3. 治疗

闭合复位的原则及方法与月骨周围脱位相同，即使其完成复位，恢复月骨与桡骨及周围腕骨的对应关系，然后再矫正腕骨分离和骨折移位。闭合复位失败、陈旧性脱位、有正中神经嵌塞、肌腱断裂者，需切开复位。正中神经充血严重者，需做外膜松解。复位后用克氏针做内固定，并修复关节囊及韧带。术后再用石膏托做固定，固定体位及时限与月骨周围脱位相同。月骨脱位严重和无韧带附着，可行月骨切除肌腱充填术。关节若有不稳，应加做舟骨、大小多角骨间的关节融合，以矫正舟骨旋转脱位，恢复正常的负荷传导及运动功能。术中应认真修复关节囊及韧带。术后用石膏托将腕关节固定于中定位或掌屈位，6 ~ 8 周后开始主动活动。

# 第三节　腕月骨脱位

月骨居近侧列腕骨中线，与桡骨、尺骨、舟骨、钩骨、三角骨相邻。据统计腕骨脱位占全身关节脱位 0.4%，月骨脱位又仅占腕关节脱位的 15%，可见月骨脱位并非常见。

## 一、解剖学基础

月骨外形比较规则，掌面观为四方形，侧面观为半月形。近侧凸面与桡骨下关节面构成关节，远侧凹面与舟骨共同拥抱头状骨，并有小部分与钩骨形成关节。月骨桡侧与舟骨以前上及后下两关节面相接触。月骨与舟骨、桡骨之间有坚强的腕骨间韧带相连。在尺侧月骨与三角骨形成关节，其内有三角骨与月骨腕骨间韧带相连。在月骨的掌侧及背侧各有腕骨间掌侧和背侧韧带连接于近侧及远侧的腕骨。月骨是腕骨中唯一掌侧宽而背侧窄的骨。当腕关节极度背伸位着地，由于月骨位于腕部的中心，体形又是掌宽背窄，加之桡骨远端关节面具有掌倾的特点，因此月骨受到头状骨与桡骨的挤压，被迫沿腕的额状轴急剧向掌侧旋转而致脱位。脱位时月骨背侧的韧带、舟月韧带及月三角韧带同时断裂。一般情况下，月骨旋转脱位多在 90° 左右，严重者可旋转 180°。尽管如此，月骨掌侧韧带仍与桡骨前缘关系保持正常。

## 二、临床表现和诊断

月骨脱位分掌侧与背侧脱位两种，后者少见。当月骨掌侧脱位时，可见腕部掌侧隆起，明显肿胀，屈指肌腱过于紧张而使手指不能伸直，腕关节呈屈曲位。握拳时第三掌骨头有明显塌陷，叩击该掌骨头时有明显疼痛。当合并正中神经压迫时，桡侧 3 个半手指感觉异常。陈旧性脱位有时可使屈指肌腱因磨损而出现断裂。X 线片是诊断外伤性月骨脱位的重要依据。正位片上，远近两排腕骨正常排列的弧形线连续性中断，相互重叠，间隙不清，舟骨形态异常，出现"环形征"，舟月骨间距增大，通常超过 3 mm。月骨由正常的四边形变为三角形，尖朝远侧，底朝近侧。侧位片上，桡骨与月骨、头状骨三者的轴线关系失常，正常情况下，三者排列在同一轴线上，月骨脱位时，可见头状骨与桡骨远端相关节，而月骨向掌侧移位至桡骨缘。月骨周围腕骨脱位时，月骨仍保持在桡骨远端关节面中央，而头状骨伴随周围腕骨向后或向前脱出于月骨关节面。如伴有腕骨骨折，除了正侧位片，有时还需要行特殊体位片摄片。

## 三、治疗

月骨脱位，即使旋转 180°，未必就一定会发生缺血性坏死，因为位于掌侧韧带内的滋养血管多保持连续性，月骨仍可由此获得血液供应，所以复位是治疗月骨脱位的首选方案。

1. 闭合复位外固定

新鲜的外伤性月骨脱位，一经确诊，应及早在臂丛麻醉下行手法复位，持续牵引增加头状骨与桡骨之间的距离，用双手握持关节并稳定月骨，然后使关节先背伸后掌屈，背向推挤月骨，掌向推挤周围腕骨。长臂石膏托将腕关节固定于 30° 屈曲位、前臂和手旋前位。4 ~ 6 周拆石膏，开始功能练习。

2. 闭合复位经皮穿针内固定

经皮穿针应在影像增强器监视下进行，以免穿针方向有误。穿针固定后，还需用长臂石膏托将腕关节固定于屈曲位，以利于韧带愈合。6 ~ 8 周拔针开始功能练习。

3. 切开复位克氏针内固定

对手法复位失败或伴有腕骨骨折的病例则早期行切开复位内固定术。手术多选掌侧切口，切开屈肌支持带，牵开屈指肌腱，然后将月骨复位。操作过程中，注意保护附着在月骨掌侧的软组织结构，以免损伤血管导致月骨缺血坏死。对复位困难的陈旧性脱位，可于背侧再做一切口，以松解腕骨间挛缩的软组织、清除占据月骨原有位置的肉芽组织。月骨一经复位便须矫正舟月分离及骨折移位。用多根克氏针固定，并修复关节囊及韧带。术后用石膏托外固定。

4. 月骨切除、肌腱充填

对掌背侧韧带均断裂，与周围骨骼完全失去连接的月骨脱位以及切开也无法复位的月骨脱位，如果关节软骨无明显损伤，可行月骨切除和肌腱填充术。关节若有不稳定，应加做舟大小多角骨间融合。术中认真修复关节囊及韧带。术后用石膏托将腕关节固定于中立位或掌屈位，6 ~ 8 周开始主动活动。

5. 近排腕骨切除、腕关节融合

用于关节软骨损坏严重的脱位。近排腕骨切除术后虽也保留部分运动度，但关节高度会有所减小。腕关节融合术用牺牲运动来换取疼痛症状的缓解和消失。

## 第四节　创伤性腕关节不稳

腕关节是一个链状关节，稳定源于韧带的制约和腕骨间的相互作用，无论是骨折脱位还是韧带断裂均可导致腕关节不稳。为遵从以往骨折、脱位诊断分类，这里所述的不稳仅指在腕关节损伤早期或晚期所出现的腕关节骨性成分正常而对应关系及运动的改变。它们是一组损伤程度轻于骨折、脱位的腕关节损伤，X 线表现不如后者显著，常被诊断为关节扭伤，得不到积极的治疗，创伤性腕关节不稳一般分 4 种类型。

### （一）腕掌屈不稳

腕关节中立位时月骨掌屈超过 20°。

月三角骨分离是腕掌屈不稳定最常见的原因。位于内侧腕骨列的三角骨在纵向负荷作用下呈现背伸，与月骨一道抗衡舟骨掌屈力，以保持近排腕骨的稳定。月三角韧带和月三角间韧带断裂是三角骨分离的基础。月骨因此脱离三角骨背伸力的控制，与舟骨一道过度掌屈，腕关节也出现 Z 形塌陷。

正位 X 线片可见舟骨变短，远有投影呈环状。月骨与头状骨近端重叠，月三角骨间关节间隙加宽，腕骨弧形出现波折。侧位见舟骨掌屈加大，月骨掌屈，桡月角大于 20°，头月角加大。此型不稳少见，诊断较困难。

治疗：月三角骨间关节融合。

### （二）腕背伸不稳定

正常关节处在中立位时，月骨无论掌屈还是背伸，它与桡骨的中轴线夹角（桡月角）都不应大于 15°，若月骨背伸超过 20°，表明有腕背伸不稳定。

有移位的舟骨骨折、舟月骨分离是腕背伸不稳定最常见的原因。构成外侧列腕骨的舟骨在承受纵向负荷时呈现掌屈，可与月骨和三角骨的背伸相拮抗，以保持近排腕骨的稳定。当舟骨骨折或舟月骨分离时，舟骨的掌屈力无法传至月骨，失去舟骨掌屈力的束缚，背伸加大超过 20°，侧面观中央列腕骨呈现 "Z" 形塌陷。

舟月骨分离，即桡舟头韧带、舟骨骨间韧带和桡舟月韧带断裂，多由腕背伴尺偏和旋后暴力所致。正位 X 线片上舟骨变短，远、近侧极投影下界的间距小于 7 mm，舟月骨间关节分离，间隙大于 2 mm。侧位片上舟骨掌屈度加大，长轴与桡骨干中线近于笔直，舟月角加大。正常舟月角为 30° ~ 60°，平均为 47°，< 30° 或 > 60° 都表明舟月关系有改变。月骨和三角骨呈背伸和掌侧移位，桡月角大于 20°。舟月骨分离也常见于月骨周围或月骨脱位复位后。

治疗：舟骨骨折所致腕背伸不稳定，在骨折移位复位后即可消失，为防止复发还需要予以内固定。单纯的舟月骨分离，可背伸关节做闭合复位，然后经皮穿针将舟月头骨固定在一起，再掌屈关节，以保证韧带愈合。月骨周围脱位或月骨脱位复位后出现的舟月分离，由于韧带损伤重，多需做切开复位和韧带修复。术后，腕关节用石膏管形制动 8 周。陈旧性分离，需切开复位和韧带重建。

### （三）腕骨尺侧移位

正常桡骨远端腕关节面向尺侧和掌侧倾斜，腕骨无桡腕掌侧韧带、桡腕背侧韧带，三角纤维软骨复合体及尺骨远端制约便可沿此关节面向尺侧和掌侧。腕背伸、尺偏和旋后暴力可导致桡腕掌、背侧韧带松弛和断裂，导致腕骨发生尺侧移位。

正常 X 线片，可见腕骨尺侧移位，桡骨茎突与舟骨之间的间隙增大，月骨移向尺骨远端。侧位片上近排腕骨有轻度的掌侧移位和掌屈。

治疗：首选方法是桡月关节融合。伴有桡腕关节炎的尺侧移位，可行桡舟月关节融合。

### （四）腕骨背侧半脱位

多在 Colles 骨折畸形愈合和 Barton 背缘骨折畸形愈合之间多发。Colles 骨折之后，远侧骨折段可分别向背侧、桡侧和近侧移位，同时也可向桡背侧倾斜，使桡骨远端腕关节掌、尺侧倾斜消失并转变为背倾。此畸形若不及时矫正，韧带长期受非生理负荷作用就会逐渐松弛，张力逐渐减弱，腕骨沿关节面向背侧半脱位。Barton 背缘骨折可致腕骨与骨折块一起向背侧移位，表现为急性半脱位。

正位片示近排腕骨与桡骨远端相重叠。侧位片上示桡骨远端骨折或骨折畸形愈合，关节面掌倾角消失或呈背倾，整个腕骨向桡骨背侧脱位。

治疗：急性半脱位通常可随桡骨远端骨折复位而得到矫正，无须特殊处理。慢性脱位多为桡骨远端骨折畸形愈合而韧带功能丧失代偿的结果，需行桡骨远端截骨恢复其正常的掌倾和尺偏。Barton 骨折是一种关节内骨折，早期可在骨折愈合前重新复位，晚期创伤性关节炎，以桡腕关节融合为宜。

# 第五节　腕舟骨骨折

舟骨骨折在上肢骨折的发生率仅次于桡骨骨折，占全身骨折的 2%，多发生于 15 ~ 40 岁男性。男女比例为 6 : 1，儿童和老年人少见。延迟愈合、不愈合、缺血坏死及后期的创伤性关节炎时有发生，应正确进行诊断和治疗，防止漏诊、误诊，从而影响功能。

## 一、解剖学基础

舟骨通过诸多韧带与桡骨远端、月骨、头骨以及大小多角骨构成关节，是远近腕骨之间的桥梁，在维持腕关节稳定性和力量传导方面起着极为重要的作用。当腕部完全伸直时，舟骨伸展，其长轴接近与桡骨长轴平行，其远近极被各腕骨及周围韧带牢牢固定于一个位置。跌倒下坠的压应力集中于舟骨狭窄的非关节面的腰部。大多数舟骨骨折都发生在腰部，随着腕部背伸增加，骨折部位向近端靠近。

## 二、临床表现和诊断

患者通常为青壮年男性，多有腕关节强力背伸的外伤史。典型的临床表现为鼻烟窝和舟骨结节的肿胀、压痛。Parvizi 认为这 2 个体征的敏感性较高（100%），特异性较差（鼻烟窝压痛 9% 和舟骨结节压痛 30%），活动时挤压拇指顶端诱发疼痛这一体征的特异性较高（48%），24 h 内 3 个体征联合应用检查特异性可高达 74%。上述症状体征虽有一定价值，但确诊还需进行影像学检查。诊断舟骨骨折的 X 线投照体位多达 10 多种，其中最常用的是腕关节正侧位和 2 种特殊体位（45° 旋前位、45° 旋后位）。

目前，越来越多地应用 Stecher 体位，即摄片时患手握拳尺偏，手腕及前臂平放于底片盒上。这是因为舟骨与腕关节并不在同个平面上，而是向掌侧倾斜 45°。Stecher 位腕关节背伸可使舟骨与 X 线平行；腕尺偏舟骨从关节窝完全伸展，与桡骨茎突距离加大，并使骨折间隙加宽，骨折线在 X 线片上清晰可见。侧位片上舟骨与其他腕骨重叠，仅凭侧位片很难确诊舟骨骨折，但有助于了解腕关节轴线的改变。

诊断舟骨骨折的同时应排除是否伴有其他骨折和韧带损伤，最常见的是桡骨远端和桡骨小头骨折。舟骨骨折合并桡骨远端骨折的发生率为 0.7% ~ 6.5%，合并桡骨小头骨折发生率达 6%。随着关节镜技术在腕关节的广泛应用，发现舟骨骨折伴舟月骨间韧带损伤的发生率高达 35%，移位的舟骨骨折伴韧带损伤的发生率则更高。

舟骨有复杂的三维立体结构，单纯凭借 X 线片诊断舟骨骨折有一定的局限性。高达 25% 的舟骨骨折不能通过初次腕部 X 线片确诊。此外，通过 X 线片很难准确判断骨折的严重程度（如移位、粉碎性骨折等），不同的观察者得出的结论差别也较大。有作者建议对怀疑舟骨骨折而不能通过 X 线片确诊的患者行 CT、MRI 或同位素骨扫描，以确诊或排除舟骨骨折。

## 三、分型

舟骨骨折分型的目的在于指导治疗，主要根据骨折的位置、骨折线的方向及稳定性分型。最常用的分型方法是 Herbert 分型、Russe 分型以及 AO 分型。

Herbert 分型的依据是骨折的位置、稳定性以及骨折时间的长短（新鲜骨折小于 6 周）。最初 Herbert 分型是根据 X 线改变来分型，随着 CT 检查的广泛应用，Krimmer 等将 Herbert 分型进行了改良。Krimmer 等将舟骨骨折分为 A 型稳定骨折和 B 型不稳定骨折两大类；进一步细分为：A1 为舟骨结节骨折，A2 为舟骨中、远 1/3 无移位裂缝横形骨折，B1 为斜形舟骨骨折，B2 为移位或裂开的舟骨骨折，B3 为近 1/3 舟骨骨折，B4 为经舟骨月骨周围脱位。

Russe 分型将舟骨骨折分为水平型、横型及垂直型，很容易判断骨折的稳定性。水平型最稳定，横型次之，垂直型最不稳定。

AO 分型将舟骨骨折分为 A、B、C 3 个亚型。A 型：结节部撕脱型骨折，A1 为结节皮质撕脱骨折，

A2 为结节较大块骨折，A3 为结节多块骨折；B 型：腰部骨折，B1 为横形骨折，B2 为斜形骨折，B3 为纵形骨折；C 型：多块骨折或粉碎性骨折，C1 为舟骨内侧关节面粉碎性骨折，C2 为舟骨外侧关节面粉碎性骨折，C3 为舟骨内外侧关节面粉碎性骨折。

# 四、治疗

舟骨骨折治疗的目的是在避免各种并发症的前提下最短时间内达到舟骨解剖愈合，尽早使腕关节的功能恢复正常，恢复患者的生活和工作。关于急性骨折的治疗，从手术到非手术，从固定体位、时限到固定范围，均存在很大分歧。但总的来讲，新鲜的稳定骨折以管型石膏外固定为宜，不稳定骨折以切开复位内固定为好，有时还需植骨。

## （一）非手术治疗

保守治疗的前提是舟骨在石膏绷带内维持解剖复位位置。其适应证包括稳定无移位的舟骨腰部或远极骨折，不伴有其他骨及韧带损伤。相对禁忌证有近端骨折片小、同侧或对侧桡骨远端或肘部骨折、多发伤、亚急性损伤（超过 6 周）及月骨后倾。绝对禁忌证有不可复性移位、明显成角或月骨后倾及伴发月骨或月骨周围脱位。关于保守治疗舟骨骨折愈合率、固定时间、石膏类型和固定的位置存在颇多争议。许多学者建议先以长臂拇人字石膏固定 6 周，如需继续固定再使用前臂石膏直至骨折愈合。对远极骨折可采用短臂石膏，对近极骨折外固定需长达 6 个月。石膏固定的缺点：石膏固定带来的各种不适，长时间固定导致的关节僵硬、肌肉萎缩、骨质疏松以及长时间不能工作所带来的经济损失等。石膏固定期间需多次摄片复查，了解石膏固定期间舟骨的位置。

## （二）手术治疗

手术方法和固定类型应依骨折部位和移位程度而定。通常舟骨骨折片明显掌屈意味着前缘粉碎骨折，最好经掌侧入路并植骨。对近极小骨片应行背侧入路内固定。若并发舟月韧带损伤或月骨周围脱位，多需要掌、背侧联合入路。

1. 掌侧入路

掌侧入路需要在 "C" 臂 X 线机下，以舟骨结节为中心做 5 ~ 7 cm 长曲棍球杆状切口，向近端延长至桡侧屈腕肌腱桡侧。切开腱鞘，将桡侧屈腕肌肌腱牵向一侧。继续沿腱鞘底层切开，并暴露掌侧外在韧带。经腕关节囊和韧带沿舟骨长轴做切口，用 4-0 线标记切口的韧带两端以便随后修复。暴露骨折，冲洗以去除血块等残余物。手法整复，用细克氏针固定远、近极作为操纵杆。

（1）内固定：选择一方面依骨折内在稳定性，另一方面视术者经验而定。内固定技术应由相对简单的克氏针到钢板，然后是配有标准和特制螺丝钉的髓内固定。由于舟骨的特殊形状和倾斜方向，术中很难将内固定物植入理想的位置，须勤奋练习。

（2）克氏针固定：克氏针是最简单的内固定物，当需要花更多时间处理同侧肢体多发伤而需快速处理舟骨骨折时，克氏针固定特别有用。瞄准桡骨远端的舟骨窝背侧钻入克氏针，经过骨折线后加压，然后透视核对钢针位置。第二根钢针与第一根钢针平行放置。在鱼际部皮下剪断克氏针，用非吸收缝线缝合桡腕韧带。用长臂石膏外固定 6 周后改为短臂石膏直至完全愈合，X 线片上有骨小梁桥接时即可拔除克氏针。

（3）Herbert 螺丝钉：是一种自攻螺钉，中间是光滑的金属杆，两端是直径不同的螺纹，螺纹的间距也不同，通过直径不同的螺纹对骨折段起加压作用。舟骨一大多角骨关节内起点是放置螺钉的最佳部位，切口纵向延长经过舟骨一大多角骨关节，切开关节囊，使舟骨远极活动。用咬骨钳咬去小部分大多角骨扩大显露。用克氏针暂时固定，可防止骨片旋转。助手纵向牵引拇指以牵开桡腕关节，术者置夹具于舟骨远极背面，轻轻牵引、牢固安装导向夹具。然后用薄剥离器插入舟骨一大多角骨关节，将舟骨远极向掌侧撬起。夹具套筒就位后，术者以拇指加压骨折部。在套筒外读取所需螺钉长度，经夹具钻舟骨远、近极，轻叩配合，拧入螺丝钉。去掉夹具前透视检查螺丝钉位置，并确保螺丝钉完全埋入骨内。缝合关节囊，用拇 "人" 字石膏外固定 4 周。依骨折稳定情况，开始功能锻炼，但强度大的活动应延至 8 周以后。

（4）空心螺丝钉：新一代螺钉的共同特点是螺钉中间有孔，可插入导向克氏针，导向克氏针的直径

0.8 ～ 1.1 mm。切开复位后延舟骨长轴方向反复多次插入导针，直至位置满意为止，再沿导针钻孔、攻丝、拧入螺钉。手术创伤减少，请读者参阅相关技术指南。

（5）经皮穿针内固定技术：在舟骨与大小多角骨之间的关节处切 5 ～ 6 mm 的小切口，在高清晰度透视机下沿舟骨长轴方向插入导向细克氏针，然后钻孔、攻丝、钻入螺钉。此技术的手术适应证范围较以往扩大，许多可采用石膏外固定的舟骨骨折多采用经皮穿针内固定术，使创伤降至最低，术后不需外固定或者仅固定 2 ～ 3 d，即可使用患手进行非体力劳动。

（6）Freehand 技术：也应用于临床，骨折切开复位后不用夹具，仅徒手钻孔，然后钻入 Herbert 螺钉。Freehand 技术适用于 B1、B2 型舟骨骨折。

2. 背侧入路

从桡骨后唇远端 1 cm 处做 3 cm 长横切口，可很好显露简单的舟骨近极骨折。仔细辨认并保护背侧桡神经感觉支。在第 2、3 腱鞘上切开部分伸肌支持带并适当牵开，经桡侧伸腕长、短肌间隙即可很好显露骨折端。倒 "T" 型切开关节囊向远端掀开，避免伤及舟骨背侧嵴的主要血管穿支。

内固定：用长克氏针穿过远极，然后逆向固定直至针尖埋于关节软骨下。最好在鱼际皮下剪断克氏针。对较小、不稳定的近极骨折不宜用克氏针固定，而应采用髓内螺丝钉固定，用法与掌侧固定类似。

3. 腕关节镜的应用

腕关节镜也应用于舟骨骨折的治疗。用螺钉微创内固定舟骨时，腕部插入关节镜，观察舟骨骨折复位固定的情况，观察螺钉头是否穿透舟骨近端。此外，腕关节镜可同时诊断是否伴有腕部韧带，特别是舟月骨间韧带损伤，并及时治疗。

（三）延迟愈合、不愈合及其治疗

Cambell 认为 40% 舟骨骨折不愈合是由于受伤当时未能诊断出来造成的。手舟骨骨折缺血坏死的发生率为 30% ～ 40%，最常见于近侧 1/3，与其血供有一定关系。也有一些舟骨骨折不愈合患者未进行任何手术干预，一段时间后自行愈合或无临床症状，故并非手术绝对指征。但要告知患者腕关节的退行性关节炎几乎不可避免，发展速度取决于移位程度、关节所受的慢性应力和活动量等。可以积极手术治疗，争取解剖复位和骨折愈合。手术原则为：保护血供、恢复腕骨排列和重建腕关节稳定。

植骨术治疗舟骨骨折 1937 年由 Matti 首先提出，背侧入路，清除骨折端硬化和纤维组织，扩大骨腔，填入松质骨，结果令人满意。1960 年 Russe 改良，掌侧入路，将松质骨植入骨折远近端，同样疗效良好。也有人行血管束植入、骨髓植入、软组织填塞等方法，或采用桡骨远端带筋膜蒂、肌蒂或血管蒂（桡动脉腕背支或茎突返支）的骨瓣移植，可加用或不加用内固定，结果令人满意，有时一次植骨失败，可再次手术。近侧小于舟骨 1/4 的骨块以及硬化、粉碎、严重移位或植骨失败的小骨块，且关节炎局限在桡骨茎突者，可采取手术切除近侧骨块。对于一些处理延误的患者，也可采用桡骨茎突切除来治疗桡腕关节炎。部分或全部舟骨切除虽然术后当时效果很好，但最终将发生腕关节紊乱。也有后期行舟骨置换记忆性关节炎患者行近排腕骨切除和关节融合术的报道。

还有一些如超声、电刺激等辅助治疗和基因治疗等方法仍处于实验或临床试验阶段，其疗效有待进一步评估。

# 第七章

## 足踝部损伤

### 第一节　踝关节骨折

踝关节骨折是临床常见损伤，约占全身骨折的 4.2％，居关节内骨折之首，多发生于 16 ～ 35 岁的青壮年。

踝关节骨折不仅有骨骼的损伤，且常合并有韧带损伤和关节脱位，因此本节在叙述骨折的同时，也讨论韧带损伤和关节脱位的处理。

#### 一、临床表现

绝大多数踝关节骨折由扭转暴力所致。因外力作用的方向、大小和肢体受伤时所处的位置不同，可造成不同类型、不同程度的损伤。

踝关节骨折的症状主要是局部的疼痛、肿胀和不同程度的运动功能障碍。踝关节有不同程度的肿胀、皮下瘀血和压痛。压痛尖锐的部位表明局部有损伤。若骨折有移位，踝部可有畸形，畸形的方向常可作为判断暴力作用方向的一个指标，如足内翻畸形，常是因内收暴力所致。内、外踝均为皮下骨，若跟部骨折有移位，可清楚地触及骨折断端，并可触及骨擦感。

X 线可明确诊断。根据骨折的类型、骨折移位的特点、距骨在踝穴中倾斜或侧移位的情况以及骨折线的位置与胫距关节面的相应关系等。尚可分析出损伤的机制。

#### 二、损伤机制与分型

踝关节损伤若采用保守疗法治疗，对治疗有指导价值的是 Lauge-Hansen 分类法，其对特殊的骨折类型及损伤机制做了详细的分类。根据受伤时足所处的位置、外力作用的方向以及不同的创伤病理改变而分为旋后 – 内收型、旋前 – 外展型、旋后 – 外旋型、旋前 – 外旋型和垂直压缩型，其中以旋后 – 外旋型最常见。该分类法强调踝关节骨折波及单踝、双踝或三踝是创伤病理的不同阶段。在重视骨折的同时必须也重视韧带的损伤，只有全面地认识损伤的发生与发展过程，方能正确评估损伤的严重程度，确定恰当的治疗方案。

##### （一）旋后 – 内收型

足于受伤时处于旋后位，距骨在踝穴内强力内收，踝关节外侧组织受到牵拉而损伤，内踝受距骨的挤压而损伤。

所有的踝关节损伤，由于伤力的大小不同，致伤力量可在整个过程中停留于任何一点，因而可有不同程度的损伤形式。

第Ⅰ度：踝关节外侧韧带部分或完全断裂，或引起外踝骨折。

外侧韧带的损伤可能是部分的，只有前距腓韧带的撕裂，这是由于足跖屈强力内翻所致，在此位置上，外侧韧带的前束处于张力下。若内收伤力停止，这是唯一的损伤，常称为"踝扭伤"。

若踝关节在 90° 位上强力内翻，踝关节外侧韧带的所有三束均同时被牵拉，可导致外侧韧带的完全断裂；若三束韧带的抗拉力大于外踝骨时，将造成外踝的骨折。该骨折表现为跟腓韧带附着处的外踝尖的撕脱骨片，或在踝关节水平位撕脱整个外踝。这种骨折的特征是横形骨折，在腓骨外侧皮质有明显的裂隙。而在旋前 - 外展损伤时，腓骨外侧皮质为碎裂状，两者形成鲜明对照。

第Ⅱ度：暴力继续，距骨将推挤内踝发生近乎垂直的骨折，骨折位于踝关节内侧间隙与水平间隙交界处，即在踝穴的内上角，常合并踝穴内上角关节软骨下骨质的损陷，或软骨面的损伤。

**（二）旋前 - 外展型**

足在旋前位，距骨在踝穴内被强力外展，踝关节内侧组织受到牵拉伤力，外踝受到挤压伤力。

第Ⅰ度：内侧牵拉伤力引起三角韧带断裂或较常见的内踝撕脱骨折。由于距骨的异常活动没有旋转因素，内踝的外展骨折在 X 线侧位上呈横形，骨折位于踝关节水平间隙以下。

第Ⅱ度：若暴力继续，将导致下胫腓韧带部分或完全损伤。撕裂下胫腓前韧带，造成下胫腓部分分离；也可表现为胫骨前结节撕脱骨折；也可将下胫腓前、后韧带及骨间韧带完全撕裂，而发生下胫腓完全分离。有时也可因后韧带坚强未被撕裂，而发生后踝撕脱骨折。

第Ⅲ度：距骨继续外展，使外踝在胫距关节面上 0.5 ~ 1 cm 外形成短斜形或碎裂骨折，小蝶形骨片位于外侧。

**（三）旋后 - 外旋型**

足处于旋后位，距骨受到外旋伤力或小腿内旋而距骨受到相对外旋的外力。距骨在踝穴内以内侧为轴向外后方旋转，冲击外踝向后外方移位，推开后踝的限制并牵拉内侧组织而损伤。

第Ⅰ度：足处于旋后位，距骨受外旋伤力而外旋，因内侧组织不在张力状态下，因此内侧组织不先损伤，而先撕裂下胫腓前韧带，或造成胫骨前结节撕脱骨折。

第Ⅱ度：伤力继续便产生外踝在下胫腓联合水平的冠状面斜形骨折，骨折线自胫距关节水平处向后上方延伸。

第Ⅲ度：暴力继续，距骨继续向后旋转至踝穴外，推开后踝的限制，造成后踝的骨折。此时后踝骨折块被完整的后韧带与外踝连在一起，向后外方移位。

第Ⅳ度：在前基础上，再进而发生三角韧带撕裂或内踝骨折，形成旋后 - 外旋损伤的三踝骨折 - 脱位。

**（四）旋前 - 外旋型**

足于受伤时处于旋前位，三角韧带处于张力状态，当距骨在踝穴内外旋时，紧张的内侧组织首先损伤而丧失稳定性，距骨以外侧为轴向前外侧旋转移位，撕裂下胫腓韧带与骨间韧带后，造成肋骨的螺旋骨折。

第Ⅰ度：内踝撕脱骨折或三角韧带断裂。由于这类损伤使距骨内侧向前旋转，内踝向前拉脱，结果是骨折线在矢状面上自前上斜向后下。

第Ⅱ度：内侧损伤后，距骨失去三角韧带的限制，在踝穴中向前摆动，故外旋时先撕脱下胫腓前韧带，继而撕裂骨间韧带，发生下胫腓不完全分离，或撕脱胫骨前结节。

第Ⅲ度：若暴力再进而扭转腓骨，造成高位腓骨螺旋形骨折，有的高达腓骨颈，最低的位置也在下胫腓联合上 2.5 cm，骨折线自前上斜向后下。

第Ⅳ度：再严重时，可在Ⅲ度的基础上，撕裂下胫腓后韧带发生下胫腓完全分离，或下胫腓后韧带保持完整，而形成后踝的撕脱骨折，同样也发生下胫腓分离。

**（五）垂直压缩型**

足在不同的伸屈位置，遭受垂直压缩暴力所致。足在中立位时，遭受垂直压缩力，暴力沿肢体纵轴传导，距骨滑车将胫骨下关节面劈成碎片；当足处于背伸位时，将产生胫骨下关节面前缘的压缩骨折；

当足处于跖屈位时，产生胫骨下关节面后缘的压缩骨折。

## 三、诊断

根据伤后踝部疼痛、肿胀、功能障碍等症状，以及局部压痛、皮下瘀血、畸形和骨擦感等体征，结合 X 线片，可得到正确的诊断和分型。

若怀疑有韧带断裂时，有必要在应力下摄 X 线片，此时常需用麻醉。在内翻应力下拍摄双踝前后位片，如距骨倾斜超过健侧 5° ~ 15°，提示前距腓韧带完全断裂，15° ~ 30° 提示外侧韧带前束和中束断裂，大于 30° 提示外侧韧带的三个组成部分完全断裂。在外翻外旋应力下拍摄前后位 X 线片，若内踝与距骨间隙增宽超过 2 ~ 3 mm，下胫腓间距大于 5 mm，提示下胫腓韧带全部断裂；若下胫腓间距小于 5 mm，但大于 3 mm，且对侧下胫腓间隙小于 3 mm，提示下胫腓韧带不全断裂。

对于踝关节损伤，一般来说患者所描述的足扭转的方向是不可靠的，踝关节损伤发生得太快，不能正确地被患者所认识。所以分析其受伤机制时应以 X 线片为主，部分病例可结合体格检查。

在分析 X 线片时主要根据以下诸点。

（1）骨折类型的生物力学机制：对长骨来说，若弯矩起主要作用则致横形、横斜形或蝶形骨折，若扭矩起主要作用则致螺旋形或长斜形骨折。此点在分析腓骨受伤机制类型时尤为重要。另外，由于外踝的轴线和腓骨干的轴线向外成 15° 夹角，因此在外翻力作用下导致的腓骨骨折亦可呈由内下略向外上的短斜形。韧带牵拉力导致的骨折线方向和拉力方向接近垂直。压迫力导致的骨折线方向和骨内剪应力方向一致。

（2）骨折移位的特点和距骨在踝穴中倾斜或侧移位的情况。

（3）骨折线的位置与胫距关节面的相应关系：一般来说，牵拉损伤其骨折线低于胫距关节面，挤压损伤则略高于胫距关节面。对腓骨来说，腓骨骨折水平越高，下胫腓韧带损伤越严重，踝穴不稳定的危险性也越大。

（4）损伤的严重程度。

下列各点有助于诊断和辨认 Lauge-Hansen 分型。①注意腓骨骨折的类型及位置的高低，若为长斜形或螺旋形骨折，是由外旋伤力所致，见于旋后 – 外旋型损伤与旋前 – 外旋型损伤。但前者骨折位置较低，从胫距关节水平处向后上方延伸；而后者位置较高，至少在下胫腓韧带联合上方 2.5 cm 处。骨折为横形，且低于胫距关节面，外侧皮质裂开、开口，为旋后 – 内收型损伤所致。骨折为短斜形或外侧皮质碎裂的蝶形骨折，骨折线水平在下胫腓韧带联合上 0.5 ~ 1 cm 处，则为旋前 – 外展型损伤所致。②注意内踝骨折的类型及位置的高低：内踝骨折线水平，且低于胫距关节面，是因三角韧带受牵拉所致。若骨折线自踝穴的内上角发生垂直或斜形骨折，是由旋后 – 内收损伤所致。③注意是否有下胫腓分离：下胫腓分离最多见于旋前 – 外旋损伤，少数见于旋前 – 外展损伤，而旋后 – 外旋损伤一般不伴有下胫腓分离。④各型损伤中以旋后 – 外旋损伤最为常见。

## 四、治疗

复位的标准（Phillips 提出）：①踝关节内侧间隙不超过距骨顶与胫骨下端关节面间距 2 mm。②内踝向任何方向移位不超过 2 mm。③腓骨骨折远端向外侧移位小于 2 mm，向后侧移位小于 5 mm。④侧位 X 线片显示胫骨后踝骨折块小于胫骨下关节面的 25%，或虽大于 25%，但移位小于 2 mm。

近年来，许多学者研究证实外踝是维持踝关节稳定的重要因素。外踝骨折后的短缩和外侧移位，踝穴势必增宽，使距骨在踝穴内失去稳定而发生外移或倾斜。但距骨向外移位 1 mm，胫骨与距骨接触将减少 40%，接触面减少后每单位负重面积所承受的压力加倍，将导致踝关节的创伤性关节炎。所以我们认为，踝关节骨折应力求解剖复位，最低标准应是：完全纠正外踝的短缩与外移，以及下胫腓分离，而在其他方面不低于 Phillips 的标准。

整复的时机：踝关节骨折移位者，因合并距骨的脱位，故应立即整复。即使是肿胀严重或局部有张力性水泡也不应拖延整复时间，否则患者疼痛难忍，更重要的是，肿胀很难在短期内消退，待肿胀消退后，骨折因纤维组织形成已很难通过手法整复而达到良好的复位。踝关节的骨折 – 脱位即使肿胀严重，手法复位也不太困难，骨折及脱位复位后，肿胀在 2 ～ 3 天内迅速消退，若有残余移位，此时可再次整复。

关于踝关节骨折的治疗方法，目前大致有手法复位外固定、手术切开复位内固定和闭合复位内固定三大类。手法复位外固定具有方法简便、安全经济的优点，若使用得当，大多数病例可获得满意的疗效；其缺点是稳定性差，尤其是严重不稳定的踝关节骨折，易发生再移位。手术切开复位内固定，由于是在直视下解剖组织进行骨折复位，故解剖复位率高，坚强的内固定又可早期活动关节，防止关节僵直，因而有明显的优越性；该疗法的缺点是需解剖组织，使软组织的稳定结构受到破坏而影响关节功能，以及感染的威胁等，此外对于局部肿胀严重及伴有皮肤挫伤、张力性水泡等病例，显然不宜立即切开复位，等到皮肤条件好转后再手术，则贻误了骨折治疗的最佳时机。闭合复位内固定则综合了上述二者的优点，具有操作简便、固定牢靠、组织创伤小、感染率低等优点，为治疗不稳定性踝关节骨折的有效方法。

**（一）手法复位外固定**

治疗踝关节损伤时有一个很重要的原则，就是按暴力作用相反的方向进行复位和固定。不同类型的损伤有不同的复位与固定方法。

1. 旋后 – 内收损伤

（1）Ⅰ度损伤：踝关节外侧韧带断裂或外踝骨折。

如果是外侧韧带的部分断裂，可用胶布外翻位固定。固定时间 2 ～ 3 周。去除固定后加强踝关节功能锻炼，并在行走时将鞋底外侧垫高 0.5 cm，以保持患足处于轻度外翻位。

韧带完全断裂者应用石膏固定。应将足固定在 90° 并轻度外翻位，并保持石膏固定 4 ～ 6 周。若将韧带完全断裂误认为单纯扭伤而处理不当，将引起踝关节复发性脱位，而使关节不稳。韧带完全断裂者拆除石膏后，应重视愈合韧带组织本身功能的再锻炼，摇板锻炼对增加踝关节稳定有重要的意义。

对外踝骨折采用石膏或夹板固定均可取得良好的疗效。不论何种固定，均应将患足固定于轻度外翻位，6 周后去除固定，逐步负重。

（2）Ⅱ度损伤：双踝内收骨折。

①手法复位：患者仰卧，由一助手用肘部套在腘窝下，另一助手一手握足跟，一手持足尖，将足保持在 90° 位，两人先顺畸形方向牵引，而后调整至中立位。待重叠畸形纠正后，术者双拇指推内踝骨折块向外，余双手四指扳外踝骨折近端向内，下助手同时在保持牵引下将患足外翻，以纠正骨折移位。

②石膏或夹板固定：若采用石膏固定，可用膝以下石膏管型，注意内、外踝及足跟部用衬垫保护。在石膏未定型前，术者用一手的手掌（不是手指）在足跟的内侧施加轻度压力，而另一手加抗力于外踝骨折的近端，将患足塑形于轻度外翻位。根据骨折愈合的情况，6 ～ 10 周拆除石膏固定。注意各期功能锻炼。

若采用小夹板外固定，其长度应上至小腿的中上 1/3 处，下端前侧 2 块应下达踝关节平面，内、外、后 3 块应超过足底 4 cm 左右。注意压垫的位置，应将足固定于轻度外翻位。功能锻炼同石膏固定。

2. 旋前 – 外展损伤

（1）Ⅰ度损伤：内踝撕脱骨折或三角韧带断裂。

内踝的无移位骨折及三角韧带断裂者，可用膝以下石膏或超踝夹板内翻位固定 6 周。后两周，可带石膏负重锻炼。

若内踝骨折有分离者，可用手法复位，复位后固定同上。

（2）Ⅱ度损伤：内踝骨折伴下胫腓韧带部分或完全损伤。

将患足内翻，整复内踝，并用双手掌对抗叩挤两踝，以纠正下胫腓分离。复位后用膝以下石膏管型固定，注意将双踝及足跟处用衬垫保护。在石膏未定型前，术者用双手掌在双踝处加压塑形，以防止下胫腓分离，同时下助手推挤足跟外侧，以使石膏塑形成轻度内翻位。术后注意抬高患肢，注意各期功能锻炼，一般需固定 6 ～ 8 周。也可使用超踝夹板固定。

（3）Ⅲ度损伤：第Ⅱ度加以外踝骨折。

①手法复位；助手将足置于 90° 位轻柔牵引，不可使用强力，以防软组织嵌入内踝骨折间隙影响复

位及愈合。待重叠畸形矫正后，术者用双拇指推外踝骨折远端向内，双手四指扳胫骨远端向外，助手同时将患足内翻，以纠正骨折移位。若伴有下胫腓分离，术者用双手掌扣挤双踝来纠正。

②石膏或夹板固定：若采用石膏固定，可用膝以下石膏管型，注意内、外踝及足跟部用衬垫保护。若不伴有下胫腓分离，术者重点将患足塑形于轻度内翻位；若伴有下胫腓分离，术者重点用双手掌在双踝内外侧加压塑形，下助手配合在足跟外侧加压，将患足塑形于轻度内翻位。

若采用夹板固定，应使用超踝夹板，根据骨折的移位情况及是否伴有下胫腓分离而正确使用压垫。固定后，应将患肢抬高，注意各期功能锻炼，及时更换松弛失效的固定。一般需固定 8 ~ 10 周。

3. 旋后 – 外旋损伤

（1）Ⅱ度损伤：下胫腓前韧带损伤伴外踝骨折。

该骨折一般移位很少，若外踝轻度移位，助手可将患足内旋 15° 左右，术者推挤向后外侧移位的外踝而复位。复位后，采用超膝石膏管型将足内旋 15° 位固定 6 周。

（2）Ⅳ度损伤：三踝骨折。

①手法复位：助手在行对抗牵引时，不可用强力牵引，以防过度牵引后软组织嵌入内踝断端之间而影响整复及愈合。骨折重叠畸形矫正后，在下助手将足内旋的同时，术者用双拇指推挤外踝骨折的远端向前、向内，余四指扳胫骨远端向后、向外，如此可纠正距骨的脱位及外踝的移位。触摸腓骨下端骨折平整后，下助手将足置于背伸 90° 位，推挤内踝向上，以纠正内踝的分离。手法成功的关键是术者推挤复位的同时，下助手将足有力地内旋。企图将足内翻来纠正距骨与外踝向外后侧的旋转移位是错误的，根据距下关节功能机制：距下关节活动的平均轴心角度是在水平位上 42°，在矢状面上向内侧 16°，所以距下关节成为一个扭矩变换器，跟骨在内翻时引起距骨外旋，将重复受伤过程，加大损伤，使移位增大。

若后踝的骨折块大于肠骨下关节面 1/3 时，常合并距骨的向后上方脱位。在整复时，术者一手将足跟向下向前推，一手掌置于胫骨远端前方向后压，即可轻易地纠正后踝移位及距骨的向后脱位。绝不可在跖底足前部加力，使踝关节背伸来纠正后踝骨折，否则因杠杆作用会使移位加重。

②固定：凡不稳定的踝关节外旋类骨折，均应在内旋位固定才能有效地防止骨折再移位，而小夹板难以使患足得到确实的内旋固定，故不宜使用夹板，而应采用长腿石膏超膝关节固定。

整复后，因内、外踝均为皮下骨，可通过触摸而判断骨折复位的情况，若复位良好，即用石膏固定。石膏固定应超膝关节，并使膝关节屈曲 15° ~ 20°，方能控制外旋伤力。石膏固定应有良好的塑形，将患足固定于背伸 90°、内旋 15° ~ 20° 位上。如后踝骨折块大于胫骨下关节面 1/3 时，在足后跟及胫骨下端前侧用棉垫作衬垫，在石膏未定型前，术者一手掌按胫骨远端前方向后，另一手掌推足跟向前，用中等力度加压塑形，可有效地防止后踝的再移位。

复位固定后，患肢抬高，鼓励患者加强足趾活动及小腿肌肉等长收缩功能锻炼，同时辅以活血化瘀药物口服，在 3 ~ 5 天内应用 20% 甘露醇 250 ~ 500 mL 静脉滴注。肿胀消除后及时更换石膏。视其年龄、骨折移位程度及软组织损伤程度，6 ~ 10 周拆除石膏。6 周后如骨折尚未牢固愈合，可用行走石膏下地负重锻炼。拆除石膏后，用弹力袜控制失用性水肿，直至肢体的肌力与血循环恢复，如此可有效地减轻关节僵直的程度。

4. 旋前 – 外旋损伤

（1）Ⅰ度及Ⅱ度损伤：内踝骨折及内踝骨折伴下胫腓前韧带、骨间韧带断裂。

骨折一般无显著移位，若有移位，将足内旋、内翻下整复移位之内踝。复位后，用石膏将足背伸 90° 及内旋 15° ~ 20°，并轻度内翻位固定。

（2）Ⅲ度损伤：Ⅱ度损伤加腓骨骨折（下胫腓部分分离）。

其手法复位比较容易，将足置于内翻内旋位整复是复位的关键，术者应扣挤双踝以纠正下胫腓的部分分离。应用膝以上的石膏管型固定，塑形时足应有轻度内翻和确实的内旋，内、外踝两侧方应加压塑形。

5. 垂直压缩损伤

若骨折粉碎程度严重，可采用跟骨牵引，在牵引下整复骨折移位，并配合使用夹板固定。在固定期间早期进行踝关节的轻微活动，以起"模造"作用。4 周后更换为石膏固定，直至伤后 10 ~ 12 周方可负重。

### （二）闭合穿针内固定

**1. 适应证**

（1）距骨原始移位大于 1 cm 者。因关节损伤严重，稳定性差，易发生再移位。对此类损伤，手法复位后，经皮穿针内固定可提高固定的效果。

（2）旋前 – 外旋损伤 IV 度。因腓骨高位骨折，下胫腓完全分离，稳定性极差，石膏固定效果不佳。在手法复位后，宜使用穿针内固定。

（3）内踝骨折有软组织嵌入，阻碍骨折复位和愈合时。采用克氏针撬拨，将嵌入的内侧韧带或骨膜等软组织拨出，并用克氏针经皮穿针内固定。

（4）下胫腓分离合并胫骨前结节撕脱骨折者，骨折块卡于下胫腓间隙，影响下胫腓分离的复位。对此类损伤可用克氏针撬拨骨折块，使"卡壳"缓解，手法复位后，用克氏针内固定。

**2. 闭合穿针内固定类型**

（1）内踝骨折撬拨复位穿针内固定：若骨折线较宽，复位困难，或复而返回者，考虑有软组织嵌夹于骨折线之间，复位时可用克氏针将嵌夹于骨折间的软组织拨出。局部消毒麻醉后，用直径为 2 mm 的克氏针，从内踝前方或后方，经皮插入骨折间隙由深向浅撬拨，将嵌入的内侧韧带或骨膜等软组织拨出。对内踝骨折复位后不稳定者，采用经皮穿针内固定。取一枚直径 2 mm 的克氏针自内踝尖处穿入皮下，触及骨质后，用骨钻向外、上方缓缓钻入，直至穿透胫骨外侧骨皮质。再于上一进针点前 0.5 ~ 1.0 cm 处（视骨折块大小而定），用骨钻钻入另一枚克氏针交叉固定。针尾剪短折弯，埋入皮下或留于皮外。

（2）外踝骨折穿针内固定：局部消毒麻醉后，术者维持复位，一助手取 1 枚直径为 2.5 mm 的克氏针自外踝尖纵行向上经皮穿入，使克氏针进入近折端 4 ~ 5 cm 为止。若骨折不稳定，可行交叉固定。在固定时应考虑外踝与腓骨干之间有 10° ~ 15° 的外翻角，以防此角变小，踝穴变窄，影响踝关节背伸功能。

（3）下胫腓分离的撬拨复位与穿针固定：下胫腓分离合并胫骨前结节撕脱骨折者，骨折块卡于下胫腓间隙，影响下胫腓分离的复位，此时可用一枚直径为 2 ~ 2.5 mm 的克氏针从下胫腓联合上方经皮穿入，向后下方插入下胫腓联合间隙，向前搂拨，将骨折块撬向前侧，使"卡壳"缓解，再用手法扣挤下胫腓联合而复位。若复位后不稳定，可用一枚克氏针从外踝斜向内上穿透胫骨内侧皮质固定。

（4）后踝骨折的穿针固定：后踝骨折块超过关节面 1/4 者，可自跟腱两侧交叉穿入 2 枚直径为 2.5 mm 的克氏针，注意勿损伤胫后血管神经。进针方向与小腿纵轴垂直，深度达胫骨前侧骨皮质。

若为双踝骨折，复位后固定的顺序是先内踝后外踝。因为内踝在足背伸内翻位下易于复位固定，外踝在未固定前可与距骨一起适应、满足内踝的复位体位。

若为三踝骨折，复位后固定的顺序是先后踝，再内踝。因为先固定内外踝，由于内外踝的骨性相夹，后踝难以解剖复位。

本疗法的优点为：①固定可靠：内外踝均为交叉克氏针固定，不仅防止了骨折的侧方移位，而且可以防止骨折端间的旋转移位，从而将其牢固地固定起来。②骨折愈合快：本疗法复位准确，固定可靠，又不破坏骨折处血运，从而保证了骨折的顺利愈合。③功能恢复好：可靠的固定及顺利愈合使患肢早期功能锻炼成为可能，从而促进了其功能恢复。④感染率低：不切开皮肤及周围软组织，故感染率低。

# 第二节　距骨骨折

距骨骨折是足部较为严重的损伤，因距骨表面无肌肉、肌腱附着，血供差，且距骨 3/5 为关节面，故距骨骨折后极易发生缺血性坏死和创伤性关节炎。

## 一、病因

足过度的背伸或跖屈内翻应力是距骨骨折主要原因。足过度背伸时，距骨颈恰巧在股骨下端前缘，胫骨就像一个凿子对距骨颈背部施予剪切力而导致距骨颈骨折，而足过度跖屈内翻时胫骨远端关节面则挤压距骨滑车内侧关节面而发生距骨体、距骨头骨折，如果骨折后暴力进一步作用，距骨骨折块被挤压移位后，还可发生距下关节、距舟关节脱位。

## 二、诊断要点

（1）有明显外伤史。
（2）伤后足踝部剧痛，严重肿胀，迅速出现皮下瘀斑，踝关节功能丧失。
（3）踝关节后侧压痛明显，移位性骨折可能触及移位的骨折块，并有明显畸形。
（4）X线摄片可明确诊断。

## 三、病理分类

### （一）按骨折解剖部位分

距骨头骨折、距骨颈骨折、距骨体骨折。

### （二）按移位程度分

无移位型骨折、移位型骨折两种。

## 四、非手术治疗

### （一）无移位骨折

外敷新伤软膏，钢丝托板或石膏托固定踝关节于中立位，6～8周取固定后进行功能锻炼。

### （二）手法复位，钢丝托板或石膏托固定

适用于距骨骨折轻度移位或距骨颈骨折伴距下关节半脱位者。患者屈膝，一助手握住患者小腿，术者一手使足轻度外翻并向下向后推压，另一手推足跟向前端提胫骨下端，使骨折块对位。距骨体骨折伴距下关节半脱位或距骨周围脱位，可手法拔伸足跟并充分跖屈，另一手推挤距骨背侧使其复位，复位后托板或石膏托固定踝关节于中立位10～12周，视骨折愈合情况取固定后逐渐进行功能锻炼。

### （三）功能锻炼

骨折复位固定后即可做小腿三头肌和股四头肌收缩和足趾、膝关节伸屈锻炼，去除外固定后做踝关节伸屈锻炼，可早期扶拐行走，但患肢要晚负重，至骨折愈合方能弃拐。

## 五、手术治疗

### （一）适应证

闭合复位失败或骨折复位严重者。

### （二）手术方式

1. 切开复位内固定
（1）切口：根据皮肤条件及骨折移位程度，可选择前内侧、后内侧、后外侧入路。
（2）复位固定：暴露骨折端后借助器械进行复位，复位困难者可先做内踝切骨术，以利骨折复位。复位后用两枚拉力螺钉进行固定，术后对切骨的内踝做复位后螺丝钉固定。

2. 股距跟三关节融合术
用于距下关节破坏严重的粉碎骨折，或距骨坏死，距下关节出现创伤性关节炎的陈旧性骨折。

## 第三节　跟骨骨折

跟骨骨折（fractures of the calcaneus）占所有足部骨折的60%，占全身骨折的2%。跟骨骨折男性比女性常见。70%的跟骨骨折为关节内骨折，15%为双侧同时发生。至今尚无一种理想的分类及治疗方法。近10年来，随着CT技术、术中透视技术及内固定技术应用于跟骨骨折，对跟骨关节内骨折有了进一步的认识，已在治疗方面取得较大进展，与其他部位关节内骨折一样，解剖复位、坚强内固定、早期活动

是达到理想功能效果的基础。

## 一、解剖概要

跟骨是最大的跗骨，共有 3 个距骨关节面和 1 个骰骨关节面（图 7-1）。躯体垂直作用力经过跟骨一部分传递到跟骨结节，另一部分传递于骰骨和第 4、5 跖骨组成的外侧柱和由距骨和足舟骨组成的内侧柱。跟骨是跟腱的附着处，也是足底跖腱膜的起始点。跟骨主要功能是支持体重，延长小腿三头肌力臂，组成足纵弓。跟骨创伤性畸形引起距跟关节和足功能故障。

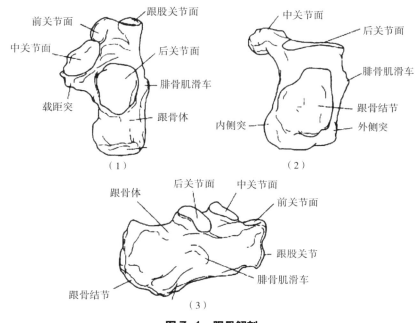

**图 7-1　跟骨解剖**
（1）上面观；（2）后面现；（3）外侧观

## 二、创伤机制

骨折多发生于高处坠落或交通事故伤。依据受伤时足的姿势和外力方向不同而出现不同的骨折形式。

跟骨关节内骨折是垂直应力经过距骨作用于跟骨，由于跟骨和距骨的轴线不同，先造成一个平行距骨后上缘的跟骨剪力骨折。骨折线从跟骨后内向前外，该骨折线又称为初级骨折线。它经过跟骨后关节面，将跟骨分为两部分：跟骨结节骨折块和载距突骨折块。根据受伤时足所处内、外翻位置不同，每个骨折块包含大小不同的关节面。由于应力作用，跟骨结节骨折块向外侧和近侧移位，而载距突骨折块由于坚强骨间韧带附着保持原位。应力继续作用，产生次级骨折线。典型骨折有两种类型：①骨折线向后方走行，由跟骨结节后缘穿出，形成舌状骨折。②骨折线向后上方走行，由跟骨结节上缘穿出，则造成关节压缩骨折（图 7-2）。

跟骨骨折后可出现：①跟骨高度丧失，尤其是内侧壁。②距骨宽度增加。③距下关节面破坏。④外侧壁突起。⑤跟骨结节内翻。因此，如想恢复跟骨功能，除恢复距下关节面完整还应恢复跟骨外形。

## 三、分类

### （一）AO/OTA 分类

1. 关节外跟骨骨折（73A、73B）（图 7-3）

撕脱（73A1）：前突（73A1.1）、载距突（73A1.2）、后粗隆（73A1.3）。无移位（73B1）：简单（73B1.1）、粉碎（73B1.2）、移位（73B2）；合并跟骰关节骨折（73B3）：劈裂骨折（73B3.1）、合并塌陷（73B3.2）、劈裂和塌陷骨折（73B3.3）。

2. 关节内跟骨骨折（73C）（图7-4）

二片段关节内（73C1）：背后关节面外侧（73C1.1）、背后关节面中央（73C1.2）、背后关节面内侧（73C1.3）。三片段关节内（73C2）：背后关节面中外侧（73C2.1）、自关节面外到内侧（73C2.2）、自关节面中大于四片段到内侧（73C2.3）。四片段或大于四片段关节内（73C3）。

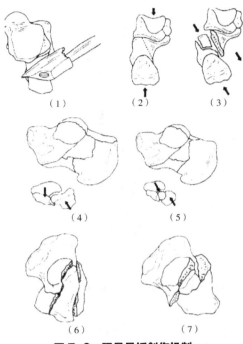

**图7-2　跟骨骨折创伤机制**

（1）上面观跟距骨，锐利距骨后外缘剪切跟骨骨折；（2）后面观跟骨与距骨轴线不同；（3）跟骨骨折后面观；（4）舌型骨折内侧观；（5）关节压缩型骨折内面观；（6）舌型骨折上面观；（7）关节压缩型骨折上面观

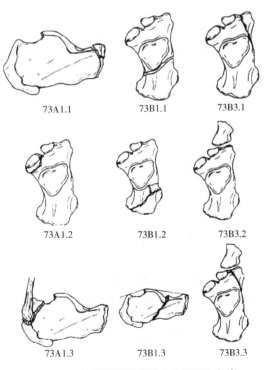

**图7-3　关节外跟骨骨折AO/OTA分类**

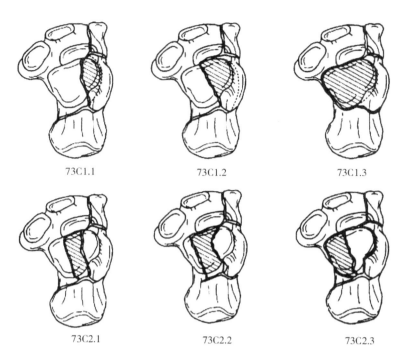

73C1.1              73C1.2              73C1.3

73C2.1              73C2.2              73C2.3

**图 7-4　关节内跟骨骨折 AO/OTA 分类**

**（二）其他常见分类**

跟骨骨折根据骨折线是否波及距下关节分为关节内骨折和关节外骨折。

（1）关节外骨折按解剖部位可分为：①跟骨结节骨折。②跟骨前结节骨折。③跟骨结节内、外侧突骨折。④载距突骨折。⑤跟骨体骨折（图 7-5）。

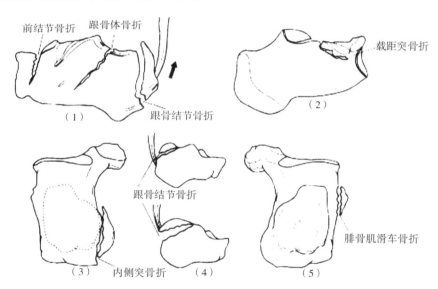

**图 7-5　关节外跟骨骨折**

（1）跟骨侧面观显示跟骨结节骨折、跟骨体骨折、前突骨折；（2）载距突骨折；（3）跟骨结节<br>侧突骨折；（4）跟腱止点跟骨结节骨折；（5）腓骨肌滑车骨折

（2）关节内跟骨骨折按 X 线片分类，最常见的 Essex-Lopresti 分类把骨折分为舌型骨折和关节压缩型骨折（图 7-6、图 7-7）。

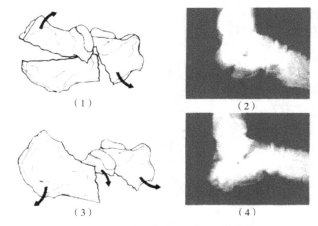

（1）　　　　　　　　　　（2）

（3）　　　　　　　　　　（4）

**图7-6　关节内跟骨骨折X线分类**

（1）、（2）舌型骨折；（3）、（4）关节压缩型骨折

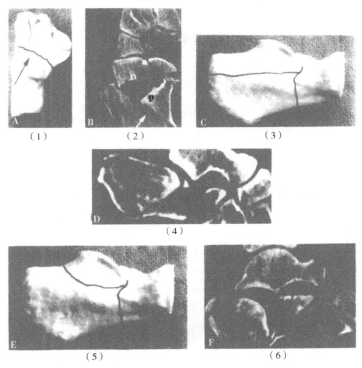

（1）　　　　　　　　　（2）　　　　　　　　　　　（3）

（4）

（5）　　　　　　　　　　　　（6）

**图7-7　关节内跟骨骨折**

　　图7-7中（1）从跟骨上面观原发骨折线（粗黑线）及继发骨折线（细灰线），原发骨折线将跟骨分为前内侧骨折块及后外侧骨折块；

　　图7-7中（2）轴位CT显示原发骨折线（箭头指示）跟骨结节骨块向远侧及外侧移位，使跟骨加宽及短缩（PT：后关节面，ST：载距突）；

　　图7-7中（3）、（4）侧位显示原发骨折线呈垂直方向，继发骨折线呈水平方向，经鼷骨结节后缘穿出形成舌型骨折；

　　图7-7中（5）、（6）继发骨折线向后上方走行，由跟骨结节上缘穿出，形成关节压缩型骨折；

　　（3）CT分类。较常见的Sanders分类法（图7-8）：其分型基于冠状面CT扫描。在冠状面上选择跟骨后跟距关节面最宽处，从外向内将其分为三部分A、B、C，分别代表骨折线位置。这样，就可能有四部分骨折块，三部分关节面骨折块和一部分载距突骨折块。

　　Ⅰ型：所有骨折无移位。

　　Ⅱ型：二部分骨折，根据骨折位置在A、B或C又分为ⅡA、ⅡB、ⅡC骨折。

Ⅲ型：三部分骨折，同样，根据骨折位置在 A、B 或 C 又分为ⅢAB、ⅢBC、ⅢAC 骨折。

Ⅳ型：骨折含有所有骨折线，ⅣABC。

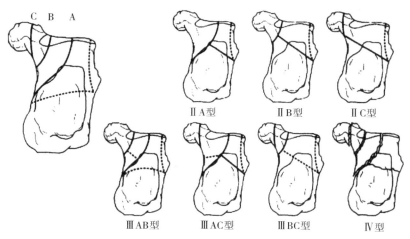

**图 7-8　关节内跟骨骨折 Sanders 分类**

# 四、诊断

## （一）临床特征

疼痛，不能负重，后足部畸形肿胀。足弓内侧血肿。如疼痛剧烈，足感觉障碍，被动伸趾引起剧烈疼痛时，应注意足骨筋膜室综合征的可能。亦应注意全身其他合并损伤，如脊柱、脊髓损伤、骨盆骨折、胫骨平台骨折等。

## （二）X 线检查

足前后位可见骨折是否波及跟骰关节。侧位可显示跟骨结节角（Bohler 角）和交叉角（Gissane 角）变化（图 7-9），跟骨高度降低。跟骨轴位可显示跟骨宽度变化及跟骨内、外翻。斜位可发现前突骨折。Broden 位是一常用的特殊斜位，可在术前、术中了解距下关节面损伤及复位情况。投照时伤足内旋40°，X 线球管对准外踝并向头侧分别倾斜 10°、20°、30°、40°（图 7-10）。

关节内骨折应常规 CT 检查，以了解关节面损伤情况。

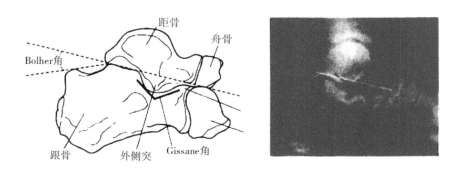

**图 7-9　显示 Bohler 角（正常 20°～40°）和 Gissane 角（正常 120°～140°）**

# 五、治疗

## （一）关节外骨折

约占所有跟骨骨折的 30%～40%。多由间接暴力引起，较好。一般不需手术治疗，预后较好。

### 1. 前结节骨折

无移位骨折用石膏固定 4～6 周。骨折块较大时，可切开内固定。陈旧骨折或骨折不愈合有症状时，可手术切除骨折块。

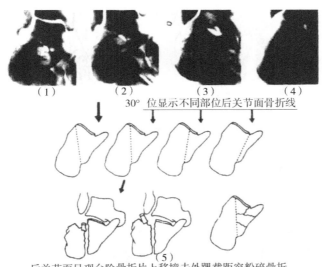

（1）（2）（3）（4）

30°位显示不同部位后关节面骨折线

（5）后关节面呈现台阶骨折片上移撞击外踝载距突粉碎骨折

**图 7-10 Broden 位显示后距下关节**

（1）10°位（2）20°位（3）30°位（4）40°位（5）Broden30°草图示骨折线

2. 跟骨结节骨折

骨折无移位或有少量移位时，石膏固定患足跖屈位 6 周。骨折移位较大时，应手法复位，屈膝、足跖屈手法复位，石膏固定 6 周。如复位失败可切开复位，螺钉或钢针固定。

3. 跟骨结节内、外侧突骨折

无移位或少量移位时可用小腿石膏固定 8 ～ 10 周。移位骨折可闭合复位，经皮钢针或螺钉固定。如果骨折畸形愈合且有跟部疼痛时，可通过矫形鞋改善症状，无效者也可手术切除骨突起部位。

4. 载距突骨折

单纯载距突骨折很少见。骨折后可偶见屈跗长肌卡压于骨折之中，移位骨块也可挤压神经血管束。

无移位骨折可用小腿石膏固定 6 周。移位骨折可足内翻跖屈手法复位，用手指直接推挤载距突复位。较大骨折块时也可切开复位，内固定。

5. 跟骨体骨折

可手法复位石膏外固定，失败者切开复位，内固定。

**（二）关节内骨折**

在选择治疗方案时，还应考虑以下几个方面：①年龄：老年患者骨折后关节易僵硬，且骨质疏松，不易牢固内固定，一般 50 岁以上以非手术治疗为宜。②全身情况：如合并较严重糖尿病、周围血管疾病，身体极度虚弱，或合并全身其他部位损伤不宜手术时，应考虑非手术治疗。③局部情况：足部严重肿胀，不宜马上手术。应等 1 ～ 2 周肿胀消退后方可手术。④损伤后时间：手术应在伤后 3 周内完成。如果肿胀、水疱或其他合并损伤而不能及时手术时，采用非手术治疗。⑤骨折类型：无移位或移位小于 2 mm 时，采用非手术治疗。Sanders Ⅱ、Ⅲ型骨折应选用切开复位。虽然关节面骨折块无明显移位，但跟骨体骨折移位较大，为减少晚期并发症，也应切开复位，内固定。关节面严重粉碎性骨折，恢复关节面形态已不可能，可选用非手术治疗。如有条件，也可在恢复跟骨外形后一期融合距下关节。⑥医生的经验和条件：不能达到理想复位及固定的手术，行功能疗法或转到有条件医院。

1. 非手术治疗

伤后即卧床休息，也可麻醉下手法复位（图 7-11）。抬高患肢，并用冰袋冷敷患足。24 小时后开始主动活动足踝关节。3 ～ 5 天后开始用弹性绷带包扎。1 周左右可开始挂拐行走，3 周后穿跟骨矫形鞋部分负重，6 周后可完全负重。伤后 4 个月可逐渐开始恢复轻工作。

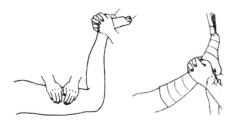

**图7-11 手法复位示意图**

患者俯卧位，屈曲膝关节，助手下压固定大腿，术者双手交叉用手掌挤压骨折复位，如不成功可自跟骨结节穿1枚斯氏针向下后牵引跟骨。

2. 闭合撬拨复位疗法

用手法结合某些器械或钢针复位。常用Essex-Lopresti法：患者俯卧位，在跟腱止点处插入1枚斯氏针，针尖沿跟骨纵轴向前并略微偏向外侧，达后关节面下方后撬起移位骨折片。撬拨复位后再用双手在跟骨部做侧方挤压，侧位及轴位透视，位置满意后，将斯氏针穿入跟骨前方固定。粉碎性骨折时，也可将斯氏针穿过跟骰关节。然后用石膏将斯氏针固定于小腿石膏管型内。6周后去除石膏和斯氏针。此方法适用于某些舌状骨折（图7-12、图7-13）。

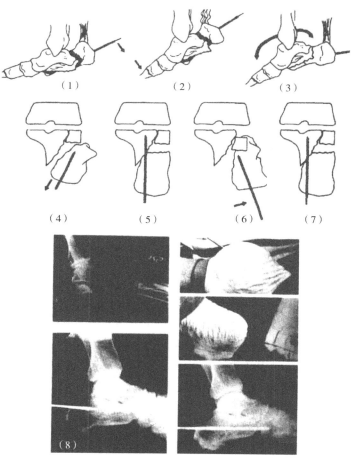

**图7-12 闭合撬拨技术**

（1）自跟骨结节纵向穿入1根斯氏针达骨折线；（2）跖屈前足；（3）保持前足跖屈位撬拨跟骨结节；
（4）矫正跟骨内翻；（5）与载距突对线后推进斯氏针与载距突固定；（6）当外侧关节面移位时可用斯氏针固定的跟骨结节骨折块整复关节面；（7）复位后推进斯氏针与载距突固定；（8）术中照片

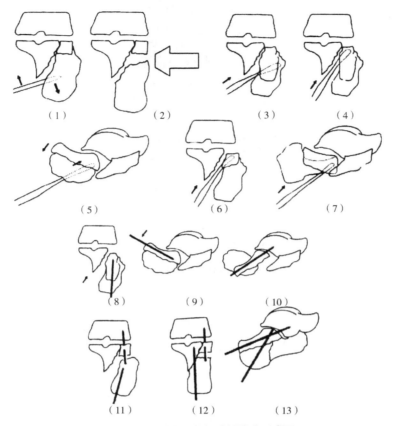

**图 7-13　较复杂骨折经皮撬拨术示意图**

（1）载距突下经皮插入 1 枚细克氏针向下撬拨跟骨结节；（2）挤压外侧壁使之复位；（3）用小骨膜起子托拨嵌插的外侧块解脱嵌插；（4）、（5）矫正舌型骨折旋转；（6）、（7）矫正关节压缩型骨折旋转；（8）插入斯氏针于骨块；（9）撬拨复位骨折；（10）复位后与距骨固定；（11）插入第2 枚斯氏针于跟骨结节撬拨复位；（12）与载距突固定；（13）复位固定后侧位

3. 切开复位术

直视下复位关节面骨块和跟骨外侧壁，结合牵引可同时恢复跟骨轴线并纠正短缩和内、外翻。使用钢板螺钉达到较坚强固定，可使患者早期活动。尽快地恢复足的功能，避免了由于复位不良带来的各种并发症。具体方法如下。

（1）体位：单侧骨折取侧卧位。如为双侧骨折，则取俯卧位。

（2）切口：外侧"L"形切口。纵形部分位于跟腱和腓骨长短肌腱之间，横形部分位于足背皮肤与足底皮肤交界处。切开皮肤直达骨膜下翻起皮瓣，显露距下关节和跟骨关节，用 3 枚克氏针从皮瓣下分别钻入腓骨、距骨。腓肠神经位于皮瓣中，注意保护。

（3）复位：掀开跟骨外侧壁，显露后关节面。寻找骨折线，认清关节面骨折情况。取出载距突关节面外侧压缩移位的关节内骨折块。使用 Schanz 针牵引跟骨，先内翻跟骨结节，同时向下牵引，再外翻，以纠正跟骨短缩及跟骨结节内翻，使跟骨内侧壁复位，用克氏针维持复位。然后把取出的关节面骨折块复位，放回外侧壁并恢复 Gissane 角和跟骨关节，克氏针固定各骨折块。透视检查位置。如骨折压缩严重，空腔较大，可行植骨移植。但一般不需要植骨。

（4）固定：根据骨折类型选用钢板和螺钉固定（图 7-14 ～图 7-16）。如可能螺钉应固定外侧壁到对侧载距突下骨皮质上，以保证固定确实可靠。固定后，伤口放置引流管或引流条，关闭伤口。

（5）术后处理：2 周拆线。伤口愈合良好时，开始活动，6 ～ 10 周穿行走靴部分负重，12 ～ 16 周去除行走靴负重行走，逐渐开始正常活动。

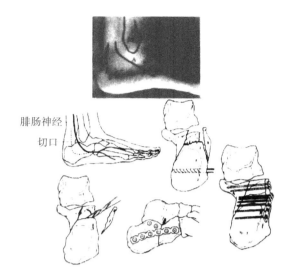

腓肠神经
切口

**图 7-14　跟骨骨折切开复位示意图**

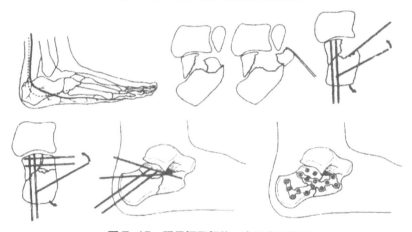

**图 7-15　跟骨切开复位、内固定示意图**

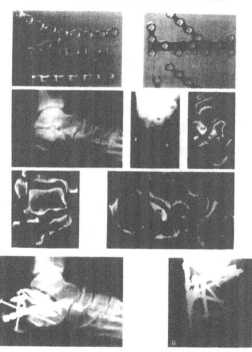

**图 7-16　距骨骨折内固定钢板及术前后 X 线片**

**4. 关节融合术**

跟骨是全身负重最大的骨骼。距跟关节是全身负重最大的关节。严重粉碎骨折、关节面无法解剖复位的关节面骨折均为关节融合的适应证，需一期融合，可同时恢复跟骨的外形并施以固定，这样可以缩短卧床和不负重的时间，对有骨缺损者要毫不犹豫地进行植骨，对于皮肤条件、全身情况不能行一期融合术者，可做二期融合术。一、二期融合术根据情况采用坚强内固定直至骨折愈合。一期融合并同时恢复跟骨外形可缩短治疗时间，使患者尽快地恢复工作。在切开复位时，亦应有做关节融合术的准备，一旦不能达到较好复位，也可一期融合距下关节。手术时用磨钻磨去关节软骨，大的骨缺损可植骨，用钢板维持跟骨基本外形，用 1 枚 6.5 mm 直径全长螺纹空心螺钉经导针从跟骨结节到距骨。

### （三）并发症

**1. 伤口皮肤坏死，感染**

外侧入路 L 形切口时，皮瓣角部边缘易发生坏死，所以手术时应仔细操作，避免过度牵拉切口，缝合不应有张力。一旦出现坏死，应停止活动。如伤口浅部感染，可保留内置物，伤口换药，有时需要皮瓣转移。深部感染需清创、静脉应用敏感抗生素，如内固定无松动，不取出。内固定已松动，需取出。

**2. 神经炎、神经瘤**

手术时可能会损伤腓肠神经造成局部麻木或形成神经瘤引起疼痛。如疼痛不能缓解，可切除神经瘤，将神经残端埋入腓骨短肌中。由于跟骨畸形愈合后，内侧挤压刺激胫后神经分支，引起足跟内侧疼痛，非手术治疗无效时，可手术松解。

**3. 腓骨肌腱脱位、肌腱炎**

骨折后由于跟骨外侧壁突出，缩小了跟骨和腓骨间隙，挤压腓骨长、短肌腱。肌腱与螺钉、钢板的摩擦及手术后瘢痕也可引起肌腱炎。腓骨肌腱脱位、嵌压后，如患者有症状，可手术切除突出的跟骨外侧壁，扩大跟骨和腓骨间隙。

跟骨畸形愈合的外侧减压术（图 7-17）：侧卧位，在腓骨肌腱走行稍下方做弧形切口，从外踝后方延伸至跟骰关节区。如先前已行距下关节融合或切开复位，应尽量用原切口。从周围瘢痕组织中分离和游离腓肠神经到达远近端解剖的正常部位，切除所有的神经瘤，并游离神经到达穿鞋时骨突对神经造成潜在刺激最小的部位。切开腓骨肌腱鞘，行肌腱减张术。牵开腓骨肌腱和腓肠神经，切开跟腓韧带。纵行切开腓骨肌腱鞘的底层及跟骨外侧的骨膜。骨膜下剥离，显露突出的跟骨外侧骨块并切除之，达正常的跟骨宽度，注意骨切除过程中不要损伤距下及跟骰关节。在骨切除床上修复牵开的骨膜及肌腱。常规关闭切口，软敷料加压包扎。

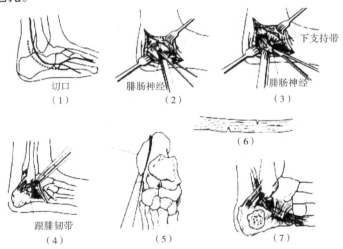

**图 7-17　跟骨骨折畸形愈合的外侧减压术**

（1）切口恰在腓骨肌腱下方；（2）腓肠神经减压；（3）切开下支持带，松解腓骨肌腱；（4）切开跟腓韧带，显露跟骨外侧，（5）跟骨外侧切除；（6）Z 形延长向前方脱位的腓骨肌腱；（7）腓骨肌腱延长复位后重建或修复下支持带

术后处理：术后 2 ~ 3 天鼓励早期活动，并循序渐进地进行耐受的负重。如在肌腱延长或复位术后应用石膏，在出院前更换短腿非行走石膏，3 周后再更换短腿行走石膏 3 周，然后开始踝关节的活动范围练习和力量训练，术后 8 ~ 12 周可允许充分活动。

4. 距下关节和跟骰关节创伤性关节炎

由于关节面骨折复位不良或关节软骨的损伤，距下关节和跟骰关节退变产生创伤性关节炎。关节出现疼痛及活动障碍，可使用消炎止痛药物、理疗和支具等治疗。如症状不缓解，应做距下关节或三关节融合术。对拟行距下关节融合术的患者，应拍摄站立侧位 X 线片，测定距骨倾斜角（图 7-18），如异常需行距下撑开骨块移植关节融合术。

（1）手术方法：患者侧卧位，做纵行后外侧切口至距下关节。在切口近端找出腓肠神经，切除并包埋于肌肉中。也可将腓肠神经保留，骨膜下显露跟骨外侧壁并切除达到正常宽度。找出距下关节，撑开并剥离距下关节至软骨下骨，用板状挡板协助距下关节的显露。此时要注意有无足跟的内翻或外翻，必要时应予以矫正。术中拍 X 线片确保侧方距跟角达到矫正（正常为 25° ~ 45°）。测量距下关节间隙，取大小合适、带有 3 层皮质骨的髂骨骨块植入距下关节。将 2 枚全螺纹松质骨螺钉从足跟部打入，固定跟骨和距骨。最后再拍 X 线片，应包括侧位和轴位，以保证位置准确。逐层关闭切口，间断缝合。

（2）术后处理：用短腿石膏固定 12 周，6 周后戴石膏开始负重。

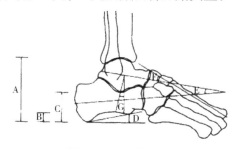

**图 7-18　X 线片测量**

A. 距跟高度；B. 骰骨到地面距离；C. 足舟骨到地面距离；D. 跟骨仰角；E. 距跟角；F. 第 1 距跖角；G. 距骨倾斜角

5. 跟痛

可由于外伤时损伤跟下脂肪垫引起，也可因跟骨结节跖侧骨突出所致。可用足跟垫减轻症状。如无效可手术切除骨突出。

# 第四节　足舟骨骨折

足舟状骨骨折是少见的损伤，其有四种损伤类型。

## 一、舟骨结节骨折

足受内翻应力后，由于胫后肌腱和弹簧韧带牵拉，可造成舟骨结节骨折。由于胫后肌腱止点广泛，除止于舟骨结节跖侧外，尚有纤维扩展到三个楔骨，故对舟骨结节起到限制作用，骨折移位多不明显。另外，直接外力作用于局部也可造成骨折。

（一）诊断

骨折后应注意识别是单纯舟骨骨折还是广泛中跗关节损伤的一部分，应拍摄足前后位及侧位和斜位 X 线平片以明确诊断。还应排除先天性副舟骨的可能，其多为双侧对称，且边缘整齐与舟状骨有明显分界。

（二）治疗

无移位骨折只需制动 3 ~ 4 周即可。如骨折移位大于 5 mm 时，有可能发生不愈合，应切开复位，螺钉内固定。如果发生骨折不愈合，一般无症状，不需处理。如果不愈合后局部持续疼痛，可切开复位螺钉内固定，石膏固定 8 周。小块骨片也可切除，固定肌腱至骨折远端。

## 二、舟状骨背侧缘骨折

此类骨折在足舟状骨骨折最为常见。多为足跖屈内翻时距舟韧带或关节囊牵拉舟状骨背侧缘附着造成撕脱骨折。骨折块多为小薄片，有时可伴有外踝扭伤。还应注意识别这种骨折可能是中跗关节损伤的一部分（图7-19）。一般短期休息和制动即可。如长期有症状时可手术切除骨片。如果骨块较大，带有部分舟骨关节面应切开复位内固定，以减少中跗关节半脱位的危险。

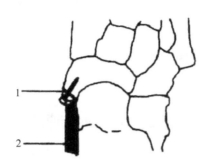

**图7-19 舟状骨结节骨折螺钉固定**

1. 骨折线；2. 胫后肌腱

## 三、舟状骨体部骨折

舟状骨体部骨折不常见。可由直接外力或间接外力引起。如碾轧伤常引起粉碎性骨折，而间接应力如跖屈的足从高处坠落后产生的轴向压缩应力，可引起舟状骨骨折移位和韧带损伤。

**（一）分型**

Sangeorzan 将舟状骨体部骨折分为三型。

Ⅰ型：舟骨水平骨折，背侧骨折块常小于跖侧骨折块，前足无移位。

Ⅱ型：最常见，骨折线从舟骨背外侧向跖内侧，内侧骨折块较大并向背内侧移位，跖外侧骨折块较小且常粉碎，前足亦向内侧移位，但跟舟关节完整。

Ⅲ型：舟骨中部矢状面粉碎性骨折，内侧骨折块较大，跟舟关节破坏，前足向外移位，跟骰关节可半脱位。

**（二）诊断**

拍摄足的正斜位以及侧位X线平片，必要时行CT重建。

**（三）治疗**

无移位骨折小腿固定6周。移位骨折应切开复位并尽可能达到解剖复位，这样才能获得较好疗效。手术采用前内侧切口，从内踝前方胫前、胫后肌腱间进入，显露距舟和距楔关节。Ⅰ型骨折较易复位，可用螺钉固定。Ⅱ型骨折由于骨折线斜形不易看到，可用外固定器撑开骨折间隙。粉碎不严重，复位骨折后用螺钉固定；严重粉碎性骨折，可先将较大骨块经舟楔关节固定于楔骨。Ⅲ型骨折，手术较困难，由于骨折中间粉碎，难以固定，可将主要骨折块复位并用螺钉或克氏针固定于胫骨或楔骨，骨质缺损处植骨。术后用小腿石膏固定6~8周。

**（四）预后**

Ⅰ型骨折预后较好，Ⅱ、Ⅲ型骨折由于难以达到解剖复位，易发生距舟关节创伤性关节炎和舟骨缺血性坏死。预后常常不好。

## 四、舟状骨疲劳骨折

疲劳骨折好发于跖、胫骨等部位，但在足舟状骨也偶有发生。疲劳骨折是应力加在正常骨骼上而发生的，与病理骨折不同。

**（一）病因**

在长跑运动员中发生者较多，其原因可能与运动量突然增加或在中止训练后再恢复时强度过大有关。此外，也可能和训练器材的改变有关。不经常运动者偶然一次运动也可导致此种骨折。

**（二）诊断**

多无明确外伤史，在一次大运动量训练后足背内侧痛，触舟状骨部位有压痛，拍摄足正位片可发现舟骨骨折，但应该和二分舟状骨鉴别。如早期未发现骨折而又高度怀疑时，应再次摄片或做核素骨扫描、CT 检查以帮助诊断。未及时诊断，有可能使骨折发生移位或不愈合。骨折常位于舟骨中 1/3，以矢状面垂直骨折多见，一般无明显移位。

**（三）治疗**

无移位骨折可用小腿非负重石膏固定 6～8 周。如果骨折移位或发生迟缓愈合、不愈合则需要手术植骨固定，甚至行关节融合术。

# 第五节　趾骨骨折

趾骨骨折亦较常见，占足部骨折的第 2 位，易发生开放性损伤。

## 一、诊断要点

**（一）诊断依据**

（1）有明确外伤史。

（2）伤趾肿胀、疼痛，骨折处压痛敏锐，可有成角畸形，常并发趾甲周围软组织挫裂伤。

（3）X 线摄片检查可明确骨折诊断和分类。

**（二）证候分类**

（1）无明显移位骨折：常见于末节趾骨骨折。

（2）有移位骨折：常见于趾骨干或第 1、第 2 节近段骨折。

## 二、鉴别诊断

趾跖或趾间关节脱位：足趾弹性固定在某一位置，无骨擦音，X 线摄片可协助鉴别。

## 三、中医治疗

（1）小夹板外固定 3～4 周即可，骨折移位较多者，手法整复后再固定。

（2）药物按三期辨证用药。

## 四、西医治疗

（1）非手术治疗：手法复位后石膏托或石膏夹外固定。

（2）近节趾骨非粉碎骨折或非手术治疗失败者行开放复位内固定。

## 五、调护宜忌

趾骨易于污染，手术后应注意保持清洁，创口经常消毒和更换敷料。

# 第六节　跖骨骨折

5 个跖骨及相应趾骨构成前足。造成跖骨骨折的主要原因为直接外力，如重物的压砸及车轮的碾压等。直接暴力所致的跖骨骨折，同时可产生明显的软组织损伤，由于足背皮肤相对脆弱，易造成切割伤和挫伤。在伤后可见全足极度肿胀，偶尔由于软组织伤可引起皮肤坏死或腐烂。伤后需密切观察足的循环状态和立即抬高患肢。伤后患者主诉前足背疼痛，并在负重时加重。前足背肿胀并有瘀斑。当患者在数小时内就诊，在骨折上方有点状触痛，但一旦发生肿胀就难以定位触痛。将受伤跖骨干的跖骨头向跖侧按压，可产生疼痛和骨擦音。轴向挤压也可引起骨折部位疼痛。并需密切观察足趾的循环和感觉。摄片需照标准的前后位、侧位和斜位。虽然跖骨的互相重叠难以解释，由于骨折的移位大多发生在矢状面，只有在侧位片得到明确。明显地向跖侧和背侧的骨折移位需复位，摄侧位片有更重要意义。细致阅读整个足部X线片极为重要，以免漏诊其他部位骨折，尤其在压砸性损伤，可发生多发骨折或合并有近侧关节脱位。第 1 跖骨具有重要的负重功能，比其他跖骨大而强，损伤较少见。扭转应力也可造成骨折，如前足固定，后足的转动就可在跖骨部形成扭矩而引起骨折，常见位于内侧 3 个跖骨的螺旋形骨折。在芭蕾舞演员最常见的骨折是第 5 跖骨远侧干部螺旋骨折，此骨折是由于作用于足部的内翻暴力所致。撕脱骨折常见于第 5 跖骨基底。疲劳骨折常见于第 2 和第 3 跖骨颈和第 5 跖骨干的近侧部分。

# 一、跖骨干骨折

跖骨干骨折较为多见，可为单发也可多发。由直接外力致伤者多呈横断及粉碎形状，由扭转及其他传导外力致伤者可造成斜形或螺旋形骨折。因屈肌及骨间肌的牵拉作用，骨折多向背侧成角。与骨折同时存在的软组织损伤应特别注意，常有在骨折复位后而发生皮肤坏死者，故在伤后需密切观察。对骨折的处理应视不同情况而定。第 1 跖骨具有重要的负重功能，比其他跖骨大而强，治疗应采取更为积极的态度恢复解剖排列和负重功能。

1. 石膏制动

无移动的跖骨干螺旋形或斜形骨折及粉碎骨折，只用小腿前后石膏托制动即可，待骨折愈合后再充分负重。

2. 闭合复位

有移位的跖骨骨折行闭合复位是相当困难的，特别是仅有第 2 ~ 4 跖骨骨折时。即使是所有跖骨均骨折，因为其相互间的限制作用，在行闭合复位时也还是相当困难。虽然如此，对横形骨折而有明显移位者，以及有明显跖背侧成角之骨折，仍应首先试行闭合复位。麻醉后，经牵引及分骨就可能复位。至于有跖及背侧成角之骨折，只要适当地对位，单纯用挤压手法即可纠正成角畸形。如果残留背侧成角，可使跖骨头下出现顽固性痛性胼胝，而跖侧成角则可使邻趾出现相同胼胝。向内或向外及成角移位，由于 2 ~ 4 跖骨位于肌肉内，并有第 1 和第 5 跖骨保护，不引起长期后遗症状，因而治疗可类同于无移位的骨折。侧方移位有时可挤压跖间神经造成神经瘤。因此，应尽量纠正骨折移位。但在斜形骨折及螺旋形骨折，有一定的短缩是可以接受的。复位后用小腿石膏固定，但应密切注意足趾血循环变化及局部皮肤受压情况。而在矢状面的移位，远侧跖骨骨折块在明显的跖侧移位情况下愈合，跖骨头可明显突出，在负重时造成过度负荷，于隆起跖骨头可引起疼痛；反之，明显的背侧骨性隆起，穿鞋的磨损，可引起疼痛性鸡眼。第 1 跖骨向内侧隆起或第 5 跖骨向外隆起，同样可由于穿鞋的刺激引起疼痛。这些畸形应避免发生，必须做好骨折的充分复位。闭合复位常可成功，但常由于牵引松弛而发生再移位，应考虑做经皮穿针固定。如闭合复位失败，外科医师可允许在畸形位愈合，晚期考虑截骨矫形或去除突出的骨块。但最好还是在新鲜骨折时切开复位及经皮穿针固定。除非其他因素可发生更大并发症的危险。

3. 开放复位

经闭合复位不成功或有开放伤口者，是行开放复位内固定的适应证。切开复位内固定，特别在有移位的第 1 和第 5 跖骨骨折，第 1 跖骨骨折虽然并不常见，但由于它在负重功能上的重要性，畸形愈合会比其他跖骨造成更多的后患。切开复位牢固内固定的优点是可开始早期邻近关节的活动。在严重压砸伤造成软组织损伤不能行切开复位内固定时，可采用骨牵引维持跖骨骨折的对线，曾报道有较好疗效。所有跖骨骨折，应避免长期石膏和针的固定，固定针一般在 3 ~ 4 周，临床上及 X 线片上表现有愈合征象时拔除。在石膏保护下尽可能早负重，以减少失用性骨质疏松和小腿及足部的肌肉萎缩。在固定期间应鼓励患者做足趾的主动活动。在去石膏后逐渐负重，同时做全足的主动活动练习。

切开复位，采用足背纵切口复位后用细钢针做髓内固定。相邻跖骨骨折可在跖骨间做一纵切口的同时固定两骨折。但此种方法不宜固定时间太长，否则会影响跖趾关节的活动。移位的第1跖骨干骨折最好用交叉钢针固定，但有时会遇到很大困难，因骨干骨皮质难于在斜行方向钻入。目前有为固定跖骨及掌骨而设计的小钢板及螺丝钉，适用于横断及斜形或螺旋形骨折，术后足部各关节功能恢复很快，是较理想的内固定器材。克氏针固定后，仍需要用石膏固定4～6周。如果使用钢板固定，患者可穿硬底鞋行走。

## 二、跖骨颈骨折

跖骨颈骨折是较为常见的骨折，多为直接外力或传导外力致伤。骨折后，因骨间肌的牵拉，跖骨头多向跖侧移位而形成背侧成角。复位不良会导致足跖侧压力异常而引起疼痛。闭合复位很少能达到解剖复位，开放复位后应该用钢针做内固定。

## 三、跖骨头骨折

偶尔可见有跖骨头骨折，远侧骨折块属关节内且无关节囊附着。此骨折通常是直接暴力损伤，经常合并有内侧邻近骨近端骨折。一般移位不大，经常向跖外侧成角。可通过轻柔的手法和牵引做到稳定的复位，然后用石膏托维持位置。未见有跖骨头发生无菌性坏死。

## 四、第 5 跖骨基底骨折

第5跖骨基底由于其具有粗隆部而与其他跖骨不同。粗隆部向跖侧和外侧突出。在粗隆部的末端有一小的突向后侧的茎突。第5跖骨基底与骰骨和第4跖骨基底外侧分别形成关节。腓骨短肌腱止于粗隆的背外侧，第5跖骨肌腱止于粗隆以远基底部的背侧，跖腱膜的外侧束茎突的跖侧面。第5跖骨基底骨折是足部一种常见骨折。Dameron 和 Quill 把第5跖骨基底部分为三个区域（图7-20）。

Ⅰ区：为第5跖骨基底粗隆部骨折，常为撕脱骨折。

Ⅱ区：为第5跖骨基底干骺端骨折，骨折常为横形，又被称为 Jones 骨折。该区骨折可累及 4、5 跖间关节面。

Ⅲ区：为干骺端以远 15 mm 近端骨干的骨折，常为疲劳骨折。

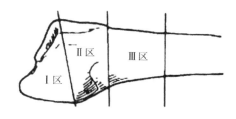

**图 7-20　第 5 跖骨基底分区**

Ⅰ区骨折又称粗隆撕脱骨折，是第5跖骨基底部最常见骨折。骨折常发生于后足跖屈内翻时，腓骨短肌肌腱牵拉将基底部粗隆撕脱。但 Richli 通过尸体研究发现，腓骨短肌肌腱绝大部分附着在粗隆以远部分，此部分骨折主要是由跖腱膜的外侧束牵拉所致。骨折后局部疼痛、肿胀，摄片后可确诊。但在儿童应注意与骨骺区别，骨骺在 X 线上表现为一与骨干平行的透亮线，且边缘光滑。在成人要与腓骨肌籽骨和维扎里（Vesalianum）骨区别（图7-21），腓4骨肌籽骨位腓骨长肌肌腱之中，而维扎里骨位腓骨短肌肌腱附着部，这些变异骨边缘光滑，后者出现率较低。此区骨折如无移位，可用弹力绷带包扎，休息2～3周即可。如果骨折块移位较大，波及跖骰关节面且移位大于2 mm时，应手法复位经皮肤穿针固定，或切开复位克氏针或螺钉固定（图7-22）。如果骨折发生不愈合，一般多无症状，无须特殊治疗。如果局部长期疼痛，可手术切除小的骨折块。

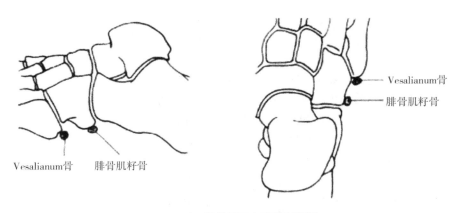

**图 7-21　维扎里骨和腓骨肌籽骨**

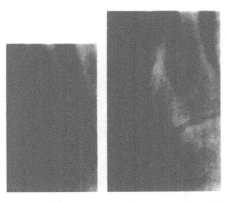

**图 7-22　第 5 跖骨基底粗隆撕脱骨折，克氏针钢丝张力带固定**

Ⅱ区骨折又称为 Jones 骨折，由 1902 年 Jones 最先报道而得名。此类骨折由于涉及第 4、5 跖骨基底间关节面，成为关节内骨折。骨折常由踝跖屈前足内收应力引起，少部分也可由直接暴力引起。由于基底部血供主要来自关节囊进入的干骺端血管和自跖骨干内侧中部进入的滋养血管，此区是一相对缺血部位，骨折后愈合较慢。急性无移位骨折可用非负重小腿石膏固定 6 ~ 8 周。文献报道，在经过 6 ~ 8 周固定后仍有 7% ~ 28% 的患者会发生不愈合。进一步处理可以继续使用石膏或足踝支具延长固定时间。有长达 21 周外固定最后愈合的报道。也有人认为对于延迟愈合或高水平运动员的新鲜骨折应手术内固定，缩短治疗时间。骨折不愈合应植骨、内固定。移位骨折应切开复位，克氏针、髓内螺钉或钢板固定。

Ⅲ区骨折多为骨干的疲劳骨折。足受到反复应力作用而引起。Torg 按就诊时骨折情况分为三型：Ⅰ型为新鲜的疲劳骨折，有骨膜反应。无移位骨折用小腿石膏固定 8 周。Ⅱ型为骨折迟缓愈合。骨折线增宽，髓腔硬化，此时应延长固定时间到 3 个月或切开植骨、内固定。Ⅲ型为骨折不愈合，髓腔已闭合。需切开植骨、内固定。植骨可采用嵌入植骨方式。使用 4.5 mm 或 6.5 mm 直径部分螺纹空心钉做髓内固定，可使手术操作更为方便。但螺钉断裂是手术后较常见的并发症。骨折植骨、内固定后多在 6 ~ 8 周愈合。

## 五、跖骨干疲劳骨折

骨骼的正常生理代谢是破骨和成骨活动基本上处于平衡状态。如果对它施加的应力强度增加及持续更长的时间时，骨骼本身就会根据沃尔夫（Wolff）法重新改造塑形，以适应增加了的负荷。当破骨活动超出骨正常生理代谢的速度后，而成骨活动又不能及时加以修复时，就可在局部发生微细的骨折，其继续发展就可造成临床所见的疲劳骨折。此外，单纯从力学角度看，疲劳骨折就是骨本身耐受不了增加的应力，导致其内部结构破坏的结果。人体好发疲劳骨折的部位均在下肢，以跖骨、胫骨及股骨颈为多见，但跖骨占了大多数。其中又以第 2、3 跖骨最多。

第 2、3 跖骨易发生疲劳骨折可能与其相对于其他跖骨较长且较固定有关。在足的推进动作中，两个跖骨要承受较大的应力。在一些人，足的结构和骨强度改变时也会发生跖骨的疲劳骨折。如由于挛缩或骨赘造成的踝关节背伸受限和跟腱痉挛、挛缩，可以引起前足应力的增加。高弓足、扁平足、踇趾外翻、爪形趾等足部病变，都可使跖骨承受的应力增加。在一些服用避孕药或使用激素替代治疗的妇女，骨的强度会有所改变。

跖骨的疲劳骨折不仅发生在剧烈运动及长途行走后，也可发生于日常的各种活动中。有些患者甚至不能追问出有任何活动量增加的病史，各种年龄都会发生。骨折后前足部疼痛常常是首要症状，不能正常行走。足背可有肿胀，少数人可有瘀斑，在跖骨干可有明显压痛。应注意和跖间神经瘤及其他跖痛症区别。在骨折最初 2 周时虽有症状，但 X 线片可能无特殊发现，不能早期做出诊断。核素扫描和 MRI 可早期帮助确诊，但常常无此必要。3 周后再次摄片常常可发现骨折缝隙及骨膜反应和骨痂。如果早期怀疑有这种骨折的可能，而 X 线片尚未证实时，应首先按骨折处治，穿前足免负重鞋或用石膏固定，待证实为骨折后应继续制动或固定直到骨愈合。一般骨折愈合需要 6 ~ 8 周时间，骨折不愈合时，如有症状，切除硬化骨质，打通髓腔，植骨并用钢板固定。

# 第八章

# 手足显微外科

## 第一节　显微手外科基本技术

显微外科是当代外科一项新技术，显微外科手术是借助光学放大设备，采用精细的手术器械和无损伤缝合材料进行手术操作的一种微观微动手术。在手术野组织放大下进行外科手术操作，可以超越人类原来视力的自然限制，从宏观进入微观，大大提高了对细微解剖结构的辨认能力及对各种正常组织与病理组织的鉴别水平，不但拓宽了手术范围和手术种类，同时可降低对组织的创伤，利于组织愈合，提高手术质量及修复效果。

显微外科基本技术除了显微吻合技术，还应包括在显微外科概念指导下的不同于一般外科技术的组织的切开、分离、止血、结扎及切除、修复等基本手术操作。显微外科基本技术与一般外科技术相比，有许多类同之处，所不同的是前者由于显微手术的性质及特点的需要，强调与突出高度无创、高度精细、高度准确的手术操作为其主要技术特点。

### 一、显微手外科手术基本操作

由于手部解剖结构及功能的精细、复杂，手部显微手术的基本技术操作又有别于一般显微外科操作技术之处，手术区域局限、血管神经细小、对组织的修复质量要求更高为其特点，更为需要高度精细、准确及无创的操作技术。

显微手外科手术的具体操作大多只需要拇、示、中指的参与，以及通过拇、示、中指的掌指关节、指间关节的活动和腕关节的微量运动、拇指的外展内收等相互间的系列协调配合来完成。显微手术器械的动作通常是通过在拇、示、中指之间的旋转而完成的。与此同时，术者的肘部、腕部、手掌尺侧及小指尺侧要有稳固的支撑，这样方能保证显微镜下手术操作的稳定与准确。

#### （一）显微切开分离技术

手外科显微手术的切开多在低倍显微镜下操作，尤其是在手指部解剖指动脉及指静脉时更宜在显微镜下进行，以避免伤及细小薄嫩的血管及过多损伤周围组织。为使组织切开准确、损伤小，一般使用 7 号刀柄、11 号尖头刀片或 15 号圆头刀片，绝不能使用普通的宽刃刀片，否则难以准确切割且易于误伤。

手部显微手术时对于软组织、血管、神经、肌腱的分离，均需采用显微分离技术，必要时还应在显微镜下进行。分离时多以锐性分离为主，可采用尖头刀片及显微剪刀配合分离。需做钝性分离时，可采用显微血管钳、显微镊做轻微的小幅度分离，必要时可与锐性分离交替配合，切忌粗暴、大幅度的钝性分离，以免伤及需吻合的血管及神经。

### （二）显微无创提夹技术

从显微组织的概念出发，一般外科手术时采用的外科有齿镊、血管钳提夹组织的常规方法，均可招致显微组织严重的损伤。即使采用无齿镊、眼科镊行一般的提夹，也常引起一定程度的组织损伤。这些器械及操作方法对于显微外科技术镜下操作来说均是严禁的。显微手术时，应使用尖头、无齿的整形镊，在显微镜下时只能使用显微镊提夹组织。对需吻合修复的血管、神经的提夹，尤其应做到准确、轻柔及少夹。提夹时只夹捏其外膜或附带的结缔组织，避免夹捏全层组织及血管内膜或神经束，以免损伤。

### （三）显微显露技术

显微组织的显露在显微手外科手术中是一个非常重要的环节。因整个显微手术大多在显微镜下进行，手术野狭小，若再不予良好的牵开及显露，则显微镜下的手术操作将难以完成。皮肤及皮下组织的牵开，常采用手外科小拉钩，有时亦采用缝线贯穿创缘皮肤及皮下组织与周围皮肤缝合做牵开。在手部多采用小型自动撑开器显露手术野，以便于血管、神经及肌腱的修复。对血管、神经的牵开，有时需采用橡皮或橡皮片牵引，严禁使用器械做长时间的牵引。

### （四）显微止血结扎技术

显微组织的止血是显微外科手术至关重要的一个步骤，直接影响着手术操作的进程及手术修复的质量，对远离血管、神经部位的活跃出血，可采用细丝线结扎；对较大范围的出血，可采用双极电凝止血，它具有止血可靠，损伤范围小的优点。对需吻合修复的血管、神经附近的出血点，宜在显微镜下采用9–0～10–0尼龙线结扎止血。对于无明显活跃出血点的弥漫性渗血，宜采用温热生理盐水湿热敷的方法止血，尤其对显微镜下手术野的止血更为适用。由于热凝的效应，止血效果多较满意，是显微外科手术中常用的创面止血方法。使用时应注意保护自己暴露的血管、神经，防止热损伤。

### （五）显微手外科清创技术

显微外科清创的目的、方法、步骤基本上同一般外科清创术，不同之处在于涉及血管神经等重要组织的清创需在手术显微镜下进行。而显微手外科的清创又强调对于重要部位的失活、坏死组织的切除，血管、神经的修复全过程均应在手术显微镜下进行。

清创的目的在于最大限度地清除一切无生机、污染的组织及异物，使已污染的伤口变为相对清洁的创面，为组织的修复创造一个良好的条件。大量的外科实践证明：清创时仅仅彻底清除坏死及无生机组织是远远不够的，必须结合采用有效抗生素液彻底地清洗创面方能收到综合的效果。王成琪通过动物实验研究及大量临床实践证实：1∶2 000洗必泰（氯己定）液是清创时较为有效的抗生素清洗液。该清洗液具有效果显著、不刺激创面及保持创面新鲜的优点。而临床常用的1∶2 000新洁尔灭液清洗创面时，除作用不及洗必泰外，具有使创面灰暗、色泽不新鲜的缺陷。作者在清创时，在彻底清除失活组织后常规使用1∶2 000洗必泰液清洗创面3次，每次5～10分钟，有效地控制了显微外科手术创面感染的发生，使开放性创伤的感染率始终控制在1%以下。

手部组织缺乏丰富的皮下组织及肌肉，尤其手指部系"皮包骨"，且皮肤缺乏伸缩力，故显微手术外科清创时，组织的去留应以毫米计算，既要做到清创彻底又不要轻易去除毫米健康的组织，否则，将给创面的覆盖带来困难。对于断指的血管、神经及作为受区备吻合的血管、神经清创时，应分别在显微镜下予以标记，以便于修复时寻找。

对于手部显微清创术，着重强调稳、准、轻、巧的无创操作技术，一刀一剪，任一环节均应从珍惜健康组织，保持血管、神经的角度出发，稍有不慎就有可能导致血管、神经的损伤，影响手术的操作及功能的恢复。

## 二、显微血管吻合技术

显微血管吻合技术是显微外科最基本的技术，是显微外科技术的核心。自从1960年Jacobson和Suarez采用显微镜吻合直径为1.6～3.2 mm的血管获得成功以来，人们把直径为3 mm以下的血管称之为显微吻合的血管。为便于临床统一，王成琪依据血管的直径把显微吻合的血管分为下列三类，并冠以"显微"二字，以示显微镜下吻合的范畴，也便于区别于宏观解剖学的命名：①显微小血管：血管直径为1.1～3.0 mm。

②显微细小血管：血管直径为 0.6 ～ 1.0 mm。③显微微小血管：血管直径为 0.15 ～ 0.5 mm。

显微血管基本吻合方法可分为两大类。

1. 显微血管基本吻合方法

①端端吻合。②端侧吻合。③套叠吻合。此类是临床最为常用的手工血管吻合方法。

2. 显微血管其他吻合方法

①机械吻合。②套管吻合。③黏合吻合。④高频电凝吻合。⑤激光吻合。⑥可溶性材料支撑下吻合。此类吻合方法由于各自使用的局限性，目前并不常用，有的还处于实验阶段。

### （一）显微血管吻合术的基本要求

1. 良好的显露血管

良好的血管显露是显微血管吻合术的首要环节。在显微镜下以显微剪刀沿血管纵轴适当分离 1 ～ 2 cm，并用缝线向两侧缝合，牵开皮肤、皮下组织及肌肉。手术野创面要彻底止血，可采用湿热盐水纱布或棉球热敷止血，效果常较理想。有活跃出血点时应予结扎或用双极电凝止血。采用带有颜色的硅胶薄膜片衬垫在需吻合的血管、神经下面，以使血管显得清晰易辨，利于缝合。用白色丝绸布或白色湿纱布覆盖血管周围组织，使术野更清晰，便于血管吻合及缝合针线的辨别和夹持。

2. 吻合的血管组织应无损

于正常健康的血管部位吻合，这是保证术后血循环通畅的最基本条件。在显微镜下应注意血管断端有无挫伤、内膜粗糙、内膜分离、管壁暗斑、松软无弹性等征象。必须将这些有损的部位彻底切除后方能进行吻合，不然极易引起血栓形成。血管内膜必须完整、光滑、无血凝块，即使血管外观正常，但断端以肝素生理盐水冲洗腔内，若有絮状漂浮物或有难以冲洗掉的附壁血栓时，证明此处血管内膜仍有损伤，应予重新切除。在碾轧伤中应特别注意血管有无节段性损伤。

3. 端端吻合的血管口径应相近

血管端端吻合时两口径相差不宜超过 1 ∶ 1.5，否则，吻合后的两端口径粗细悬殊，管壁不平整，血流通过时形成湍流，容易形成血栓。若两口径相差不大时，则可将口径较小的血管断端轻度扩张后再行吻合。若两血管口径相差大于 1 ∶ 1.5 时，则应将小口径端剪成斜面或鱼嘴状，以增大血管口径。

4. 吻合血管的张力要适宜

血管吻合时若有轻度的张力，可通过血管的稍微分离而克服，若实际缺损超过 2 cm 时，应当采用血管移植的方法解决，不可在张力下直接吻合。超过血管壁生理允许的张力，可使血管腔变小，缝合线孔扩大，容易漏血、吻合处内膜撕裂，以致血栓形成。但亦应防止血管过长，张力不足而导致血管迂曲、血流不畅致血管血栓形成。

5. 血管吻合前血流应正常

在吻合动脉时，应常规放松近端血管夹检查动脉血流，只有在搏动性喷射状出血时才能予以吻合。若动脉发生痉挛或血管内膜不健康并已有附壁血栓时，常常出现不喷血或仅有少量出血，此时应查明原因予以纠正后方能吻合动脉。同样静脉吻合前，除断肢（指）再植及皮瓣等组织移植之外，其远端亦应有静脉血回流。

6. 血管断端外膜要去除

血管两断端外膜的适宜修剪，有利于血管吻合的手术操作及防止血管吻合时将外膜带入管腔内。去除外膜时，可先用显微镊子提起血管断端周围的外膜，向血管断面方向牵拉出后予以剪除，使血管断口光滑。对于静脉血管及直径较小的动脉血管，其外膜很薄，只将断口周围过长和不整的外膜做适当修剪即可。

7. 血管断面的湿润技术

血管断面干燥易于引起不同程度的血管损伤，特别是血管内膜，表面有一薄层内皮细胞，更易于遭受干燥等物理因素的损伤而形成血栓。因此，湿润技术是显微外科技术中重要的一环，是显微外科技术的特征之一。在血管吻合过程中应由助手不断地于局部滴注肝素盐水（每 100 mL 生理盐水内含 12.5 mg 肝素），以保持血管吻合口处的湿润，同时也可起到防止血管吻合口微小血栓形成及清洁视野的作用。

尤其微小静脉管壁薄，吻合时不易看清管腔，滴注适量的肝素盐水后，血管口浸于水中会自然张开，易于吻合操作。滴注时液体不宜过多，液体过多时纤细的无损伤尼龙线易于粘贴而影响打结，以吻合口湿润或液体浸过吻合口即可。

8. 准确进针及保持针距边距均匀

显微吻合的准确进针只有在显微镜下严格的训练才能掌握。血管吻合时根据血管的直径其缝合针数及进针点应做到心中有数，以便进针时准确无误，一次完成。切忌反复穿刺，增加血管壁的损伤。

吻合血管的针距及边距应视血管直径、管壁的厚度及动脉或静脉的不同而异。一般针距为 0.3 ~ 0.5 mm，边距为 0.2 ~ 0.4 mm。血管直径大于 1 mm 时，针距边距可大一些。管壁厚的血管，边距亦可大一些。静脉因管壁较薄且血液压力低，针距及边距可比动脉大一些。通常以为，血管直径为 2 mm 时，用无损伤尼龙线缝合 12 ~ 14 针，其针距边距大约为 0.3 ~ 0.4 mm；血管直径为 0.5 mm 时，用针缝合 6 ~ 8 针，其针距边距约为 0.2 ~ 0.3 mm 为宜。

9. 稳准轻巧的"无创"操作技术

显微外科手术的性质决定了显微外科技术的操作务必做到精细准确及微动灵巧。显微镜下的吻合技术必须强调"无创操作"，即稳、准、轻、巧，这是显微外科手术成败的重要环节。同时还应做到在显微镜下的每一动作必须敏捷、轻快、灵巧及艺术。手术者手的轻微颤抖，亦有可能导致血管，尤其是微小血管的损伤，易于形成血栓。若系缝合神经，则易撕裂神经外膜或伤及神经纤维。

显微镜下操作时，不但术者本身要做到稳准轻巧，同时助手、护士、麻醉医师及病人均应保持手术台面的平稳，稍有牵拉、振动都将影响手术的操作及吻合的质量。对此，手术助手在整个手术过程中精神应高度集中，整个手术操作必须在显微镜下与术者同步操作。麻醉医师应根据手术进程，始终应使病人处于良好的麻醉状态。麻醉医师与护士的一切操作应轻柔，不应影响手术的操作，必要的操作需配合时，应提前告知手术者。

### （二）显微血管基本吻合方法

1. 端端吻合法

端端吻合法是血管两断端的端对端直接吻合，在显微血管吻合中使用机会最多，是最常用的一种血管吻合方法。血管端对端吻合符合生理血流方向，能保持血液的最大流速和流量。

血管端端吻合的具体方法包括一些派生的类同方法，若单从端对端这一吻合方式计算，目前不下 10 种，但其最基本的吻合原理、方法是一致的。此节仅介绍目前临床最常用的几种端端吻合方法。血管的端对端吻合，由于医生的习惯、最初接受的显微外科技术训练的影响不同，所热衷的血管吻合方法亦各不相同。

（1）二定点端端吻合法：即 180° 等距二定点牵引吻合法。第 1、2 针分别于 0°、180° 方位定点吻合，将此二线做牵引，以利于其余几针的吻合。在第 1、2 针之间的中点吻合第 3 针，再在第 3 针两侧对等加针吻合完一侧。然后牵引第 1 和第 2 针的牵引线，使血管翻转 160° ~ 180°，再以同样方法吻合对侧壁。此吻合方法显露较清楚，吻合较方便，针距边距容易掌握。但缺点是提起两针牵引线时，管腔变细，管壁贴合较紧，尤其是静脉，很容易缝到对侧壁。同时在缝合对侧时血管还需翻转 160° ~ 180°，术野狭小时操作很不方便。

（2）三定点端端吻合法：即 120° 等距三定点牵引吻合法。在血管吻合口 0°、120° 及 240° 三个方位各缝一针打结做牵引，然后再在第 1、2 针间，第 2、3 针间及第 3、1 针间，视血管直径对等加针吻合。此吻合方法有三个方向的牵引线，可防止缝合到对侧管壁上，特别适用于静脉的吻合，血管翻转度数亦较小。但其缺点为 120° 等距三定点不容易准确掌握，针距边距难以达到均匀一致。

（3）四定点端端吻合法：即 90° 等距四定点牵引吻合法。在血管吻合口 0°、180° 方位各缝合一针，第 3 针位于第 1、2 针之间（即 90° 方位），然后于第 1、3 针间和 2、3 针间对等加针即吻合完一侧。翻转血管 180°，于另一侧中点（即第 1、2 针间）吻合第 4 针，再于第 1、4 针间和 2、4 针间对等加针即吻合完毕。此种吻合方法显露较清楚，操作较方便，针距、边距和针数较易掌握。但其缺点为吻合完一侧后必须翻转血管 180° 而使第 1、2 针两牵引线处张力较大。

（4）由后向前端端吻合法：是用于手术视野狭小，血管难以翻转时的一种血管吻合方法。先在血管后壁中点吻合第 1 针，再在第 1 针两侧分别吻合第 2、3 针和 4、5 针。血管后壁吻合完成后，再吻合前壁，方法同前。此种吻合方法的优点在于每针的吻合都能看清管腔，可避免缝合到对侧壁。但其缺点为针数不容易掌握，针距边距也难以均匀一致。

（5）四定点 90° 翻转端端吻合法：这是王成琪针对血管吻合需翻转 180° 的缺陷创用的一种仅需翻转 90° 就能完成血管前后壁吻合的一种方法。

操作时可将血管的右手侧断面视为一个钟面，且 12 点在上。第 1 针先吻合血管后壁（6 点方位），第 2 针吻合血管的前壁（12 点方位），第 3 针吻合助手侧壁的第 1、2 针中间（9 点方位），然后于第 1、3 针间和第 2、3 针间加针即吻合完一侧壁。将第 1 针定点牵引线从血管下引到手术者侧，提起此线，再于第 1、2 针中间（3 点方位）吻合第 4 针，最后于第 1、4 针间和第 2、4 针间加针即吻合完毕。

此种吻合方法最大优点是第 1 针先吻合血管后壁，除具有等距四定点吻合能较好掌握针数、针距、边距、保持吻合口平整的优点外，最大优点在于提起第 1 针定点牵引线，再吻合两侧壁时，血管只需翻转 90°，避免了因翻转 180° 而过度牵拉损伤血管的缺陷。同时因翻转度数小，可不需要助手配合，一人提起牵引线即可加针完成血管的全部吻合。

2. 端侧吻合法

在两端血管直径相差悬殊或受区血管不宜被切断做端端吻合时，宜采用端侧吻合法。

（1）血管侧口的制备：用显微镊提起血管壁，在剪除外膜后用显微剪刀在侧壁上剪去一小片血管壁，形成椭圆形侧口。也可采用无损伤缝针在血管侧壁上缝合一针作为牵引提起血管壁，再用显微剪刀在侧壁上剪出椭圆形侧口。侧口应稍大于与其相吻合的血管口径，以防吻合口狭窄。

（2）端侧吻合方法：血管游离段有一定长度时其端侧吻合可采用二定点吻合法。如果血管游离段较短，血管后壁难以翻转吻合时，宜采用由后向前的吻合方法，即为先吻合血管后壁，后吻合血管前壁。实验证明：血管端侧吻合时，吻合口角度和吻合口大小形状均会影响血流状态。当侧支与主干呈 45° 时，则不会影响血流的层流方式，而角度为 90° 时则可发生湍流。因此，端侧吻合的血管夹角应尽量小些。

（3）套叠吻合法：此方法是将一端血管的吻合口套入到另一端血管腔内完成血管的吻合，即动脉将近侧端套入远侧端，静脉将远侧端套入近侧端。套入血管的长度应为血管直径的长度。此法的优点是简单省时，血管腔内无缝线显露，缝合针数少，相对吻合速度较快。但此法在血管较短、血管直径相差悬殊、血管直径小于 0.5 mm 或大于 3 mm 时，通畅率不如端端吻合法高。因此，目前临床采用此方法者不多。

套叠吻合操作时，在动脉近侧端距血管口相当于血管直径长度处，将缝针平行血管于血管壁中层（不穿过血管内膜）向外穿针，线尾留出备结扎。采用同一缝针再在动脉远侧端与其相对应的方位，在边距约为 0.3 mm 处，由管腔内向外穿过血管管壁全层，出针与近侧端线尾打结。以同法于第 1 针相距 120° 方位处缝合第 2 针。再按上述方法与第 1 针及第 2 针均相距 120° 方位处缝合第 3 针。然后用血管镊将近端血管段轻柔套入远侧血管腔中，并使套入的血管段平展后打结，即缝合完毕。

**（三）显微血管其他吻合方法**

上述采用人工吻合的方法是目前临床最为常用和实用的血管吻合方法，具有操作相对简便、效果可靠、易于掌握和普及的优点。本专题介绍的血管吻合方法需借助专用的仪器或必备的用品方能完成，有的目前仍处于实验阶段，尚不能在临床实际推广应用。然而，将当今高技术手段引入显微外科，进行有关血管吻合方法的实验研究，是显微外科今后努力的方向之一。

1. 机械吻合法

机械吻合法是应用特制的血管吻合器进行血管的端端吻合。苏联、日本、瑞典以及我国第三军医大学野战外科研究所均有成品的血管吻合器问世，并进行了实验及临床的实际应用。吻合器械的基本结构包括精制的血管套环及可离合的吻合器。吻合血管时，将血管套环安放在吻合口上，使吻合的血管翻套在血管套环上，吻合器的两半结合、加压，即完成血管的吻合，然后去掉血管吻合器。

应用吻合器械做血管吻合，虽然吻合速度较快，仅有 2 ~ 3 分钟。但由于器械结构复杂，操作准备时间较长，而且吻合口只能用于直径 1.5 mm 以上的血管，因此，难以在显微外科临床推广应用。

2. 套管吻合法

套管吻合法是借助有齿或无齿的金属套管来衔接两血管断端，并支撑吻合口的一种血管端端吻合法。操作时先将血管断端伸入套管内，将血管内膜翻转套在套管外，然后再将另一血管端套在已翻转的血管壁上，并用细丝线结扎。近年来已有可吸收材料制作的套管实验研究与临床应用的报道。

此种方法可使吻合处血管管腔内壁光滑，无缝线暴露，因此吻合口通畅率较高。但对于直径在 1.5 mm 以下的斑管，管壁不易翻转，吻合较为困难，且金属套管作为一种异物永久留入细小的血管内更为其不足。故目前对于显微外科临床来讲，很难想象一个医生在对直径 2 mm 左右的血管吻合时，会舍弃简便易行的手工吻合方法而去首先采用套管吻合的方法。

3. 黏合吻合法

黏合吻合法是采用生物黏合剂进行套叠粘接的一种血管吻合方法。生物黏合剂国内多采用国产 ZT 快速医用黏合剂，属于 α–氰基丙烯酸酯类黏合剂，大量临床和动物实验证实，其黏合力强，止血效果明显，有一定抗菌能力，无致癌副作用。

黏合血管时先将血管近端轻轻套入远端管腔内，套入长度为血管的直径值。用棉片轻轻拭去套叠口周围的液体，蘸少许黏合剂涂抹套口一周，5 秒后黏合剂即凝结成白色半透明膜状物而封闭套口。然后放开两血管夹，即见动脉充盈搏动。有少量渗血时，可用盐水棉片轻压，15 秒后可自止。

血管黏合法具有操作过程无缝线，不损伤血管内膜的优点。但 α–氰基丙烯酸酯类黏合剂仍具有一定的毒性，对血管有一定的刺激，血管直径较小时操作困难且通畅率不高等为其不足。本方法目前仍在实验研究阶段。

4. 高频电凝吻合法

采用电热凝固完成血管吻合的方法，国内外已均有成功的实验报道。这一方法主要是通过将高频电流转变成热能，作用于血管使血管外膜和中层的蛋白质受热凝固，从而达到吻合血管的目的。热量适宜时，这种凝固的组织可保持血管的连续性，并可保留组织生物学的特性。否则若电流过大、持续时间过长时，黏合处将包含多量的凝固组织，使黏合不牢固；而热量不足时则又难以黏合。因此，严格掌握电流的大小和时间是此种吻合方法能否成功的关键。

电热凝固方法为：在两血管断端 0°、180° 方位各缝合一针打结后留作牵引线，然后在前壁用高频双极微型电凝镊子夹持两侧血管行等距焊接三点，翻转血管再在后壁等距焊接三点，放松止血夹，检查吻合口的通畅情况及有无渗血。

采用高频电凝吻合血管的方法与缝线吻合的方法相比，电凝吻合小血管在时间上明显优于缝线吻合法。但需要电凝仪器、所吻合的血管必须要先缝 2 针牵引线、不适于较小血管、较大血管电凝吻合后有导致动脉瘤发生的可能等为其不足，目前仍处在实验阶段。

5. 激光吻合法

采用激光焊接吻合血管，亦是利用激光转变成的热能，使两层血管壁之间的蛋白质经过微弱的激光照射后凝固，从而达到吻合血管的目的。激光的种类有 NdYAG、Co 及氩激光三种，近几年俄罗斯、日本、美国等均有实验研究及初步应用于临床的报道。吻接的形式有端端吻合，亦有端侧吻合。国内张玲（1986）首先采用 YAG 激光进行犬股动脉移植吻接的实验研究。术后定期经超声波、血管造影证实，吻合口无狭窄，血管壁弹性正常，扫描电镜提示血管内皮细胞生长良好。

激光吻合血管的疗法为：在两断端血管吻合口 0°、180° 方位做 2 针牵引缝线或相距 120° 方位做 3 针牵引缝线，保持两断口满意对合，然后在显微镜及牵引线支持下行激光光导纤维连续点焊吻接。焊接时输出功率及时间依激光的种类不同而异，需良好掌握，方能焊接成功。

激光吻接血管的方法较简便，速度较快，是当代高新技术手段在显微血管修复中具体应用的一种良好体现，应该说这是一项很有希望的血管吻合方法。但目前激光仪或输出功率、时间的非标准化、焊接手段的不完善等因素，尚难以在临床得到实际的推广应用，仍需进一步开发研究。

6. 可溶性材料支撑吻合法

采用此吻合方法是出于血管吻合时易于缝到对侧壁或招致吻合口狭窄及前后壁粘连这一基点，采用生物性的支撑材料置于吻合口处的管腔内，然后再进行吻合的一种方法，目前已应用于临床。近年，亦有采用此方法进行激光吻接小动脉的实验研究。

具体方法为：采用血管合拢器接拢两断端血管使吻合口处无张力，取一小块生物支撑材料（甘油酯与锌的复合物），置于吻合口内以支撑起两断端管腔，然后以缝合针线间断吻合血管。吻合完毕后用40℃生理盐水在吻合口处加温以使支撑体液化，松血管夹通血。

采用可溶性生物材料作为支撑体吻合血管的方法，可有效避免误伤对侧血管壁，针距边距易于掌握，吻合口不内翻，光滑平整，支撑体可抗血管痉挛为其优点。但对于显微外科技术训练有素的医生来说，在显微血管吻合时，即便是 0.2 ～ 0.3 mm 左右的血管，误缝及对侧血管壁或致吻合口狭窄的弊端是完全可以避免的。

### （四）显微血管移植术

在手外科显微手术中，如断肢（指）再植、拇指再造、血管损伤修复、皮瓣游离移植时，常常会碰到吻合血管短缺，均需采用血管移植的方法修复。张力下血管吻合有导致血管撕裂、血管腔变形、吻合口狭窄，最终血栓形成而致手术失败的危险，应力争避免。

血管缺损包括动脉缺损和静脉缺损，无论动脉缺损或静脉缺损，在临床采用血管移植时均首选静脉移植的方法予以修复。动脉移植修复动脉缺损只是在特殊情况下方予应用。

有关人造血管移植的应用，目前临床多用于 3 mm 以上的大血管，而应用于显微血管尚有一定的距离。

**1. 显微静脉移植**

静脉缺损采用自体静脉移植修复是最佳的选择。动脉缺损时采用自体静脉移植经实验证明，移植的静脉同样可演变为动脉样的血管壁结构，再加上静脉移植供区广泛、血管表浅、易于切取、对供区损害较小、有不同口径的血管可供切取等，因而是修复动脉或静脉缺损的常规使用方法。

（1）静脉移植基本要求

①切取的静脉血管应正常：静脉供区的皮肤、皮下组织弹性好，无明显组织挫伤，无静脉炎及反复静脉穿刺史。切取的静脉弹性好，血流通畅。切取前可在皮肤表面做静脉通畅试验。

②尽量在术区或邻近部位切取静脉：原则上全身皮下浅静脉均可供移植，但切取时宜就近取材，最好能在同一个术区切取，但以不影响手术部位静脉回流为原则，并注意在隐蔽区域切取。手外科显微手术时，常在前臂或腕部屈侧切取静脉，此处静脉表浅。有时亦可切取足背部浅静脉。常规的静脉切取均采用浅静脉作为供体。

③切取的静脉口径适宜：一般选用的静脉口径应与需修复的动脉口径一致或略小于动脉。因为动脉压力大，静脉管壁又薄，移植后静脉段常显扩张，影响血流。采用静脉移植修复静脉缺损时，两者血管口径应一致。

④切取的静脉长度适中：如移植的静脉切取过短，吻合后会因张力大而使静脉腔变扁致吻合口狭窄；切取过长时，则开放血流后血管迂曲，影响血流。从理论上讲，移植静脉切取可有 30% 的回缩率，故切取的移植静脉长度以大于动脉实际缺损长度的 30% 为宜。实际操作时，在移植吻合前不予剪裁，当移植静脉一端吻合完毕后，轻轻牵引移植段静脉的另一端而使移植段静脉稍显紧张时，于动脉断端平面剪断，再进行另一端的吻合即可使长度较为适宜。

（2）静脉移植技术

①术前应用亚甲蓝或甲紫描记出拟切取的静脉体表投影及拟切取的长度。

②对细小静脉的切取，可在肢体不驱血状态下使用充气性止血带，以使静脉充盈，便于切取。

③切开皮肤、皮下组织，显露静脉并锐性游离，在静脉周围务必保留 0.5 mm 的筋膜。对静脉分支，应距静脉主干 2 mm 处仔细切断并用细丝线结扎。

④切断静脉时，为便于识别静脉的近、远心端，应在切取的静脉近心端以 3-0 丝线结扎作为标记。

⑤切取下的静脉发生痉挛时，可于血管外膜下注入 3% 的罂粟碱液，12 分钟即可解除痉挛。亦可以液压扩张的方法解除。

⑥切取下的静脉用以修复动脉缺损时，近、远心端应倒置，以防移植静脉段内有静脉瓣存在，影响

血流通过。用于修复静脉时，则其方向不变。

⑦移植的静脉吻合方法同常规血管端端吻合法，可酌情选用二定点或四定点吻合法。由于静脉移植时需吻合两个吻合口，应注意避免移植段静脉扭曲。

2. 显微动脉移植

显微动脉移植，由于动脉供区较少、切取不方便、易发生顽固性痉挛等明显不足，因而在临床较少被采用。多是在一些特殊情况下如废弃的肢体或手指动脉切取后做移植修复动脉缺损。动脉移植时取材的动脉口径应与受区动脉血管的口径相一致，移植段动脉两端不必倒置。

# 三、显微神经缝合技术

自从 Smish （1964）首先报道应用手术显微镜缝合修复神经以来，目前这一显微外科技术已成为临床修复周围神经的常规方法。采用显微外科技术缝合周围神经比肉眼下操作具有明显的优越性。神经缝合时，由于手术显微镜的放大作用，术者两眼分辨能力大大提高，可清晰地判断神经的损伤部位、范围及程度，可较彻底地切除损伤的部位。同时借助精细的显微手术器械，能对神经进行精确、轻柔的手术操作，使神经束对位准确，减少对神经纤维的损伤，有利于提高手术质量及神经修复的效果。

## （一）显微神经缝合术的基本要求

1. 术野良好的显露及止血

由于镜下操作视野狭小，只有将神经做适当游离及充分牵开术野的软组织，方能便于辨认神经表面的血管行径及利于缝合操作。术野无血是显微外科技术操作所必需的，否则除难以分辨神经的损伤情况及神经束的形态外，亦难以保证神经束的对位准确及缝合的精确。创面可采用双极电凝止血，镜下术野的渗血宜采用湿热盐水棉球压迫止血。肢体远侧部位手术时可在充气止血带下进行。

2. 于正常的神经部位缝合

对于神经两断端的损伤及陈旧性神经损伤断端的瘢痕或神经纤维瘤，在缝合时若不予彻底切除，将严重影响神经纤维的通过，直接关系到神经的功能恢复。因此，在神经缝合时，确能保证所缝合的神经组织健康正常，乃是神经修复的首要环节。临床常采用锐利的刀片（多用刮脸刀片），每隔 1 ~ 2 mm 切一刀，直到显露出正常的神经束，即清晰可见膨出的神经乳头为止。

3. 尽量准确对合神经束

周围神经多为感觉纤维及运动纤维组织的混合神经，在神经缝合时应尽量使相应的神经束或束组对合整齐，以利于感觉纤维及运动纤维相应对接长入，达到原来的效应部位。否则，对合不准，两种神经纤维错乱生长，修复后的神经功能便不可能恢复。为尽可能准确对合神经束，临床一般常根据神经表面的血管行径、神经束的形态及排列，来确定神经束对合的方位。

4. 无张力下缝合神经

神经在张力下缝合时，一是会造成神经缝合处的撕裂，二是两神经断端会形成一定的间隙，易导致瘢痕组织的生成，妨碍神经纤维通过。另外，神经张力过大亦会影响神经的血运。Lundborg 证实当神经被牵拉延伸 8% 时，即可影响神经血运，延伸超过 15% 时，神经血运则可完全阻断。

对于有张力的神经在缝合时可酌情采用不同的处理方法：①减张缝合：神经缺损在 2 cm 左右时，可适当游离两端神经，同时在距神经两断端 1 ~ 2 cm 的神经外膜处，用细丝线对称缝合 2 针减张线，或两端分别缝合固定在软组织上，使吻合部的张力均匀分散在两侧神经干上，而达到减张的目的。②屈曲关节及改变神经位置：对位于关节屈侧部位的神经缺损难以直接缝合时，可采用屈曲关节、游离神经改变其位置的方法解决，但不宜过度屈曲。③神经移植：神经缺损距离较长，难以采用上述方法克服时，应采用神经移植的方法修复。

5. 选择适宜的神经缝合方法

神经缝合的方法直接影响着神经的修复效果。神经缝合时不应片面追求束与束的良好对合，因在神经干中过多的缝合，必然会增加对神经的损伤和缝合线的异物反应。反而影响效果，为了防止过多缝合线的异物反应和神经束的回缩，常选择几个大的神经束行束组膜缝合即可、另外，应采用 9-0 ~ 11-0

缝合血管用的无损伤缝合线进行神经缝合，并注意缝合的针数不宜过多。缝合的针数过多、针线过粗，缝合部就会形成较重的异物反应及较多的瘢痕形成，影响神经的功能。

6. 修复后的神经应有良好的血供

缝合后的神经生长修复，很重要的一个因素就是要依靠神经干及周围软组织良好的血液供应。血供不良，可致神经吻合部及周围软组织瘢痕形成，影响神经的功能恢复。为此，在修复神经时应注意：①神经解剖游离不宜过长，超过 10 cm 时即可影响血供。②对供应神经的血管分支尽量予以保留不要损伤。③将缝合后的神经置于血液循环良好的软组织中，必要时可采用转移邻近肌肉、筋膜的方法衬垫或包绕于移植后的神经处，以提供血运良好的组织床。

### （二）显微神经缝合方法

周围神经显微缝合的方式有三种：神经外膜缝合、神经束膜缝合及神经外膜束膜联合缝合。

有关周围神经显微缝合的各种方式，国内外已进行了大量的实验研究，并有临床实际应用效果的比较报告。在 80 年代，大多数学者认为神经束膜缝合优于神经外膜缝合，理由在于这种缝合方法可使神经束得到更好、更多的对合，有利于神经的生长。然而，人们通过大量的临床实践很快发现，这种缝合方法在目前临床尚难以有效辨认感觉神经束及运动神经束的前提下，其感觉神经束及运动神经束的人为错觉是难以避免的，且过多的缝线易引起较重的异物反应及加重神经的损伤，从而认识到神经束膜缝合的方法，主要适用于依据神经表面血管行径及神经断面神经束的形态，可以肉眼辨认出的较粗大神经束时的吻合，或远端已分出感觉神经、运动神经时神经束的缝合。

从理论上讲，神经缝合时将感觉神经束与感觉神经束缝合、运动神经束与运动神经束缝合是最为符合神经解剖生理的，效果亦应是最好的。同时，有关鉴别感觉神经束和运动神经束的研究方法，如生物电刺激法、乙酰胆碱酯酶组织化学染色法、Sunderland 神经束分布图等，已取得了较大的进展。但由于各自使用及技术因素的局限性，目前尚难以过渡到临床实际应用。通过大量的临床实践，目前临床较为公认、具有实际指导价值的神经缝合方式，总的选择原则为：周围神经近侧段（即肢体近侧，以混合神经为主），宜行外膜缝合；周围神经远侧段（即肢体远侧，多已分出感觉束及运动束），宜行束膜缝合。需要指明的是：在临床实际手术操作中，很难采用单一定型的一种缝合方法，而常常是根据神经的部位、粗细等情况的不同，将各种缝合方法加以综合应用。

1. 神经外膜缝合

根据神经表面的营养血管行径、神经系膜的位置及神经断面神经束分布、形态等情况进行对位，然后在神经断面对称缝合 2 针外膜行固定牵引，再间断缝合周边神经外膜。缝线打结松紧度以两端神经束松松对接为准，过紧易导致神经束扭曲、重叠，过松又易形成间隙。缝合针数以神经乳头不外露为原则。

2. 神经束膜缝合

神经束是由众多的神经纤维组成，部分神经束又常组合在一起形成一个神经束组，若干个神经束及神经束组共同组成神经干。所谓神经束膜缝合亦包括神经束组膜缝合方法。

将神经两断端的外膜适当去除数毫米，根据神经干中神经束的自然分布、形态确立两断面相对应的神经束或束组。一般仅缝合四周表面或较粗大的神经束或束组，使其准确对合。较小的或中间的神经束不必缝合亦能对齐，这样可以避免过多的缝合而增加损伤及异物反应。每根神经束一般缝合 1～3 针，神经束组可缝合 3～5 针。

3. 神经外膜束膜联合缝合

这是一种很常用的神经缝合方法。神经缝合时外膜不做环形切除，仅在断面修剪整齐即可。这种缝合方法的具体使用有两种情况：一是先将神经干周边较粗大的神经束组行束组膜缝合，再行四周神经外膜缝合，即束组膜及神经外膜结合缝合；二是将神经外膜与紧邻的神经束组膜一起穿针联合缝合。

### （三）神经黏合术

采用黏合剂进行周围神经的黏合，已有实验报道。所采用的黏合剂系纤维蛋白胶或医用生物黏合剂（多为 α-氰基丙烯酸酯类）。

黏合时在手术显微镜下根据神经表面血管行径及断面神经束的形态、大小，准确对合两断端。按上下、左右四个方位顺序涂搽少量黏合剂于外膜处。10秒后即形成一层白色透明薄膜而达到两端神经黏合的目的。实验证明采用黏合剂后的大白鼠坐骨神经在功能恢复及形态学上与缝合法没有明显差别。这种黏合方法目前仍处于实验研究阶段，其黏合剂种类、黏合方法及其可靠性均有待进一步研究。

### （四）神经激光吻合术

Fischer（1985）报告采用激光行大白鼠坐骨神经吻合，2个月后显示神经干的解剖完整率为87%。Campion（1990）使用氩激光吻合兔周围神经，发现其功能恢复比标准的缝合神经外膜要早。

激光吻合神经的方法如同激光吻合其他组织那样，亦是利用激光转变为热能，在局部产生均匀一致的70℃热，使组织胶原变得有黏性而达到黏合的目的，并可保留吻合部位的组织生物学特性。操作时应注意输出功率及时间的调节，输出功率不足，则难以吻接，若温度达到80℃时组织细胞可变性坏死，超过100℃时组织因水分蒸发而干枯。目前，激光吻合神经的方法仍在实验阶段。

### （五）游离神经移植术

神经缺损时，临床应首先酌情选用游离两端神经干、屈曲邻近关节或改变神经位置等方法，尽量予以直接缝合。神经移植毕竟要以牺牲另一根神经为代价，且神经生长又需通过两个吻合口及神经的移植段方能进入远端，故只有在采用上述措施仍难以良好达到直接缝合时，方选用游离神经移植的方法。但亦应防止为避免采用神经移植而做勉强的张力下缝合。游离神经移植有非吻合血管的神经移植和吻合血管的神经移植两种。本章只涉及前者。

游离神经移植术，目前临床又称之为神经束间移植术。在行非吻合血管的神经移植术时，移植的神经不宜太粗，否则移植后会因血流供应不足而发生神经中心性坏死。

手术时应先测量神经缺损的实际长度，并根据神经干的粗细在供区选择切取所需长度的神经。若是受区缺损的神经粗细与供区的神经粗细相适宜，则直接将神经移植的两端分别与缺损神经的两断端缝合即可；若是受压缺损的神经较粗大，难以有相近粗细的神经作为供体移植修复时，则应将取材下的神经做与神经缺损长度等距离的多段剪裁，再将剪裁的多段移植神经两端分别相互做束膜串联缝合，使其形成"一根"神经，然后两端再分别与缺损神经的两断端按神经束膜或束组膜缝合的方法相缝合。在移植神经与缺损神经两断端缝合时，应当注意防止人为的桥接错误，即应尽量将两断端神经束形态及方位相近的神经束予以对接。

# 第二节　断肢再植

## 一、概述

由于伤情、再植知识与技术、术后功能康复重视程度的区别，断肢再植后仅部分病人恢复了良好功能，大部分病人功能恢复较差，少部分病人毫无功能，甚至成为累赘。为此，严格掌握适应证，提高断肢再植的知识与技术，积极开展术后功能康复治疗乃是摆在我们面前的一个现实课题。

### （一）肢体离断后的急救处理与保存

1. 现场处理

造成肢体离断的原因常有刀伤、电锯、机器伤及交通事故等。若肢体被卷入机器，应当立即停机，拆开机器取出断肢，切不可再将机器开倒车，否则肢体将遭到再次损伤。

肢体的近断端应用清洁的敷料或布料加压包扎，最好用绷带包扎，包扎时一定要用力，防止断端出血。若断端已不再出血即可转送，如果仍有出血可使用止血带，并严格掌握，应每小时放松止血带一次，松止血带时，用手指紧压近侧动脉主干以减少不必要的出血，对于不完全离断的肢体除采用上述方法止血外，同时应用夹板或其他代用品固定肢体，以免转送时再度损伤。凡肢体离断部位较高，伤情较重并有严重休克者，在运送前应首先及时抗休克，待一般情况好转后再转送。

对离体的断肢，其断面用清洁敷料包扎，以减少污染，若断肢发生于夏季或南方地区，应设法将断肢以冷藏保存，避免使冰块直接接触肢体以防引起冻伤。切忌将肢体浸泡于任何液体中。

在处理近、远端肢体的同时，应及时联系，采用速度较快的交通工具，将病人及肢体尽快安全地转送到有条件施行再植术的医院，争取在最短时间内恢复肢体的血液循环。

2. 急症室处理

病人进入急症室后，医护人员应迅速了解受伤及转送经过，及时检查各项生命体征及肢体近、远端情况，并立即将伤肢和断肢一起摄 X 线片，全面了解伤情，若发现病人有严重合并伤及休克时，应积极抗休克处理，尽快建立静脉通道，及时配血，并迅速通知有关专科医师及手术室，做好手术前准备。根据病史、伤情及有关检查，应及时较准确地做出处理意见，待病人情况许可时立即送手术室手术。

**（二）肢体离断的性质与分类**

1. 性质

肢体离断可分为完全性离断和不完全性离断两种。

（1）完全性离断：离断肢体的远侧部分完全离体或只有少量损伤的组织与近端相连，于清创术中必须把这部分无活力的损伤组织切除。

（2）不完全性离断：受伤肢体大部分已离断，并有骨折或关节脱位，尚有部分有活力的组织相连并少于断面总量的 1/4，而主要血管已断裂或栓塞，远侧肢体已无血液循环或严重缺血，不吻合血管不能成活者。

2. 分类

造成肢体完全性离断或不完全性离断的致伤原因各种各样，不同的致伤原因造成肢体离断的伤情也各有不同特点。根据临床所见，大致可分为以下几种类型。

（1）切割性离断：常因切纸机、铡刀、斧或菜刀致伤，这类断肢的断面整齐，污染较轻，再植的条件较好，再植后功能恢复也较好。

（2）电锯伤离断：被轮式或带状锯锯断，这类断肢较为多见，常发生于上肢。凡横形锯断者，经彻底清创类似切割性离断，故再植的条件尚好，再植后功能恢复也较好。

（3）压轧性离断：各种交通肇事所致的肢体离断，机器齿轮及冲压离断，和面机、搅拌机及两重物间的碰撞挤压离断。这类损伤伤情多种多样，伴有多发性粉碎性骨折，断面不规则，两断面组织挫伤严重并有异物挤入断面之组织中，污染较重，再植时两断端经清创后肢体缩短较多，再植条件较差，再植后功能恢复也较差。

（4）撕脱性离断：肢体被缠入旋转的机器或皮带轮而致，或肢体被缆绳绕紧绞断，上述致伤原因常可造成肢体的血管、神经、肌肉或肌腱撕脱，皮肤呈套状撕脱离断，病人伤情较重，常伴有休克，离断肢体污染较重，再植条件较差，即使采用血管移植的方法重建血液循环，但由于神经从近端或远端抽出撕脱，故再植后功能恢复无望。这类断肢原则上应放弃再植，仅个别病例尚有一定条件者可施行再植。

（5）炸伤性离断：因炸药、炸弹或爆破所致的离断，大部分肢体呈毁损性损伤，肢体各种组织损伤污染较重，断面参差不齐并伴有其他复合伤。这类肢体均不完整，一般均无再植条件。

**（三）上肢离断再植适应证与禁忌证**

1. 适应证

（1）全身情况：病人一般情况良好，经抗休克全身情况已纠正，无明显复合伤，无器质性疾病及出血倾向，精神、意识正常，要求再植者。

（2）局部情况：上肢远、近两端结构完整，肢体软组织无明显挫伤及多发骨折；血管、神经、肌肉或肌腱断面较整齐，无明显挫灭伤及撕脱抽出，预计再植后能恢复一定功能，争取于伤后 8 小时以内能重建血液循环者。

2. 禁忌证

（1）全身情况：病人全身情况较差，失血较多，经抗休克仍未能获得纠正，有复合伤伴昏迷，有器质性疾病、出血倾向及精神失常者。

（2）局部情况：压轧性高位离断，肢体呈严重撕脱性离断伴多发性骨折，血管、神经、肌肉及肌腱从远或近端撕脱，预计再植后难以恢复功能，断肢缺血时间已超过 8 小时以上者。

根据以下几个方面评估或预计再植后功能恢复程度。

（1）离断平面：离断平面越高，再植后功能越差；离断平面越低，功能恢复越好。

（2）神经断面整齐比神经断面参差不齐或撕脱者功能恢复好；凡神经从臂丛撕脱者可不予再植。

（3）肌肉及肌腱：较整齐的肌肉或肌腱断面比挫灭严重伴撕脱者功能恢复好。

手术者在决定是否适应再植时首先应考虑到术者的再植技能及再植后功能恢复程度。断肢再植决不能局限于缝接血管，而应该强调功能恢复，如果接活了一个无功能的肢体，反而会给病人增加痛苦和累赘。

## 二、手术操作

断肢再植手术是在急症情况下进行上肢两断端清创，继而完成肢体修复与重建，是骨科、手外科、显微外科与整形外科全面技术的综合体现，是争分夺秒的一种抢时间手术，所以要求术者必须掌握肢体不同平面的应用解剖，并能熟练地掌握骨科、手外科、显微外科与整形外科等基本知识和技能方能完成这一手术。断肢再植术的顺序是先清创后施行修复。修复的原则是先修复深层组织，后修复浅层组织。由于断肢的伤情各不相同，再植时应根据不同伤情灵活掌握。

### （一）术前准备

凡断肢决定再植者，术前应迅速做好以下准备。

（1）及时建立静脉通道及抗休克治疗。

（2）术前必须配血，根据伤情备足够血量。凡有休克者应同时予以输血，补充血容量，纠正休克。

（3）及时留置导尿管。

（4）常规术前用药及必要的抗生素应用。

（5）正确选择麻醉及术前麻醉用药。

（6）通知手术室做断肢再植准备，及时组成手术小组及必要的分工。

### （二）清创术

清创术是一切开放性损伤的处理基础，更是断肢再植术不可忽视的重要步骤，经过认真彻底清创，不仅清除了污染及挫灭失活组织，为预防感染，减少疤痕，早日建立侧支循环创造了良好条件，通过对两断面伤情的进一步全面了解，以便正确制定再植方案及预计术后功能恢复。肢体呈完全性离断时，清创术应由两个手术组同时进行；肢体呈不完全性离断，清创术可由一个手术组先施行清创后进行再植。

1. 肢体刷洗

用无菌肥皂液对整个肢体进行刷洗，并清除断面异物，按不同刷洗液要求刷洗后用无菌生理盐水冲洗创面，先后共3遍。用无菌纱布擦干肢体，再用2.5%碘酊及75%酒精或其他皮肤消毒液消毒皮肤及断面。近断端肢体应在充分麻醉及应用气性止血带下进行刷洗。远、近端肢体经刷洗消毒后铺单。

2. 远端肢体清创

断面用0.1%新洁尔灭液浸洗5分钟，再用灭菌生理盐水清洗一遍，先沿断端皮缘环形切除皮肤及皮下组织约2~3 mm，然后寻找并标记臂及前臂浅静脉，肱动脉或桡、尺动脉，正中神经，尺神经及桡神经等，对这些血管、神经仅做粗略清创。然后对断端肌肉及肌腱先予以认定再做必要的清创，凡远断端肌肉及肌腱已挫灭者应予以切除并切除肌肉间隙的血肿。若肢体离断时间较短，正常之肌肉在断面清创时能出现肌肉收缩现象；若缺血时间已久，则肌纤维收缩反应较迟钝或消失。应慎重决定挫伤皮肤的去留。在通常情况下，初次清创时应取保守态度，当缝合皮肤时再做明确处理，对已严重污染及离体的骨端用咬骨钳咬除，对有骨膜相连的骨片凡无明显污染者应予以保留。远端清创毕，断面用0.1%新洁尔灭液或其他消毒液浸洗2~3分钟，再用灭菌生理盐水清洗两遍，远端清创暂告结束。

3. 近端肢体清创

近端肢体清创应在气性止血带下进行，清创顺序与方法同远端。由于近端肌肉均有神经支配，对肌肉行清创术中，若正常者均有肌纤维收缩现象，对断面做一般清创后应保留该组肌肉；凡清创术中无肌纤维收缩现象者说明该组肌肉已挫灭，可将该束肌肉切除。

4. 对不完全性断肢的清创

清创的顺序方法同远、近端肢体清创，但由于有一些组织相连，因此清创时应根据相连组织的伤情而定，凡正常皮肤、肌肉、血管及神经应予以保留，仅清除一些边缘挫伤及污染的组织。凡有轻度挫伤的肌腱及神经，清创时应取保守态度，尽量保持这些组织的连续性，仅对周缘做简单清创，凡血管已挫伤者暂不切除，待再植重建血液循环时再做进一步处理。

### （三）骨骼固定

骨支架重建是断肢再植术的第一步。在清创术中虽对已离体或严重污染的骨骼做清除，但在骨架重建前应对两断端的皮肤、血管、神经及肌肉与肌腱做全面了解后，方能决定截骨的长度，以便再植时以上组织能行无张力缝合。上肢离断，骨缩短的长度较自由，以不影响功能为原则；而下肢离断，则骨缩短不宜过长，否则将影响行走功能。凡关节间离断，应视伤情而定。凡能保留关节，对修复上述组织无影响者应予以保留；若关节已开放损伤，且上述组织缺损较长，则应考虑施关节融合或关节成形，以利上述组织无张力缝合。

骨骼内固定以操作简便、固定可靠为原则，尽量减少内固定操作时间，常用髓内针、钢板螺丝钉、交叉克氏针及骨干台阶状螺丝钉内固定。髓内针内固定，适用于肱骨及尺骨内固定，也适用于桡骨内固定。钢板螺丝钉内固定，适用于肱骨及桡骨内固定，也适用于腕关节融合术。交叉克氏针内固定，适用于腕关节内固定，肱骨髁上内固定及小儿发生于关节附近离断的内固定。骨台阶状螺丝钉内固定，适用于肱骨、桡骨及尺骨内固定。骨内固定后，可选择一些没有污染的松质骨碎骨片植入骨断端及其周围，并缝合骨膜，有利于骨断端间的愈合。

### （四）肌肉及肌腱修复

通常情况下，在再植术中经清创、骨内固定后，断肢于允许温缺血时间内，应先将深层肌肉及肌腱予以修复。修复的顺序：先修复伸肌及肌腱，后修复屈肌及肌腱，尤其是前臂及腕部离断，肌肉及肌腱断面经清创缝合后使诸肌张力调节于休息位。在修复深层肌及肌腱时要求术者操作准确熟练，一次成功，避免重复操作，尽量缩短肢体缺血时间。然后进行血管及神经修复，待肢体重建血液循环后再修复浅层肌及肌腱。

无论是缝合肌肉还是肌腱，应选用无创伤尼龙单线缝合。缝合肌肉宜采用1-0无创伤尼龙单线于肌肉断端间做"8"字缝合；缝合肌腱时可根据肌腱的粗细选用1-0或3-0无创伤尼龙单线，采用Kessler、Kleinert或Tsuge缝合法。遇肌腱粗细不同时可采有Pulvertaft编织缝合法修复。遇肌肉与肌腱交界处断裂，可先将肌腱与肌腹缝合1～2针固定，再将肌腹包裹在肌腱上，用间断褥式缝合数针加固。修复肌腱时为防术后粘连，应避免于同一平面修复，肌腱断端缝合宜用腱周组织间隔覆盖。

### （五）血管修复

断肢再植术中修复血管，重建血液循环是再植手术的高潮，是保证肢体成活的关键性技术操作。为保证血管缝合质量，达到早期及晚期血管长久通畅率，缝合血管应在手术显微镜下完成。要求术者精力充沛，助手配合默契。

1. 血管缝合前准备

（1）补充血容量：肢体离断的病人常有较多失血，为防止血管痉挛和血管吻合口栓塞，保证断肢的血液灌流，于血管吻合前必须补充足够的血容量，使收缩压维持在13.3 kPa（100 mmHg）以上。断肢再植术中应维持两个静脉通道。

（2）温度：手术室内温度宜调节在22～25℃之间，防止过冷引起血管痉挛，过热导致体表蒸发过多而影响血液循环。

（3）血管清创：血管清创应在手术显微镜下进行。不同暴力可造成外膜、肌层及内膜损伤或血管壁血肿形成，血管清创时应彻底切除损伤的血管，经外膜外组织剥离及管腔内肝素生理盐水冲洗，以恢复正常血管壁的结构及弹性，达到内膜光亮清晰，无任何血块及纤维素黏附沉着及漂浮现象。血管经彻底清创后一般均能在无张力下缝合，如果造成血管缺损，难以在张力下缝合，则可采用血管移植的方法修复。

（4）血管显露：肢体的浅静脉显露较容易，而动脉常因离断平面的不同其深浅有别，为便于修复较深部位的动脉及伴行静脉，可向肢体的近端或远端的皮肤纵形切开，采用自动牵开器或缝线牵拉以充分显露，便于镜下操作。

（5）防止血管痉挛：首先要使麻醉充分，若麻醉失效时应及时追加补充；保持室温；对近端痉挛的血管壁外敷罂粟碱、1% 利多卡因或 2% 普鲁卡因；局部温盐水湿敷。采用上述措施，近端痉挛的血管均可解除，恢复血管正常喷血及充盈回血。

（6）血管深部软组织床的修复：在吻合血管前，应先将血管深部的软组织做必要的缝合修复，以减少血管吻合的张力及深部组织与内固定物对血管的刺激，减少血管周围的腔隙。

（7）肝素生理盐水的配制：在血管缝合过程中为防管腔内血块及纤维素沉着、清创后碎组织的带入，应配制 0.1% 肝素生理盐水冲洗，其方法是将一支肝素（12 500 单位 =100 mg）稀释于 100 mL 生理盐水中。

2. 血管吻合原则

（1）吻合的血管应切除任何有外膜、肌层或内膜损伤的组织，保证在正常血管部位吻合，血管腔内无血块及任何纤维素沉着，并恢复血管正常弹性，决不能为了减少血管张力而保留有损伤的血管段而勉强缝合，否则将导致术后该段血管栓塞。

（2）近端动脉应恢复有力的喷血清创后的近端动脉经外敷罂粟碱、1% 利多卡因或 2% 普鲁卡因均能恢复正常有力的喷血。

（3）防止血管扭曲、周围组织压迫及嵌压。

（4）动、静脉吻合顺序：一般情况下先吻合 2 条静脉，再吻合动脉，然后吻合其他静脉及动脉。如肢体温缺血时间较长，为使肢体尽早获得血供，也可先吻合 1 条动脉，开放血管夹，使远端肢体得以血液灌注，并把静脉血有意地予以放流，以减少远端肢体无氧代谢产物的回流及肢体再灌注后自由基的吸收，然后尽快修复静脉。

（5）动、静脉吻合的比例：原则上静脉修复应多于动脉。于臂部离断除修复头静脉及贵要静脉外同时应修复 1 条肱动脉的伴行静脉；于前臂除修复上述两静脉外，还应修复前臂皮下较粗的浅静脉及桡、尺动脉的伴行静脉，以减轻术后肢体肿胀。

（6）修复血管的行经区应有正常的皮肤覆盖，凡造成皮肤缺损者可采用局部皮瓣转移的方法覆盖。

（7）血管的张力：血管吻合时应试以血管吻合后张力。凡血管缺损所造成距离为该血管外径 6 倍以内时，血管均可在无张力下缝合；若血管缺损所造成距离为该血管外径 6 ~ 8 倍时，两端血管经游离可在张力下予以缝合，只要缝合质量保证，远期通畅率可达 100%；凡血管缺损所造成距离为该血管外径 9 倍以上时，应采用血管移植的方法修复，决不能在高张力下进行缝合。当然，血管缝合后出现迂回曲折也不利于血流动力，多余血管应切除后进行缝合。

（8）血管缺损的处理：血管经清创造成明显缺损，再植术中不宜采用改变关节位置施行缝合，应采用血管移植的方法修复。移植血管一般取自体浅静脉或废弃肢体血管，凡移植桥接动脉者应把移植静脉倒转；桥接静脉者则不必倒转。

3. 血管吻合方法

（1）端端吻合法：这是最常用的血管吻合方法。常采用二定点、三定点或四定点的方法进行吻合。常适应于口径相同或相近的血管吻合。遇两血管外径相差较大时可采用鱼嘴状吻合。方法：将口径较细的一端血管做纵形剖开，剖开的长度为该血管的直径，用四定点水平褥式缝合，其间用间断吻合。

（2）套叠吻合法：要求血管有足够长度，血管口径大致相同。动脉：近心端套入远心端；静脉；远心端套入近心端。套入的长度约为该血管直径 1.5 ~ 2 倍，仅吻合三针。若用剪开套叠，操作较为方便。采用套叠吻合法具有操作方便，费时少，血管内膜无缝线暴露的优点，但远期通畅率不高为其不足。

（3）血管吻合器：不需要经过小血管吻合训练，具有操作简单，缝合快的优点，但仅适用于大于 4 mm 口径的血管吻合。

4. 血管吻合要点为获得永久性血管通畅率，当吻合血管时要求掌握以下几点。

（1）垂直进、出针：凡缝针刺入管壁或穿出管壁，要求与管壁垂直，若斜形进针或出针，当打结时易造成内翻缝合或缝线切割内膜的损伤。

（2）边距、针距对称：于手术显微镜下采用徒手缝合时要求两边距对称，边距大致为血管壁厚度的2倍；针距大致为边距的2倍，使针距与针距对称，达到血管吻合口平整顺直不漏血。

（3）打结时维持两牵引线张力，要求达到内膜外翻或平整对合。打结时一定要提起两缝线来牵引两端血管，以构成张力，在清晰地见到内膜外翻或平整对合时方可系紧打结，以保证缝合血管的每一针质量。

## （六）神经修复

断肢再植术后功能恢复如何，除良好的内固定、正确的肌肉及肌腱修复外，神经的修复乃是感觉和运动功能恢复的基础。为此，要求术者对修复神经要像修复血管那样加以重视。如果缝合草率，不符合缝合要求，即使肢体成活，若无感觉及运动功能，则失去了再植的意义，无功能的肢体成为病人的累赘，更给病人带来莫大痛苦。

适宜再植的断肢一般经骨缩短，神经可在无张力下缝合。凡神经长段性挫伤缺损或严重撕脱伤，预计术后难以恢复功能者，应放弃再植。

上肢的主要神经是正中神经、尺神经及桡神经，应在再植时一期修复，若能同时修复臂内侧、前臂内侧皮神经及桡神经浅支时使感觉功能恢复更完善。

缝合神经注意事项：

（1）神经断端采用锐刀切割，不准用剪刀剪，凡神经断端有活跃出血点应予以结扎。

（2）神经应在无张力下缝合，要求缝合断端无间隙。当再植术中遇到神经缺损，可采用腓肠神经或同一肢体皮神经移植修复；根据解剖部位，也可采用神经改道或前移缝合。

（3）缝合时根据神经束外形及排列，神经营养血管的走向位置采用神经外膜缝合法修复，每条神经以缝合6～8针为宜。

## （七）创面闭合

断肢再植术最后一步是皮肤覆盖，早期良好的皮肤覆盖不仅有助于肢体成活，预防感染，减少疤痕，而且也为后期修复创造了条件，所以，断肢再植术结束时创面应予一期闭合。在通常情况下，断肢再植经骨缩短，皮肤均能在无张力下缝合，部分病人因皮肤挫伤范围广经清创而出现局部皮肤缺损现象，此时应根据该皮肤缺损区是否有修复的血管、神经及深部组织外露现象，必要时用局部皮肤转移或带蒂皮瓣覆盖，其他创面可用游离皮片移植覆盖。术中遇两端肢体周径粗细不等时，可将较细一端皮肤做45°～60°斜形切口，与较粗一端肢体皮肤缝合，以防皮肤疤痕环形狭窄而影响外形及血液循环。

凡高位断肢再植术后或缺血时间较长，断肢缺血已超过8小时以上者，在手术结束未包扎前于前臂做筋膜切开减压；若为断腕于手掌侧及背侧做切开减压，以防筋膜间隙综合征、减轻肢体再灌注后毒性物质回流及急性肾功能衰竭等并发症的发生。

断肢再植的皮肤缝合不宜过密过紧，只要达到皮缘对合平整，缝合略宽松，便于引流。在大血管及知名血管吻合口附近的皮肤切口宜置胶皮条引流，用多层无菌纱布交叉包扎。

## （八）肢体外固定

再植术后为了维持良好的内固定，使肢体血管、神经及肌肉处于松弛位置，可应用短臂或长臂石膏托固定。术后根据引流渗出情况，及时更换敷料及拔除引流条，维持患肢抬高。

## （九）术后处理及并发症防治

完成再植手术，只是手术取得成功的第一步，再植术后伤者全身及局部随时都可发生变化，出现各种并发症，若处理不当，可导致再植肢体失活，甚至危及生命。因此，肢体再植术后的处理及并发症的防治是至关重要的。

再植术后处理包括：①局部情况的观察与处理：如血循环危象的观察、抗痉挛药物及抗凝剂的应用、伤口大出血的防治等，在本章断指再植有关章节中还要详细叙述。②全身情况的观察与处理：除了观察可能发生的颅脑、胸与腹部的重要器官的合并损伤，应对断肢再植术后一些重要并发症的防治予以高度重视。

1. 急性肾功能衰竭

断肢再植术后引起急性肾功衰竭常因长时间低血压所致。高位肢体离断再植术后，肢体缺血时间过长，清创不彻底肢体循环障碍导致肌肉坏死、感染等原因导致肾缺血及毒性物质回流。主要表现为少尿或无尿、高血钾、氮质血症及尿毒症酸中毒。为防止急性肾功能衰竭发生应采取以下几点。

（1）术前、术中及时补充血容量，预防或纠正休克，保证肾有足够血流量。

（2）严格选择适应证，凡高位肢体离断，肢体挫伤较重，血管、神经呈撕脱离断，缺血时间过长，丧失再植条件及温缺血时间过长的肢体可不予再植。

（3）清创术中应彻底切除一切污染、挫灭及失活组织，必要时可做肌束切除。

（4）高位断肢再植术后于前臂做筋膜切开减压。

（5）为了使体内有毒物质加速排泄，在心肾功能尚能负担的情况下，给适量补液，应用血管扩张药、利尿合剂（配方：普鲁卡因 1 g、氨茶碱 0.25 g、咖啡因 0.25 g、罂粟碱 30 mg、维生素 C 2 g，加入 10% 葡萄糖溶液 1 000 mL）及注射呋塞米等预防措施，以改善肾血循环，增加尿量。此期要密切观察病情，及时检查尿液及血生化。

（6）若病人出现食欲不振、呃逆、呕吐、烦躁不安、尿量减少并出现酱色尿或无尿，各种生化检查证实为尿毒症时，为保全生命应迅速截肢。截肢时不应驱血，在气性止血带下先结扎主要浅、深静脉以防毒素吸收，于健康组织平面截肢，断面要有良好的引流，病情严重者可行开放截肢。截肢后仍应密切观察病情变化，必要时做肾透析治疗。

2. 脂肪栓塞

脂肪栓塞是一种严重并发症，多见于多发性创伤及四肢长管状骨骨折，也可发生于断肢再植术中及术后，应引起临床医师足够重视。临床上很多创伤病人存在轻度或中度脂肪栓塞，由于症状轻微及认识不足而未引起重视，脂肪栓塞发生于肺部，可出现肺炎、肺不张，严重时出现肺梗死，最后引起呼吸功能衰竭而死亡；脂肪栓塞发生于脑部，可出现神志不清、谵妄及昏迷等；脂肪栓塞发生于肾脏，可引起肾缺血、少尿，脂肪尿滴及肾功能衰竭。凡发生脂肪栓塞应用乳化剂或去垢剂以减少血内脂肪栓子，并应用肝素以维持凝血时间在 20 分钟以内。

3. 肢体肿胀

术后肢体肿胀常因静脉回流不足、创伤、炎症反应、淋巴回流障碍、出血及血肿形成所致。断肢因缺血时间过长造成组织不同程度变性所致肿胀与上述性质不同，应及时做筋膜切开减压。凡其他因素所致，可根据肢体肿胀程度，肢体温度及循环情况而定。为防止术后肿胀发生，术中应尽多地修复静脉，尤其是深静脉的修复不能忽视，凡肢体出现发紫，大部分为静脉回流障碍，应及时手术探查，重建并多建静脉回流通道，为防术后血肿发生，断肢创面不吻合的血管均应——结扎。术后因血肿压迫引起肿胀，应及时清除血肿并结扎活动性出血的血管。只要保证动脉血供，静脉回流通畅，因淋巴回流障碍引起的肿胀，经半月左右淋巴侧支循环建立后肢体肿胀将逐渐消退。

4. 感染

造成感染的主要原因是创伤较重又清创不彻底。为预防感染发生，对一切污染、挫灭失活的组织应彻底切除，创面做正规的消毒清洗处理，必要时创面敷以抗生素。术毕应放置引流，避免无效腔形成。术后应选用广谱抗生素静脉滴注。若局部已形成感染，应及时拆线或切开引流，术后适时注意全身支持治疗，并多次少量输入新鲜血液或血浆。

5. 骨不愈合

发生骨不愈合的主要原因是骨断端接触不良、骨断端软组织嵌顿、局部感染及内固定不当所致。为防止骨不愈合发生，术中严格按照骨科原则处理两骨断端，防止软组织嵌顿，采用可靠坚固的内固定材料和方法，尽量缝合骨膜，术后应采用正规外固定，防止骨断端的异常活动。凡已发生骨不愈合，一般于术后半年重新做内固定并植骨。

6. 肌腱粘连

因创伤重，内固定及外固定时间较长，肌腱修复粗糙，术后缺乏及时主、被动功能练习而致。发生肌腱粘连后将明显影响手功能，可于术后 3 ～ 6 个月行肌腱松解术。

7. 肢体畸形

因骨断端未能修整咬平，未达到解剖复位，内固定不当及失败导致骨成角畸形而影响肢体功能，对轻度成角畸形影响功能不大者，暂不予矫治，经功能练习观察；凡形成明显成角畸形并影响功能者，于术后半年行手术矫正。

8. 神经性肢体失能

上肢断肢再植术后，由于适应证选择不当、神经损伤严重或缺损及神经修复不佳，术后可导致上肢大部或部分运动功能障碍。凡上肢运动功能全部丧失，该肢体已成为病人负担及累赘时，应考虑是否有保留肢体的必要。凡上肢大部或部分功能障碍，可根据病人伤情及已保存或恢复功能的肌肉动力，按上肢周围神经损伤的肌肉移位及功能重建，施行矫治手术，以恢复上肢及手的一定功能。

## 三、臂部离断再植

### （一）再植适应证

臂部离断者往往伤情较重，常伴有休克发生。在检查全身及肢体情况的同时应及时抗休克治疗。根据远、近端肢体情况决定是否适宜再植，应从以下几个方面综合考虑：

（1）断面较整齐的完全性离断或不完全性离断，距外伤 2～3 小时以内或预计于 8 小时以内能重建血液循环者。

（2）两断端均有挫伤及轻度撕脱，经清创及骨缩短后预计再植后能恢复一定功能，争取于 8 小时以内能重建血液循环。

（3）于上臂下端离断，肘关节以远肢体完整。

下列情况不适宜再植：

（1）高位肢体呈撕脱性离断，血管及神经从近端及臂丛撕脱。

（2）远、近两端肢体严重挫灭并前臂严重挫伤，预计再植后难以恢复功能。

（3）缺血时间已超过 8 小时，且休克未获得纠正。

（4）不具备再植条件的医疗单位。

（5）精神失常，高龄伤病员及肢体经刺激性液体浸泡。

### （二）再植要点

（1）远、近两断面严格而彻底的清创。

（2）根据伤情做允许的骨缩短，采用髓内针，把两端肱骨锯切成台阶状，用螺丝钉固定，钢板螺丝钉及交叉克氏针内固定。

（3）骨支架重建结束后，先缝合肱动脉的伴行静脉，相继缝合肱动脉，尽早恢复断肢血液循环，然后再修复血管床、神经、肌肉及知名浅静脉。

（4）术毕伤口置引流，前臂做预防性筋膜下切开减压。应密切观察肾功能改变，并采取相应保护肾脏的措施。

## 四、肘部离断再植

### （一）再植适应证

时部离断的伤情多种多样，是否适合再植主要从再植后能否恢复手的功能，既要看正中、尺、桡神经的损伤程度，也要看前臂肌肉损伤情况，尤其是神经条件应列首位，另一方面也应考虑术后能否恢复屈肘功能。

可从以下几个方面综合考虑：

（1）断面较整齐的肘部完全性离断或不完全性离断，预计再植后能恢复手的一定功能，争取于 8 小时内重建血液循环。

（2）轻度肘部撕脱性离断，经清创及骨缩短后大部分血管神经不造成缺损，预计再植后能恢复屈肘及手的一定功能。

（3）造成肘部皮肤及肱动脉缺损，肢体两端其他条件较好，可采用小腿内侧皮瓣及胫后动、静脉移植桥接施行再植。

下列情况不适宜再植：

（1）肘部严重的撕脱性离断，造成皮肤大面积套状撕脱，远、近两端肌肉挫灭，血管、神经从近或远端撕脱，前臂尺、桡骨骨折及软组织严重挫伤。

（2）远端肢体若缺血时间已超过8小时，本单位无再植条件而经转送预计缺血时间也将超过8小时。

（3）肘关节结构已破坏且骨缺损较多，难以行关节成形术修复。

（4）肢体经刺激性液体浸泡，高龄伤病员及精神失常者。

**（二）再植要点**

（1）肘部离断者，远、近两端关节面已损伤，故再植时宜行肘关节成形术。肱骨断面可采用阔筋膜或其他筋膜包裹，肱、尺骨间暂时用钢丝或筋膜条悬吊，有条件时可行一期关节置换，再植时不宜行肘关节融合术。

（2）肱三头肌及肱二头肌肌腱与尺骨近端及桡骨近端相应腱止处或骨膜缝合重建伸、屈肘功能；前臂外侧伸肌及内侧屈肌起始部与肱骨外上髁（侧）及内上髁（侧）骨粗糙面处做固定缝合以重建前臂伸、屈肌起点。

（3）根据断肢缺血时间，当骨架形成后是先修复伸、屈肌腱止点及起点，还是先重建断肢血液循环，可由术者灵活掌握。

（4）凡造成肘部皮肤及肱动脉缺损者，可切取小腿内侧皮瓣移植，一期修复肱动脉缺损及皮肤缺损。

（5）肘前静脉、头静脉及贵要静脉应予以修复，肱动脉之伴行静脉应修复1条。

（6）3条神经应予以一期修复，凡造成神经缺损者，首先应保证正中及桡神经的修复。仅造成1条神经缺损者可取腓肠神经移植，若造成2条神经缺损，可牺牲1条缺损较长的神经移植修复，或同时切取腓肠神经移植修复。

# 五、前臂离断再植

前臂离断较多见，可发生在前臂近段、中段及远段离断。由于前臂有诸多伸、屈腕肌（腱）及伸、屈指肌（腱），因此，再植时相应地要延长手术时间。

**（一）再植适应证与禁忌证**

再植指征应从以下几个方面综合考虑：

（1）较整齐的前臂任何部位的完全性或不完全性离断。

（2）有轻度撕脱及软组织挫伤，经骨缩短后肌肉或肌腱可在无张力下缝合，并能修复神经，预计再植后能恢复一定手功能者。

（3）凡造成尺骨或桡骨较长缺损及皮肤缺损再植后预计能恢复一定功能者，可从小腿切取以腓动、静脉为蒂的腓骨及小腿外侧皮瓣移植桥接再植。

（4）上述适应证，争取于伤后8～9小时以内重建血液循环者。

下列任一情况为前臂离断再植的禁忌证：

（1）严重的前臂挫灭性离断，尺、桡骨呈多发性粉碎性骨折。

（2）严重挤压、压砸性离断，虽经骨缩短，仍难以恢复软组织连续性及功能。

（3）前臂大面积皮肤呈套状撕脱，血管、神经从近端或远端呈鼠尾状撕裂。

（4）精神失常的自截性离断、肢体经刺激性液体浸泡或缺血时间已超过8小时以上。

**（二）再植要点**

**1. 内固定选择**

（1）前臂近段离断，尺骨采用髓内针，桡骨采用钢丝十字内固定。

（2）前臂中段离断，尺骨采用髓内针，桡骨采用钢板螺丝钉或髓内针内固定。

（3）前臂远端离断，桡骨采用髓内针，尺骨采用克氏针交叉内固定；前臂远端离断，桡骨采用交叉克氏针内固定，尺骨茎突可予以切除。骨支架的重建应根据伤情及条件，采用快速、简单、固定可靠的内固定材料和方法实施。

2. 肌肉及肌腱修复

前臂近段离断若断面较整齐，经清创及骨缩短后，将伸、屈诸肌准确对合后做肌肉 8 字缝合；前臂中段离断以修复腕伸肌、拇长伸肌、指总伸肌、腕屈肌、拇长屈肌及指深屈肌为主，有条件时应同时修复 1 ~ 2 条指浅屈肌及掌长肌，为晚期对掌功能重建创造条件；前臂远段离断肌腱修复同中段离断。无论是修复肌肉还是肌腱，修复后肌张力调节于休息位以恢复良好功能。

3. 桡、尺动脉应同时修复

凡造成缺损者可采用血管移植修复，为保证桡骨连接，骨间掌侧动脉应予以修复。桡、尺动脉的伴行静脉应各修复 1 条，头静脉、贵要静脉及前臂较粗的浅静脉应予以修复。

4. 神经与皮肤缺损的修复

正中神经、尺神经应予以修复，凡前臂近段离断，桡神经深支也应予以修复。

因创伤致桡骨或尺骨长段缺损伴相应的皮肤缺损时可切取含有腓骨小腿外侧复合皮瓣移植一期修复骨与皮肤的缺损。

遇小儿前臂离断，应根据不同离断部位采用不影响骨骺发育的内固定材料与方法，尽量修复已离断的组织，以恢复应有的功能。

## 六、腕部离断再植

以上肢离断发生率而论，腕部离断较为常见，因致伤原因不同可造成不同性质及伤情的离断。

### （一）再植适应证

（1）因切割、电锯、冲压、剪轧伤致腕部完全性或不完全性离断，只要手部完整均可予以再植。

（2）因绞轧及撕脱性离断，应根据伤情而定。凡血管神经呈横断伤，部分肌腱撕脱而部分肌腱呈横断伤，应用手外科知识与技术施行再植及功能重建；凡血管、神经、肌腱从近端完全撕脱，难以用协同肌代替移位，神经无修复条件者应放弃再植。

（3）腕部呈完全性或不完全性离断，肢体经适当冷藏，应尽早再植并重建血液循环，因条件有限而进行转送者，争取于 12 小时以内重建血液循环。

（4）手部结构已遭严重破坏，若缺血时间超过 12 小时，应放弃再植。必要时可采用前臂残端断指异位再植重建部分手功能，即急症手再造的方法施行再植。

### （二）再植要点

（1）骨支架形成，应根据伤情采用半关节融合或全关节融合两种方法。

（2）切除腕横韧带、腕背韧带及指浅屈肌腱，其余伸、屈肌腱均应予以修复，并使诸指肌腱张力调节于休息位。

（3）桡、尺动脉均应予以修复，头静脉、贵要静脉及腕背较粗的浅静脉应予以修复。

（4）正中神经及尺神经经清创后应予以修复，造成神经缺损应采用神经移植予以修复。

（5）缺血时间略可延长，可限于 12 小时内重建血液循环。

（6）对双腕离断，应及时组成 3 ~ 4 个手术组同时进行清创与再植，尽量减少断腕缺血时间，以争取全部成活。

## 七、四肢同时离断再植

多肢体严重创伤系创伤外科中一极其严重的创伤，由于伤情重，失血多，极易导致严重休克，呼吸心搏骤停。临床救治难度大，技术要求高，很难全部再植成活。在既往的肢体严重创伤中，有两个肢体同时创伤断离救治成功，有一个肢体两个平面的创伤断离救治成功，但三个肢体以上的多肢体同时严重创伤断离的救治成功，至今尚未见文献报道，而四肢同时离断且有再植条件者现为鲜见。裴国献等于 1990 年 9 月曾为一例四肢同时被刀砍离断伤者成功地实施了抢救与修复再植，再植四肢外形满意，感觉与运动功能恢复良好，可负重行走及从事一般体力劳动。

多肢体严重创伤救治一直是创伤外科十分棘手的难题。重视与加强对这一课题的临床研究，将有助于抢救伤者的生命，最大限度地保全肢体，降低伤残。

## （一）再植适应证

（1）完全或不完全离断的4个肢体断面整齐，无严重粉碎性骨折且软组织结构完整。

（2）肢体两断面有一定的损伤及轻度撕脱，经再植预计能够成活并可恢复一定的功能。

（3）4个肢体离断平面不高，多在肘关节及膝关节以下。

（4）两下肢再植预计长度相差不超过6 cm。

（5）全身情况良好，无严重合并伤，能够承受长时间手术。

## （二）抢救治疗与再植要点

多肢体离断伤伤情极为严重，涉及面广，手术规模大，持续时间长，参加人员多，体力消耗大，故需精心组织，统一指挥，协调配合。技术力量允许时，应同时设4张手术台分别对4个肢体实行清创与再植，以缩短手术时间。术中由一位经验丰富、技术全面的医师做纵观全局的技术指导，整体协调台上、台下的手术操作与配合。

抢救与再植的同时，应注重并发症的防治。

失血性休克：由于多条大血管损伤，伤后瞬间即可导致休克的发生。现场抢救时即应迅速就地取材，肢体近端简单捆扎止血，断面加压包扎。转诊时应结扎四肢断面主要大血管，防止搏动性大出血。接诊后应迅速采取输血、输液等抗休克措施。液体输入应采取超大剂量、快速与持续的方法，不应拘泥于液体输入的常规量与担心心脏的负荷。同时应及时监测中心静脉压及尿量。

急性肾功能衰竭：多肢体及大肢体的离断，一则失血和休克引起肾脏缺血、缺氧，二则由于肢体肌肉长时间缺血，通血后大量的有毒物质进入血循环，均可导致肾中毒。故应及时采取改善肾脏缺血缺氧、减少毒素吸收及加速体内毒性物质排泄的措施。

多肢体同时离断再植，手术部位多，手术时间长，对全身及有效循环血量影响大，为便于术中监测中心静脉压及输血输液的顺利进行，术前应迅速建立有效静脉通道。常规的静脉穿刺输液则难以保证抢救与术中的急需，故可采用套管针分别于右颈外静脉、股静脉等处穿刺建立静脉通路。

四肢同时离断再植，由于四肢均需采用充气性止血带，故术中的血压测量难以在肢体进行。可采用股动脉插管的方法直接监测血压，同时便于监测及酌情调整增减液体量、成分及相关药物的使用。

四肢同时离断再植时，充气止血带的使用、开放时间，应前后交替相距10~20分钟，不宜在同一时间同时使用或放开，以防血循环量的突然相对升高或下降，影响血压的稳定。

双下肢不等长或超过3 cm可出现跛行。对于双下肢严重复合创伤同时修复或离断伤同时再植时，应相互调整到相等的长度，以避免术后跛行的发生。

对于高位的肢体离断且缺血时间过长者，可行预防性筋膜切开减压术。

# 第三节　断掌再植

## 一、概述

断掌是指自腕关节至掌指关节的手掌部的离断。断掌再植相对比较复杂，再植比较困难，原因在于掌部结构复杂，需要修复的组织比较多，但由于掌部有2个动脉弓存在，且手背已经有知名静脉存在，因此血管吻合相对简单。

断掌按掌部血管结构特点可分为：①掌指动脉型为掌骨中段至掌指关节水平的离断，主要为指总动脉断裂。②掌弓动脉型为掌骨中段至掌骨基底部的离断，主要损伤掌浅动脉弓。③掌弓主干型为掌骨基底部至腕关节水平的离断，主要损伤掌深弓。④混合型。

根据离断平面分为：①掌远端离断为掌骨头以远的离断（经掌骨头、颈及掌指关节）。该处指总动脉和神经已分为指固有动脉和指神经。近节指背静脉弓的弓角向掌骨头集中，汇合成掌背与头间静脉。屈指肌腱在骨纤维管内，伸指肌腱处于指背静脉起始端（腱帽）。此处离断多累及 2 ~ 4 指。②掌中段离断为掌骨干水平的离断。此处离断累及大小鱼际、骨间背侧肌和骨间掌侧肌。可能损伤的血管包括掌浅弓、掌深弓、指总动脉。该区域内掌背静脉分别向头静脉和贵要静脉汇集，正中神经和尺神经肌支亦在该部发出。再植难度高，效果差。③掌近端离断为经腕掌关节或远排腕骨的离断。内外侧为大小鱼际肌的起点，中间腕管内为屈指肌腱和正中神经，腕尺管内为尺神经主干。桡动脉由鼻烟窝底部经第一掌骨间隙入掌部。

## 二、适应证与禁忌证

手掌部的离断对肢体功能的影响非常明显，应尽可能予以再植。腕掌部或连同前臂远段的严重的损伤或离断，而远部的几个手指尚完好，此时可将压烂的腕掌部剔除，彻底清创后，选择较完整的手指分别固定在尺骨和桡骨，进行对掌位再植。对于年轻患者，不伴有危及生命的其他部位或脏器损伤的断掌患者应尽可能予以再植。

## 三、操作前准备和操作步骤

断掌再植术前准备和手术操作基本与断肢再植相同，以下几点需特别注意。

（1）骨折的固定：由于断掌多为多个掌骨骨折，因此为节约时间，骨折的固定尽可能简单，通常克氏针纵穿固定是最理想的固定选择。有人主张将克氏针尾端留在掌骨头部，也有人主张留在掌骨基底部，一般认为将克氏针末端留在掌骨头必然影响术后掌指关节的活动，同时可能损伤伸指肌腱，优点在于损伤指背静脉的可能性小。将针尾留在腕部皮下不会干扰术后掌指关节的活动，但多个克氏针尾端集中在一个相对狭小的部位损伤静脉血管的概率会大大增加，需要注意。

（2）掌部存在 2 个动脉弓，掌深弓和掌浅弓：其中掌浅弓由桡动脉掌浅支和尺动脉终末支组成，位于掌腱膜和屈肌总腱鞘之间。掌浅弓发出 1 条小指尺掌侧动脉和 3 条指掌侧总动脉。指掌侧总动脉于掌指关节水平分成 2 条指掌侧固有动脉分布与相邻 2 指相对缘的皮肤。断掌再植时一般只要吻合 2 条指掌侧总动脉即可恢复 2 ~ 4 指的血供。拇指血供的重建要根据术中情况而定。如 2 ~ 4 指血供恢复后拇指也能恢复血供，则无须另外修复拇主要动脉。如果 2 ~ 4 指血供恢复后拇指不能同时恢复血供，应单独修复拇主要动脉，将桡动脉掌浅支直接与拇主要动脉进行吻合，必要时可行静脉移植，也可将桡动脉终末支与拇主要动脉进行吻合。

（3）掌部离断再植时屈指深和屈指浅肌腱应同时修复。

## 四、术后注意事项

断掌再植后的处理和注意事项同断肢再植。

## 第四节　断指再植

### 一、概述

断指再植能否成功关键在于血管能否接通。1965 年，Kleinert 应用放大镜接通手指血管和 Buncke 等用显微外科技术成功地进行兔耳再植与猴拇再植的动物实验后，1966 年，我国医务人员与日本学者 Komatsu（1968）等相继报告完全离断的拇指再植成功。目前，小儿断指再植术，手指末节再植术，十指离断再植术等高难度手术的成功，标志着显微外科已经发展到了新的高度。

### 二、适应证与禁忌证

断指的能否再植受多种因素影响，包括损伤原因、损伤性质，离断程度、水平、指别，社会因素，患者个人因素以及手术者的手术技术等。

### （一）损伤原因

1. 切割伤

以刀砍伤，自残多见。一切割伤虽然是断指再植理想的条件之一，但也是相对少见的损伤类型。

2. 压轧伤

以冲床伤、切纸刀轧伤多见。离断肢体存在一定完整性，断面不整齐，骨折为粉碎。有些病例清创后缩短明显。临床实践中以此类损伤最为多见。

3. 撕脱伤

主要特点为组织损伤不在同一平面，骨的离断平面多经过关节，肌腱自肌腹内抽出，神经和血管的离断在创面范围内，但已不完全在同一平面。在临床实践中也不少见。

### （二）离断程度

1. 完全性离断

完全性离断是指断指远侧部分完全离体，无任何组织相连，或只有极少量损伤的软组织相连。但在清创时必须将这部分组织切断或切除后进行再植。

2. 大部离断

大部离断是指伤指断面只有损伤肌腱相连或残留相连的皮肤不超过手指断面处周径的1/8，其余组织包括血管均断裂，断指的远侧部无血液循环或严重缺血，不接血管将引起手指坏死。

### （三）离断水平

由于手指系肢体末端，血管直径逐渐变细，至末端形成血管网。因此，手指的离断平面越低，血管缝合的难度越大。小指血管相对其他手指直径更小。女性相对男性血管直径小而软。体力劳动者血管粗。任何水平的拇指的离断不管是否有神经、肌腱的损伤，均应予以再植。指浅屈肌止点以远的单指或多指离断再植功能良好。多指离断至少在中指和环指位置再植2指，可选择肢体完整的断指原位或易位再植以恢复手的抓、捏功能。老年患者手指、拇指和掌部离断再植后有满意的功能恢复。经屈指浅肌腱止点以近的单指离断特别是经近侧指间关节（PIP）的离断，再植后屈伸功能比较差，甚至会影响其他正常手指活动。

### （四）热缺血时间

由于手指缺乏肌肉组织，而肌腱耐受缺血的时间比较长。因此对断指的热缺血时间的要求没有像断肢那样严格。一般为 8 h（20 ~ 25℃）或 30 h（40℃），笔者曾成功再植一例缺血 56 h 的断肢再植，患者功能良好。

断指再植的手术指征如下。

1. 离断拇指再植

拇指在发挥手部功能中最为重要，在再植时应优先予以考虑，尽力争取早期修复拇指。离断拇指条件不好时，可采用离断的示指移位再植于拇指上，示指桡神经血管束转移或行血管移植后给予再植或再造拇指。

2. 其余4个手指的再植

从功能角度看，示、中指较重要，对于有条件再植的离断示、中指应设法再植。其他手指除职业或其他一些因素特殊需要外，一般情况下不必再植。理由是该手指再植存活后指关节的活动范围的限制，将影响整个手的功能发挥。

3. 末节离断的再植

末节离断主要是指远侧指间关节以远的手指离断。因为末节离断对手的功能影响不大，因而不主张再植，况且单纯的原位缝合也有一定的存活率。出于患者的某些特殊职业的功能需要，心理和美容上的要求，也可试行再植。

4. 某些液体浸泡的手指再植

错误地将断指浸泡于低渗、等渗、高渗或某些消毒液中，或者保存不妥，冰块融化后冰水浸入。由于细胞半透膜的作用，低渗液使细胞水肿而膨胀，高渗液使细胞脱水，某些消毒液，如乙醇、苯钾溴铵、硫柳汞等则直接损伤血管内皮细胞和其他组织的细胞。根据其种类、浓度和浸泡时间的长短的不一，损伤程度不一，也对存活有不同的影响。条件允许可试行再植。

断指再植的禁忌证包括：

（1）患有全身性疾病，体质差或并发有严重的脏器损伤，不允许长时间进行手术者不宜再植。

（2）断指伴有多发性骨折或严重软组织损伤者。

（3）手指血管床完整性破坏程度严重如由挤压伤引起的手指离断，表现为手指两侧皮下瘀血，即使接通血管，因软组织广泛渗血，血栓形成，再植手指仍难存活。

（4）再植时限过分超过，组织已发生变性，则不宜再植。未经冷藏，断指缺血24 h仍可能再植存活；如伤后即予冷藏处理，再植时限可延长至30 h以上。总之，缺血时间越短，再植存活率越高；缺血时间越长，再植存活率越低。

## 三、操作前的准备

断指再植手术过程漫长，应向患者以及家属交代手术风险、再植后指体存活的不确定性以及功能恢复的不确定性。

## 四、操作步骤

断指再植手术的一般过程，在很多方面类同于断肢再植手术。对于再植手术一般的操作方法和原则，参阅断肢再植，在此不予赘述。此处介绍断指再植有关特点。

1. 麻醉

一般用长效臂丛阻滞麻醉，个别情况采用气管插管全身麻醉。

2. 清创

断指和残端创面边缘明显污染挫伤的组织、骨断端的缩短和肌腱的断端的修整可在直视下进行。整齐切伤的骨断端一般缩短0.5 cm，不整齐的损伤根据清创的情况给予相应的骨断端的切除，直到直视下骨断端对接清创后的皮肤直接靠拢并稍有富余。

在显微镜下进一步清除污染组织。在远、近断端的背侧平行并间隔0.6 cm各做一斜切口，与断面呈60°角，长度不超过0.6 cm，深度达到真皮层。然后在显微镜下用显微剪刀切开真皮层全层，真皮下锐性向两侧剥离皮肤，在皮下组织的浅层寻找指背静脉。一般在近节可找到2～3根，中节找到2根，末节只有1根。指背静脉呈向心分布，拇、示指偏向尺侧，环、小指偏向桡侧。指背静脉分布呈网状并向近端汇集，往往找到一根后可沿着这一根静脉找到静脉或者静脉断端。在远近断端掌侧用相同的方式做皮肤切口，可直达皮下，将皮瓣向两侧牵开，直到屈肌腱鞘浅层，首先找到指神经，指动脉位于指神经的背侧，找到后显微镜下清创，直至见到正常的血管和神经。剪去断口2 mm内的外膜。方法是用显微镊夹住外膜向断口方向做一定的牵引，用小剪刀整齐地剪下0.1～0.3 mm的一小段血管，使外膜略有回缩，中层与内膜稍为突出。这样，血管断口光滑而平整，外膜去除适当。

个别病例如果指背静脉不能利用，考虑用指掌侧静脉时要用与显露指背静脉相同的方式显露指掌侧静脉。软组织清创完毕，静脉、动脉和指神经显露并清创后，指骨安放克氏针待用。

对创面整齐、离断时间短的断指，一般不做血管冲洗；而对创面不整齐，疑有血管损伤，离断时间长的病例一定要进行冲洗，以了解血管床的完整性有无破坏。多个手指同时离断时，在一次清创与冲洗后，按各个手指功能的重要程度依次缝接，暂不再植的手指，可放入0～40℃的冰箱中冷藏。

3. 重建过程

重建的顺序如下：屈肌腱→指骨→伸肌腱→指背静脉→指背皮肤→指动脉→指神经→指掌侧皮肤。

（1）屈肌腱修复：首先修复屈肌腱的优点在于在完全无张力或较低的张力条件下完成腱束的缝合后，在腱周能很方便地用锁边缝合法使腱周缝合得更光滑。笔者一般先用3-0肌腱缝线改良Kessler法缝合屈肌腱腱束，再用5-0线缝合腱周。注意切除指浅屈肌腱，并将屈肌腱腱鞘切除1 cm。

（2）骨折固定：骨折固定要做到简便迅速有效。可用2枚0.8 mm克氏针交叉固定。交叉固定不仅牢固，而且可允许患指在术后早期活动。国外有人用梅花形钢板固定断指的骨折。但由于此类钢板费用昂贵，同时断指再植的成活有诸多不确定因素，笔者以为采用克氏针固定比较适合目前的国情和医疗环境。经1～5指指间关节和拇指掌指关节的离断可早期行关节融合指，而经2～5指掌指关节的离断可采用关节成形术。

（3）伸肌腱：采用3-0肌腱缝合线缝合伸肌腱，一般采用"U"形缝合法缝合2针，缝合线的结要打在伸肌腱的深面，伸肌腱的断端的背面要对合整齐、平整。

（4）修复指背静脉：在缝接血管前应开始予以6%～10%低分子右旋糖酐500 mL做静脉滴注，在吻合血管时局部用10～100 U/mL肝素等渗盐水间断地冲洗。缝合指背静脉前应首先将其深面的皮下组织用6-0线缝合2～3针，使静脉血管与肌腱不直接接触，同时减少血管的张力。通常近节和中节的指背静脉缝合在10倍显微镜下进行，用10-0线缝合8～10针。如缝合直径0.4 mm左右血管时可放大16倍使用，缝合6～8针。指背静脉缝合数目应尽可能多。

（5）缝合指背皮肤：指背皮肤缝合要在显微镜监视下缝合，并通过事先做好的皮肤切口做"Z"字形缝合。指背皮肤的张力要尽可能低，进针点要避免在静脉吻合口部位。

（6）指动脉修复：植被皮肤缝合后，将患指翻转，显微镜下再次检查清创后的指动脉，放松血管夹后检查血管断端出血情况，松去血管夹后其近侧断口应有良好的喷血才能缝合动脉。人指动脉外径一般为0.8～1.2 cm，10-0线吻合6～8针即可。动脉缝合良好后，放开阻断的血管夹，吻合口远侧的动脉可看到充盈和搏动，再植手指的远端应首先饱满有光泽，而后色泽由苍白逐渐转为红润，远端皮肤有渗血。通过勒血试验，可证明动脉是否通畅。指尖用针刺后有鲜血溢出，说明血液循环已重建成功。

指背静脉和指动脉的缝合的针距与边距要均匀，一般边距为0.1～0.2 mm，针距0.2～0.3 mm。静脉压力较低，针距可较动脉宽些。

术中动脉供血不足主要是由于指动脉痉挛或吻合口轻度狭窄与不平整所引起。用2%利多卡因溶液或温热的6%硫酸镁溶液进行湿敷，以利解除痉挛。如仍未能得到改善，则可以在吻合口远端0.5 cm处的指动脉上，用5号锐利的"OT"针准确地刺入血管腔，以温热的2%普鲁卡因或肝素盐水做向心的加压扩张，解除动脉痉挛。如血液循环仍未改善，则应果断地切除吻合口，重新进行吻合或行血管移植。

临床证实，动、静脉比例在1：1.5上者，血流可达到较好的平衡，再植手指一般均无明显肿胀，除远侧指间关节附近离断可仅缝1根静脉，一般均应缝2根静脉。动脉缝通后手指出现瘀血和肿胀，威胁再植手指的存活时，可在缝接指动脉对侧的手指端做一0.5 cm的小切口，让手指淤积的血液流出来进行滴血。这种滴血虽然看上去速度不快，但24 h的出血却不少，应注意补充血容量。应用水蛭定期吸取再植手指远端的血液来维持血循环的通畅不失一经济可靠的方法，但是要注意感染的问题。

血管缺损的修复以指动脉缺损比较多见。解决方法有：①交叉吻合法。②邻指动脉转移。③动脉移植。④指静脉移植。

（7）缝合指掌侧神经：手指神经为单纯感觉纤维，只要有良好的对合即能迅速再生，得到较满意的恢复，故应尽可能一期修复。一般两掌侧指神经外膜缝合2~3针即可，在两侧指神经同时缺损时，优先修复拇指和小指的尺侧指神经，示指、中指和无名指桡侧指神经。

（8）缝合指掌侧皮肤：一般采用间断缝合，不要缝得过密过紧和内外翻，以免压迫血管。缝合指掌侧皮肤时，应避开缝接的静脉和动脉。

# 五、术后处理与功能锻炼

1. 再植术后常规的处理

包括：①隔离护理，安置患者于特殊隔离病室，保持20～25℃室温及一定的湿度，严格消毒隔离制度。②抬高肢体。③局部加温。④观察再植手指血液循环，包括色泽、弹性、皮温、毛细血管充盈时间等。⑤周围血管扩张药物的应用，常用妥拉唑林25 mg 6小时1次、罂粟碱30 mg 6小时1次等。⑥预防感染和常规破伤风抗毒血清1 500 U肌内注射。断手指再植后将再植的手置于两块对合的厚无菌敷料中，露出指端便于观察血供和测量皮肤温度。换药时用盐水棉球拭去伤口周围的血痂即可，然后再用厚敷料覆盖。这样可避免直接包扎于伤口上时渗血敷料干燥变硬造成对吻合血管的卡压。

2. 全身应用抗凝药物

断指再植术后，是否应用全身抗凝药物，至今尚有争论。国外的学者仍在常规应用，认为抗凝治疗有助于减少或防止吻合口血栓形成。事实上精良的血管缝合技术最为重要。目前，一般应用低分子右旋糖酐（500 ~ 1 000 mL/d）、阿司匹林（0.5 ~ 1.0 g/次，3 次 /d）及一些血管解痉药物即可。只有当血管损伤严重或手术探查取出血栓，或做血管移植的情况才慎重地应用肝素等的抗凝治疗。

# 第五节　特殊类型的断指再植

## 一、末节断指再植

指掌侧固有动脉在末节指骨基底部以远分出一根分支向中央走行吻合成弓，再分出很多分支走向指端相互吻合，形成丰富的血管网。在中央及两侧常有多根较粗的分支，其余均较细小。末节指背静脉起于指甲两旁，沿甲襞上行，向中央靠拢，在指甲以近汇合向近端走行，跨过远侧指间关节。通常在其两侧尚有小静脉平行伴行。指腹中央亦常有一条静脉走行。

张成友等将末节手指分为 4 区：Ⅰ区为指骨以远区域，Ⅱ区为指甲弧影以远区域，Ⅲ区为指甲弧影区域，Ⅳ区为甲根到远侧指间关节间区域。动脉弓在Ⅲ区内。Ⅲ、Ⅳ区的动脉直径为 0.2 ~ 0.5 mm，而两区的指背静脉直径粗 0.3 ~ 0.6 mm。同时能够游离的血管段比较短，很少用到血管夹。

末节手指组织量少，低流量供血即足以使之成活，通常吻合一根动脉和一根静脉即可。当无合适静脉吻合时，仅吻合一根动脉而采取其他方法如拔甲或末节侧方切开滴血及以医用水蛭吸血处理 3 ~ 5 d 亦能使之成活。

一般认为，末节指骨中部到远侧指间关节的完全性断指（Ⅲ、Ⅳ区），不论什么致伤原因，只要指体比较完整，全身情况良好的患者，均适宜再植。

经指间关节的离断要融合指间关节，无须修复屈伸肌腱。而经末节指骨基底的离断可采用克氏针纵穿固定，如需克氏针穿过远侧指间关节才能稳定，则应在 3 周后将克氏针部分退出，尽早进行远侧指间关节功能锻炼。末节手指的指神经接近边周，稍加吻接，即能满意生长且恢复良好的感觉功能。

Ⅱ区离断时，血管过细难以分辨与吻合，原位缝合有较高的成活率，Elsahy 报告为 75% 而张成友报告为 80%，因而不需做再植。

末节手指完全性离断再植后，外形美观，指腹饱满，绝大多数精细感觉恢复，两点分辨觉 2.5 ~ 12.5 mm 平均为 4.2 mm。即使远侧指间关节做固定而丧失活动，运动功能的影响亦甚轻微。因此绝大多数患者甚为满意。

## 二、拇指旋转撕脱性离断再植

拇指旋转撕脱性离断是一种特殊类型的断指，是由于拇指连同手套被卷入高速旋转的机器内而导致的拇指在掌指或指间关节水平的离断。其主要特点是血管、神经以及肌腱断面均不在同一水平，且损伤范围比较广，如指背静脉可在皮肤边缘处断裂，亦有从近端抽出相当长一段后断裂。神经有较长一段近端抽出，断裂的指神经常呈鼠尾状。动脉管壁上肌层厚，动脉常在离断平面近侧抽出一段后断裂。肌腱通常由肌腹抽出。个别病例肌腱可从末节止点处断裂。

手术要点包括如下。

（1）肌腱处理时在离断平面以近 5 cm 处剪断抽出的肌腱，第 2 掌骨背侧做一"S"形长切口将示指固有伸肌腱从止点处切下，游离后通过皮下隧道，从拇指背侧皮下引出。于环指根部掌面作横切口，切开鞘管，将指浅屈肌腱切断。在腕横纹处做横切口，将环指指浅屈肌腱抽出，在有眼探针帮助下穿过拇长屈肌鞘管，从拇指断端引出。示指因有伸肌腱与拇长伸肌腱作编织法缝合，其张力宜稍大，示指背侧"Y"形静脉与拇指背侧两条较粗静脉行端 – 端吻合。

（2）在显微镜下清创，切除被拉伤的指背静脉、指动脉与指神经，直到手术显微镜下出现正常健康的血管壁、内膜及神经束为止。背侧皮下找出供吻合的静脉 2 ~ 3 条。如因近端静脉抽出找不到可供吻合的静脉，则在第 2 掌骨背侧的切口内游离一根粗细适中、远端有两根分支的"Y"形掌背静脉。示指桡侧掌横纹处做锯齿状纵切口，跨过虎口直达拇指断端。示指桡侧指固有动脉及尺侧指固有神经游离后于适当平面切断，移位至拇指掌面尺侧引出备用。示指尺侧与拇指尺侧指神经做束膜吻合。然后把示指桡侧或尺侧指动脉与拇指尺侧指动脉行端–端吻合。

（3）指间关节或掌指关节融合。

## 三、多指离断再植术的要点

一般指一手 3 指、二手 4 指以上的离断为多指离断。多指离断损伤较重，断指数量多，手术时间长，必须合理安排技术力量，分组轮换进行，以保证手术人员有充沛的精力完成手术，保证手术质量。

双侧多个手指离断可分 2 组同时进行。气囊止血带充气的时间左右应相差 15 min。离断手指可与残端同时刷洗消毒并完成清创，做好血管和神经标记，安放好克氏针，暂不再植的手指置于 0 ~ 4℃冰箱保存。

注意骨骼缩短的长度，必要时可易位再植，以恢复各指长度的对称性。

再植的顺序依据其在手功能的作用依次为拇、示、中、环和小指。

注意保护已经再植的手指。对于单手 3 指以下的再植笔者主张批量进行。即同时完成 3 个手指的清创，安放内固定，然后将 3 个手指同时固定到原位，缝合屈肌腱和伸肌腱，依次吻合 3 个手指的指背静脉，缝合指背皮肤。然后将手掌翻转，依次完成指动脉和指神经的吻合，最后缝合指掌侧皮肤。这样可避免影响已再植手指的血供，也可缩短手术时间。

## 四、小儿断手指再植的要点

所谓小儿断手指再植，是指从出生后到 12 岁以下儿童的断手指再植手术。小儿断指的再植与成人基本相似，但由于小儿处于生长发育期，手部血管神经细小薄弱，同时小儿不能自控，术后很难配合。因此小儿断指再植又有其特点。

小儿肢体的血管交感神经占优势，容易发生痉挛，而且血管较细而薄弱，动静脉口径相差不如成人的悬殊，同时血管的韧性和抗外伤能力均较成人差。因此，在手术过程中应避免对血管的刺激和损伤。

小儿骨骼正处于生长时期，血供丰富，再生能力较成人强，生长较为迅速。在手术过程中应尽力保护骨骺，避免刺激和损伤，以免发生不匀称的生长而出现畸形。

小儿断指再植手术中所采用的麻醉，应根据年龄、断指数和配合情况选择。如果年龄在 10 ~ 12 岁，单个手指离断，手术时间不太长，3 ~ 4 h 即可完成，同时患儿能够配合时，可选择臂丛麻醉，再加适当的基础麻醉，比较安全简单；如果年龄较小，多个手指离断，或患儿不能配合，则应采用全身麻醉。

小儿手指的血管的口径尽管非常细小薄弱，但仍适合于显微吻合，即使是末节血管外径仍为 0.2 ~ 0.4 mm，精细的显微吻合后其成活率仍较高；手术后的制动非常重要，手术后应当妥善制动，并给镇静安眠剂，以避免躁动；小儿再植术后应常规应用解痉药物，如罂粟碱、妥拉唑林等，也可给予少量低分子右旋糖酐，一般不使用肝素等全身抗凝剂。

小儿断手指再植术清创，应在 4 ~ 6 倍手术显微镜下进行，这样既可以做到清创彻底，又能最大限度地珍惜健康的组织，尤其对血管神经的清创，只有在手术显微镜下才能辨清血管内膜是否损伤，决定去留的界限，保证在血管内膜正常部位进行吻合，以确保吻合的质量。对于神经、肌腱和皮肤的清创，虽然要求不如血管那样严格，但小儿的手指，仍应按毫米计算其去留。

尽量保留骨骼，需要缩短者一般在 0.5 ~ 0.8 cm，不可超过 1 cm，应尽量保留骨骼的长度。即：①除非关节部严重损伤，一般不做关节融合术。②关节处的伤断，只要关节或骨骺尚完整，即应保留之，如果一侧关节尚完整，亦应将该侧保留。③关节附近的伤断，缩短骨骼时偏向远离关节的断端，尽量保留近关节端。④采用健指血管神经束或皮瓣转移以保留骨骼长度。⑤将骨骺完好的断指移位于骨骺损伤指再植。

除了吻合血管的质量，吻合血管的数量亦甚重要。为了使再植手指得到充足的血供，应当尽量多吻合血管，有条件时两条指动脉和多条静脉均应吻合。要在 20～25 倍手术显微镜下进行吻合。

手术后制动对小儿断指再植至关重要。由于小儿不能配合，手术后患指疼痛、打针、服药、更换辅料等都将引起哭闹和骚动，容易引起患指的血管痉挛或栓塞，进而导致再植失败。用"飞机型"胸壁前后石膏夹制动，由于患肢、健肢和躯干一起固定，患儿哭闹时患肢仍保持稳定。同时给予肌内注射少量冬眠 1 号，使患儿处于嗜睡状态，定时唤醒喂饭，3～5 d 后患儿已经适应即可停用冬眠药物。

# 第六节 拇指再造

## 一、概述

拇指作为手部的功能单位之一，由于其特殊的解剖学特点，负责了手部大约一半的功能。拇指位于手部桡侧，是手部功能活动相对应的有力支柱。第一掌骨及大多角骨鞍状关节面形成的第一掌腕关节具有多个活动轴，并且拇指骨骼上有 4 块外来肌和 4 块手部内在肌附着，使拇指能够进行伸直、屈曲、内收、外展、对掌和旋转等活动。也正是由于拇指的参与，手部能够完成握和捏的动作。因此，拇指的缺失对于手部功能影响甚大。缺失的平面越高，功能丧失的程度越重。

拇指缺失的分度如下：Ⅰ度缺失是指拇指远节指骨的部分缺失，拇指功能丧失 20%～30%；Ⅱ度缺失是指指间关节以远的缺失，拇指功能丧失逾 50%；Ⅲ度缺失是指拇指于近节指骨部缺失；Ⅳ度缺失是指缺失平面位于掌指关节，丧失拇指功能的近 100%；Ⅴ度缺失是指第一掌骨部缺失，拇指的全部功能均丢失；Ⅵ度缺失是指掌腕关节平面的缺失。

对于缺失的拇指，如何进行再造以恢复手部功能，已有大量的基础研究和临床应用工作，陆续出现了多种重建拇指功能的手术方法，包括拇指提升、手指拇化、分期带蒂转移行自体足趾移植（Nicoladoni，1898）、皮管加髂骨植骨（Noesske，1908）、游离移植第二足趾再造拇指（杨东岳，1966）、游离移植𧿹趾皮甲瓣再造拇指（Morrison，1980）等。

再造技术发展至今，人们在保证较高成活率和优良功能的基础上，已经开始追求再造拇指的美容效果和降低供区创伤。总体而言，再造拇指的要求包括以下方面。

### （一）长度
拇指正常长度为第一掌骨完全内收，拇指与示指并拢时，指尖不超过示指的近侧指间关节横纹。从外形及骨支架的稳定性考虑，再造拇指应略短于正常拇指。

### （二）稳定性
保持腕掌关节的灵活性，指间关节及掌指关节的稳定性。

### （三）对掌功能
对掌活动三要素为第一腕掌关节结构正常、大鱼际肌健全、虎口皮肤软组织无瘢痕粘连。拇对掌位时，拇指的指腹应当面对其他手指的指腹。

### （四）感觉
皮肤正常的感觉是拇指功能的一个组成部分。感觉神经的修复是再造拇指时必须注意的。可将残留的拇指指神经近端与移植足趾或𧿹趾皮甲瓣的趾神经缝合以恢复再造拇指的感觉。

### （五）外形
术者应术前精心选择与设计，利用智慧和技巧为患者重塑较为美观的再造指外形。

## 二、𧿹趾皮甲瓣及第二足趾的游离方法

### （一）应用解剖
无论𧿹趾皮甲瓣游离移植还是第二足趾游离移植，其供血系统均是以足背动脉—第一跖背动脉—趾背动脉为供血途径，以跖背静脉—足背静脉弓—大隐静脉为回流渠道。许多扩大或改良的术式均是基于

本原理的衍化。

姆趾皮甲瓣、第二趾的应用解剖如下。

1. 静脉

姆趾和第二趾背面的趾背静脉汇入足背静脉弓，足背静脉弓内端沿足背内侧缘而行，沿途收纳多支足背内侧缘静脉，与最后一支内侧缘静脉汇合后，成为大隐静脉，沿内踝前方上行。

2. 动脉

（1）足背动脉分型：Ⅰ型：正常型。足背动脉为胫前动脉的延续，在两踝之间下降，经距骨、舟骨及中间楔骨的前方达第一跖骨间隙，于此分成第一跖背动脉和足底深支，占 82.82%。

Ⅱ型：足背动脉细小或缺如，跗外侧动脉口径较一般为粗，明显弯向外侧，达第二跖骨间隙，占 3.8% ~ 6.7%。

Ⅲ型：腓动脉穿支代替足背动脉，穿支与胫前动脉间有细支相连，形成动脉环，占 3.67%。

Ⅳ型：足背动脉行程极度弯向外方，为趾短伸肌所掩，在正常位置摸不到足背动脉的搏动，占 5.77%。

Ⅴ型：足背动脉行程向内弯曲，占 3.79%。

（2）Gilbert 分型：第一跖背动脉起自足背动脉（73.5%）、足底动脉（22.5%）、弓状动脉（1%）或双重起始（3%）。根据其存在与否、位置深浅及口径粗细大致分为三型。

Ⅰ型：沿第一背侧骨间肌表面或其浅层纤维前行，至近节趾骨体处在跖横韧带的背侧分成两条跖背动脉，分布于第一、二趾毗邻侧，平均口径为 1.97 mm，占 46% ~ 66%。

Ⅱ型：第一跖背动脉与第一跖底动脉共干，行经第一背侧骨间肌中间或深层纤维，及至第一跖骨间隙远侧 1/3 段，斜穿骨间肌逐渐朝向跖横韧带背侧，最后分支至第一、二趾，占 22% ~ 46%。

Ⅲ型：第一跖背动脉细小（口径小于 1 mm，仅供应趾蹼处皮肤软组织）或缺如，占 8.4% ~ 12%。

（3）第二套供血系统：华山医院杨东岳、顾玉东及第一军医大学孙博等（1985 年）对于 Gilbert Ⅲ型时第二趾移植建议建立第二套供血系统并提出 4 种方法。

①同时游离副第一跖背动脉：在第一跖背动脉发出之前，常发出一皮支即副第一跖背动脉，根部外径 0.5 mm。该动脉发出后向前行至跖趾关节处，分出小支至趾背根部。该皮支有时较粗，易被误认为第一跖背动脉。

②同时游离第二跖背动脉：第二跖背动脉可直接发自弓状动脉（30%），借后穿支发自足底动脉（40.5%）、发自足背动脉干（25%）或发自跗外侧动脉（4.5%）。它在第二跖骨间隙内下行，到达趾蹼处亦与第二跖底动脉吻合，发出趾背动脉供应第二、三足趾的相邻侧。

③将第二跖底动脉于近端切断，吻合到足背动脉的足底深支上：第二跖底动脉紧贴第二跖骨底及骨间肌自足底弓向前发出，靠近分叉处（跖趾关节附近）发出前穿支与第二跖背动脉远端相交通，而后分两支趾底动脉至二、三趾相对缘。

④同时游离足底深支及第一跖底动脉：第一跖底动脉依据其起始动脉归纳为 4 种类型：Ⅰ型起自足底深支或足底弓，占 60%；Ⅱ型与第一跖背动脉共干起自足背动脉延续部或足底深支，占 31%；Ⅲ型为足底内侧动脉的直接延续，占 5.5%；Ⅳ型为足底外侧动脉的直接延续，占 3.5%。

第一跖底动脉起始后立即偏向第一跖骨的跖面外侧走行。动脉成 S 形走行，根据其走行位置可分为近侧段（深部）和远侧段（浅部）。近侧段在姆收肌深面贴跖骨前行，经姆短屈肌内、外侧头之间，然后贴姆长屈肌腱的外侧浅出，移行为远侧段。该段在第一跖骨间隙软组织内走向趾蹼，分为两条趾底动脉分别供应姆趾和第二趾的相邻侧。

（4）动脉分叉处吻合及分支：第一跖背动脉与第一跖底动脉远端存在吻合，出现率为 86% ~ 100%，其吻合方式及吻合后发出姆趾腓侧趾背（底）动脉和第二胫侧趾背（底）动脉的管径粗细，对姆甲瓣及第二趾移植或其联合移植的关系重大。

Ⅰ型：占 45%。第一跖背动脉在趾蹼处分出两条趾背动脉和一条穿支，前者分布于姆趾背面及第二趾背面胫侧半，后者向前下于跖趾关节前方分为两支趾底动脉，第一跖底动脉在跖趾关节前方通过交通支与第一跖背动脉吻合。此型第一跖背动脉主要营养第二趾。

Ⅱ型：占 34%。第一趾背动脉在趾蹼处与第一跖底动脉吻合，交通支外径仅 0.5 mm。

Ⅲ型：占 15%。第一跖背动脉分出趾背动脉后，其穿支向前下移行至跗趾腓侧趾底动脉。第一跖底动脉成为第二趾胫侧趾底动脉，并借交通支与第一跖背动脉相连。本型第一跖背动脉主要营养跗趾。

Ⅳ型：占 4%。第一跖背动脉发出两支大小不等的趾背动脉，细支至跗趾，粗支至第二趾，穿支向前下为第二趾胫侧趾底动脉。第一跖底动脉主要营养跗趾趾底腓侧。本型第一跖背动脉主要营养第二趾。

Ⅴ型：占 2%。第一跖背动脉在跖趾关节附近仅发出细小趾背动脉至趾跟部。主干向前下方与第一跖底动脉主干吻合。

此种分型尚不全面，手术时主要根据跗甲瓣或第二趾切取需要来取舍其趾背或趾底动脉。两者中必有一支主要供应跗甲瓣或第二趾。据统计，跗趾血运主要由第一跖背动脉分支趾背动脉供给占 38%，第一跖背动脉远端借交通支连于跗趾腓侧趾底动脉供血占 39%，第一跖背动脉远端借交通支连于跗趾腓侧趾底动脉供血占 39%，直接连于第二趾胫侧趾底动脉与跗趾腓侧趾底动脉分叉处，并通过此趾底动脉供血占 23%。

（5）跗横动脉：跗趾腓侧趾底动脉在跗趾近节趾骨跖侧中部发一恒定、粗大的跗横动脉，经趾骨与跗长屈肌腱之间横行，在跗长屈肌腱内侧缘立即分为近侧支和远侧支。近侧支与胫侧趾底动脉相吻合。远侧支较粗与腓侧趾底动脉有许多吻合，形成趾端血管网。趾背动脉为跗甲瓣主要供血动脉时，其在相同平面亦发出粗大分支移行跗横动脉。因此，游离跗甲瓣外侧部时必然要结扎此分支，若在结扎此跗甲瓣内唯一粗大分支时压迫或损伤主干，容易导致跗甲瓣大部坏死。

3. 神经

跗趾和第二趾的神经分布与血管相似，有趾背胫侧、腓侧和趾底胫侧、腓侧 4 条神经分布。其中跗甲瓣所需趾底腓侧神经和第二趾所需趾底胫侧神经均为第一足底总神经在第一跖骨间隙远侧跖横韧带下的分支。而第一足底总神经则由来源于胫神经的足底内侧神经分出。

**（二）第二足趾的游离方法**

1. 皮肤切口

分别在第一和第二趾蹼的足背和足底做两个 V 形切口，顶点一般达跖骨头平面，其轴心位于第二足趾的中线上。从足背 V 形切口的顶点开始向近侧做 S 形切口，先弯向内侧后弯向外侧止于踝关节前方。皮瓣的大小和切口的长短可根据手术的要求做适当变更。

2. 游离静脉

沿切口边线切开足背皮肤，分别向内侧和外侧分离皮瓣，确定第二足趾拥有足够有效的回流静脉，对所有不必要的分支均应结扎、切断。在第一、第二跖骨基处注意牢靠结扎深浅静脉间交通支。在远侧，趾背静脉一直游离到恰好离开足趾皮瓣的部位，而近端游离至足够长度允许充分游离静脉。

3. 游离足背动脉

在第一跖趾关节平面跗长伸肌腱外侧暴露跗短伸肌腱，将其切断并掀向近端，足背动脉及其两条伴行静脉即可显露。打开血管鞘，突破一点用橡皮条牵引，沿途一切细小动脉分支均应予结扎切断。外径不足 0.3 mm 的细小分支仅结扎近端，远端可任其回缩。

4. 游离第一跖背（底）动脉

Gilbert Ⅰ型时，其分离十分简单，只需做浅层解剖。Gilbert Ⅱ型时，只要切开上面的第一背侧骨间肌就能暴露在其中间或深面经过的第一跖背动脉。Gilbert Ⅲ型时，有学者认为应解剖第一跖底动脉。此时先在第一趾蹼位置分离出动脉吻合分叉处，即沿其向近侧分离，游离出第一跖底动脉的远侧部分，再分别从第一背侧骨间肌两端，在动脉表面逐渐游离之，逐层切断第一背侧骨间肌、跖横韧带及跗内收肌，切断时均偏第一跖骨侧，因第一跖底动脉被一些分支牢牢地固定在第一跖骨头下，位置深在，游离时沿途分支不必一一结扎，可在直视下远离动脉本干逐个切断分支，显露或离体后结扎均可。术中注意结扎沿途静脉分支，防止出血致术野不清，或可驱血后再分离血管。

5. 游离趾背（底）动脉

在趾蹼动脉分叉处确定进入第二趾供血趾背（底）动脉后，分别游离结扎至跗趾的趾背（底）动脉和第一跖背动脉与第一跖底动脉间的交通支以及趾背（底）动脉不必要的分支。

6. 处理足底深支

将游离好的足背－第一跖背（底）动脉移行部轻轻提起，沿足底深支及分支周围做约 0.5 cm 钝性分离，用血管钳尽可能深地夹其远端，紧靠血管钳切断，残端予牢靠结扎，近端结扎或留作液压扩张用。

7. 游离趾神经

在跖横韧带跖侧找到第二趾胫侧趾底神经，向近侧分离至第一足底总神经，纵行劈开，在尽可能高的平面切断第二趾胫侧趾底神经并予标记。

8. 游离趾伸肌腱

暴露第二趾趾长伸肌腱，钝性分离并高位切断，锐性向远侧返折直到跖趾关节背侧，注意保护其腱旁膜。在趾长伸肌腱外侧游离趾短伸肌腱；在肌腱肌腹交界处切断肌腱，随趾长伸肌腱留用。

9. 跖骨处理

根据手术设计和具体病例再造的需要，可行跖趾关节解脱或骨干不同平面截断第二跖骨。跖趾关节解脱时，应尽可能多地保留需要端关节囊以便手部形成新的完整的掌指关节。不论何平面截取，均应将骨间肌肌腱游离切断并加以保留，以便重建再造手指之伸指装置。

10. 游离趾屈肌腱

按切口标线切开足底皮肤、皮下至趾屈肌腱鞘，纵行切开腱鞘，保留与屈肌腱相连的血管蒂，切断其他残余软组织，在足踝跖屈位，向远侧牵拉屈肌腱，用组织剪尽量于高位剪断之以完成足趾游离。

11. 分段液压扩张

节段性液压扩张为解决动脉痉挛的关键性步骤，原因是：①一般方法（温纱布湿敷、药物滴注）对血管痉挛奏效甚微。②根据帕斯卡定律扩张液对管腔周壁压力均衡。③根据实验证实，扩张压力低于 80 kPa 对环形管腔内膜损伤甚微（超过 120 kPa 有部分损伤）。④有利于发现未结扎的血管分支、痉挛段及软组织束带。液压扩张可在血管蒂未断时经足底深支进行，也可于断蒂后经动脉断口进行。液体用肝素生理盐水（浓度 12.5 U/mL）。将连有注射器的平针头插入动脉管腔后，保持约 2 cm 长分段进行扩张。应特别注意足背－第一趾背（底）动脉移行处、动脉吻合分叉处及动脉暴露段移行皮内处的血管扩张，须扩张使其推注通畅、足趾切缘渗血良好。

12. 供足创面的关闭

创面的关闭应注意：①仔细止血。②修整跖骨残端。③重建跖横韧带。④直接缝合皮肤。

**（三）踇趾皮甲瓣的游离方法**

1. 皮肤切口

常规皮肤切口始于踇趾趾腹尖，离趾甲边缘约 3 mm，保持此距离切口沿趾甲向内并转向近侧，笔直延伸并以平滑弧线止于踇趾背侧中线与跖趾关节平面相交处。再自第一趾蹼中心点引平滑弧线至相交处，在踇趾背侧形成 V 形。自此 V 形顶点切口以足背动脉行径为轴心呈 S 形向足背近侧延伸，先弯向外侧再转向内侧，与切取第二足趾所用切口相反。踇趾足底切口亦始于趾腹尖，向近侧内弧形延伸至踇趾跖趾关节横纹皱襞，然后转向近侧外侧与第一趾蹼中心点向近侧内侧的延线会合，在第一跖骨头跖侧稍偏外也形成一个 V 形皮瓣。踇甲瓣皮肤切口各处，均可根据再造拇指的粗细和手部受区皮肤覆盖的多寡以及血管蒂的长短等具体需要来加以调整。一般来说，踇趾胫侧舌状皮瓣远窄近宽，其宽度应不少于踇趾周径的 1/5。

2. 游离静脉

沿标线切开足背及踇趾背侧皮肤、皮下组织，充分暴露有关静脉，确定有效回流静脉后结扎不必要的分支。在游离踇甲瓣回流静脉时，应注意如下两点：①第一跖骨头附近静脉位置表浅，切勿损伤。②第一、二跖骨基处深浅静脉交通支要结扎牢靠。

3. 游离动脉

同法游离足背动脉、第一跖背（底）动脉。所不同的是，于趾蹼动脉分叉处结扎并切断至第二足趾的趾背（底）动脉。

4. 游离腓侧趾神经

像游离第二趾胫侧趾底神经一样，高位切断并标记趾腓侧趾底神经，可达 4 cm 长。

5. 剥离跚甲瓣

按切口标线切开跚甲瓣所有皮肤切口，紧贴跚趾远节趾骨掀起跚趾胫侧舌状皮瓣至跚趾趾间关节平面，锐性剥离甲床内侧缘根部，用刀柄做骨膜下剥离掀起甲床根部，按所需趾骨长度（0.5 ~ 0.8 cm）用骨剪剪断趾骨，保留趾骨远侧半和跚甲瓣一起游离。仔细保护血管蒂，将跚甲瓣背侧部自跚长伸肌腱腱膜表面与浅筋膜间做锐性分离，既避免过深暴露伸肌腱直接在其上植皮不易成活，又避免过浅易损伤皮瓣内静脉网。在跚趾屈肌腱鞘表面翻起跖侧 V 形皮瓣，然后翻开跚甲瓣逐渐分离其外侧部，大约在近节趾骨中点处紧靠趾骨结扎跚横动脉，切勿影响动脉主干。最后彻底游离跚甲瓣。此时同样可于供足上经足底深支或切断血管蒂后经动脉断口进行分段液压扩张。

6. 供区创面关闭

（1）修整远节残端，用跚趾胫侧舌状皮瓣加以覆盖。

（2）足背、跖侧 V 形皮肤创口直接缝合关闭。

（3）跚甲瓣切取后背侧、外侧和跖侧皮肤创面均用中厚或全厚游离皮片覆盖。

（4）Gilbert III 型的供区必须重建跖横韧带。

# 三、移植跚趾皮甲瓣和髂骨块再造拇指

1980 年，Morrison 应用跚趾皮肤和趾甲移植再造拇指，克服了用第二足趾再造拇指外形细小的缺点，使再造的拇指与正常拇指外形相仿，深受患者，特别是年轻患者的欢迎。

## （一）手术指征

（1）拇指 I° ~ III° 缺失。

（2）拇指脱套伤，骨结构及动力系统比较完整（急诊修复）。

（3）无再植条件的拇指离断伤（急诊修复）。

（4）不适用于骨骺尚未闭合的儿童病例。

## （二）供足的选择

一般选择同侧供足，理由是：再造时应用的跚趾皮甲瓣中的神经为腓侧趾神经，可以恢复再造拇指有效的尺侧皮肤感觉，同时吻合的血管蒂行径较直。

也可使用对侧供足，尤其是在如下情况：同侧足部血管异常或有损伤，手部瘢痕情况不允许按常规设计手部切口或无法保证拇指再造后有一个大小合适的虎口。

## （三）髂骨块的切取

髂骨块上保留骨膜及一薄层软组织，可使骨块重新血管化的速度快、质量好。髂骨块修整成弧形，骨块的毛糙面要打磨光整。

## （四）受区的准备

1. 切口设计

置第一掌骨于完全外展对掌位，在大鱼际的掌面第一掌骨的纵轴上标出距残端 3 ~ 4 cm 的 C 点，距离因所移植跚趾皮甲瓣的宽度而异。在第一掌骨的背侧，标出和 C 点相对应的 B 点，它离拇指残端的距离比 C 点的长一些。A 点则位于示指基底的桡侧，通常为手掌中间横纹的外侧端。

从 A 点开始沿虎口向外横行切开皮肤，在拇指残端顺着横行瘢痕到达残端的桡侧，然后在指背呈弧形转向近侧、尺侧，止于 B 点。第二个切口位于掌面，同样始于 A 点，略呈弯曲，斜向并止于 C 点。这两个切口便围成了一个基底位于桡掌侧的三角皮瓣。将皮瓣从深部结构分离而掀起时，应力求保持皮瓣的最大厚度。

三角皮瓣必须做到：基底位于拇指残端的桡掌侧，以利再造拇指发挥正常对指功能；具有足够的长度，须达再造拇指指间关节平面；其基底部应无影响皮瓣血供的瘢痕组织。

2. 受区组织暴露

游离尺侧指神经约 1 cm 并标记之，松解挛缩的拇收肌，而后修整残留的拇指近节指骨骨端直到其髓腔并清晰可见，然后暴露并游离桡动脉及头静脉。

### （五）拇指再造

步骤如下：重建骨支架，安置姆趾皮甲瓣，吻合指神经并关闭围绕拇指的所有创口。然后吻合血管，关闭腕部创口，正确包扎。

## 四、移植姆趾皮甲瓣和第二跖趾系列骨、关节、肌腱再造拇指

### （一）手术指征

（1）同第二足趾移植再造拇指的手术指征。

（2）不适于骨骺未闭的儿童病例。

### （二）供足的选择

一般取同侧供足，特殊情况（拇指残端瘢痕严重或虎口挛缩等）可选择对侧。

### （三）供足的处理

为了使再造的新拇指长度适当，再造时只需移植第二足趾的中节和近节趾骨。这样，姆趾末节趾骨的远侧半将和第二足趾的中节趾骨接合，组成新拇指的末节指骨，二足趾的近侧趾间关节形成新拇指的指间关节。第二足趾相应的趾短伸、屈肌腱用于重建拇指的伸屈功能。

在关闭供足创口时，首先修复第一和第三跖骨间的深横韧带。然后将留在足部的第二足趾皮甲瓣移向内侧覆盖姆趾裸露的创面。如果第二足趾和末节趾骨还留在其皮甲瓣上，则应先切除其关节面，包括关节软骨和软骨下骨。第二足趾的末节趾骨将与姆趾残留的末节趾骨对接，而姆趾内侧舌状皮瓣的尖端则镶入第二足趾末节的裂隙内。如果在对合皮肤时遇到过度的张力，应当缩短姆趾末节趾骨，直到趾骨接骨后皮肤缝合没有张力为止。从趾尖开始缝合皮肤，逐渐向近侧推进。姆趾跖面及足背的创面均可通过直接缝合皮肤而完全关闭。在第一跖趾关节的背侧，皮肤不要直接缝合，留下一个 3 ~ 4 cm 长、1 ~ 2 cm 宽的梭形小创面，以中厚游离皮片覆盖。为了改善姆趾的整体形象，手术中必须将姆趾上保留的舌状皮瓣尖端镶入第二足趾趾腹的冠状面裂隙之内，要想使皮肤对合得更好，就应当将第二足趾的趾腹皮肤从趾骨上分离，使跖侧皮瓣和背侧皮瓣形成一个楔形创面，以接纳姆趾舌状皮瓣。准确对合并缝合皮肤，使姆趾关节呈圆形显得丰满。

### （四）受区的准备

在残端形成一个基底在桡侧的三角皮瓣，然后游离指神经、拇长伸屈肌腱，处理残端骨骼，暴露并解剖桡动脉、头静脉。

### （五）拇指再造

步骤为：重建骨支架，修复肌腱、神经，缝合围绕拇指的所有创口。然后在腕部创口内吻合血管并关闭创口，最后正确包扎各创口。

## 五、移植第二足趾再造拇指

### （一）手术适应证

（1）对于拇指缺失尤为适合。

（2）残端背侧留有瘢痕组织的拇指缺失。

（3）残端留有较广泛的瘢痕者先行皮管移植或皮瓣移植。

（4）儿童拇指缺失。

（5）供足无感染并具有可供吻合的血管蒂。

### （二）供足的选择

选择对侧供足，理由是：移植足趾的血管可位于有较好皮肤软组织覆盖的部位，重新吻合的血管蒂行径便捷，可避免血管的扭曲与受压；由于姆趾的趾背动脉与第二足趾的趾背动脉都起源于第一跖背动

脉，因此移植第二足趾时还可以在其胫侧同时带一块趾蹼皮瓣（由拇指的趾背动脉供血）移植到拇指残端，用于修复同时存在的拇指尺侧皮肤缺损（对虎口狭窄的病例尤为适合）。

### （三）再造的方法

1. 皮肤切口

拇指残端切口：在第一掌骨中心线上左残端矢状面纵切口；腕部切口：鼻烟窝至前臂桡掌侧弧形延伸切口。

2. 受区组织暴露

步骤如下：充分游离伤口周缘皮瓣，解剖并标记指神经（或以桡神经皮支代替），游离拇长屈肌腱（或以环指指浅屈肌腱代替），游离拇长伸肌腱（或以桡侧腕伸肌腱代替），处理骨骼，暴露并游离桡动脉与头静脉并经皮下向残端做皮下隧道。

3. 拇指再造

步骤如下：首先建立骨支架，缝合伸屈肌腱、修复蚓状肌，然后吻合神经、吻合血管，最后关闭皮肤创口，敷料覆盖、疏松包扎。

## 六、复杂拇指缺失的再造

### （一）复杂拇指缺失

复杂拇指缺失是指存在以下情况的拇指缺失：

（1）拇指缺失平面很高，在再造一个具备正常长度的拇指时，需要额外移植皮瓣来覆盖手术的创面。

（2）拇指缺失合并虎口皮肤缺损，拇指严重内收挛缩，再造时必须加以松解，留下的创面需要移植皮瓣才能覆盖。

（3）在拇指缺失的同时合并有软组织缺损，需要移植皮瓣才能修复，而且必须修复这些缺损才能施行拇指再造手术。

在进行复杂拇指缺失的拇指再造时，必须先切除瘢痕，矫正挛缩畸形，进行远处带蒂皮瓣或皮管转移，也可应用组合移植的方法处理。前者需要进行多次手术才能完成治疗，后者则通过一期手术即能完成再造。

在实施再造之前，必须根据需修复的缺损组织的性质和面积对移植的皮瓣进行选择：用于修复位于虎口或手掌的中等度大小的皮肤缺损，可以选择诸如肩胛皮瓣、足背皮瓣、前臂皮瓣或腹股沟皮瓣之类的皮瓣；对于面积比较广泛，分布于手掌及前臂的皮肤缺损，从可切取的面积考虑，可以选择移植背阔肌肌皮瓣。如果组织缺损位于前臂，累及深层组织而需要重建拇指屈曲活动的动力，最适合做背阔肌肌皮瓣移植，因为它含有一层肌肉，有助于修复前臂丰满的外形，如进一步修复了支配背阔肌的胸背神经，移植的肌肉还可重新获得收缩能力，有助于增进再造后的手部功能。

当然，具体选择何种皮瓣，术者及患者的习惯和偏好也起着一定的作用。

### （二）手术方法

1. 切取供移植的组织

从供足游离供移植的组织，操作方法与一般再造拇指一样。

不同之处在于血管蒂的处理：足背动脉上保留 0.5 ～ 1 cm 长的足底深支，足背静脉弓上保留 1 cm 长的属支；血管蒂比常规游离得更长。

皮瓣按常规游离，背阔肌肌皮瓣以肩胛下血管为蒂，在解剖时于血管本干上保留 0.5 ～ 1 cm 长的旋肩胛血管。

2. 受区的准备

与通常手术一样，辨别并游离与再造手术有关的神经、肌腱和血管。瘢痕组织的切除必须彻底。

3. 骨支架的重建

与从上手术一样，切取带骨膜的髂骨块或植骨，插入拇指掌骨残端来延长残留拇指。

4. 皮瓣或肌皮瓣的放置

安置皮瓣时，务必使其血管蒂能和准备与之吻合的血管彼此靠近。然后，通过部分地关闭创口而达到将皮瓣或肌皮瓣固定在位的目的。缝合时注意分层缝合，使皮肤缝合部与皮下组织缝合部不在同一垂直面上，以便伤口愈合后，皮肤能获得良好的移动性。注意吻合趾神经与指神经。

5. 血管的处理

先进行血管的吻合。血管吻合应避免张力，吻合后妥善安排血管的行径，避免扭曲。然后将两个移植组织的共同血管蒂与受区的有关血管吻合，重建移植组织血液循环。

6. 创口的关闭

通常直接缝合皮肤以完全关闭创口。但张力过大时不用勉强缝合，应植皮覆盖。

## 第七节　多指及全手缺失再造

### 一、概述

多指缺失根据受伤的情况，在临床大致可归纳为以下两种类型：第一种是拇指健全或伤后仍保留大部分功能，其余4指部分或全部缺失；第二种是含拇指在内的二指以上手指的缺失包括全手指缺失。由于各手指在手部功能的重要性中占的比例不同——拇指占40%，示、中指分别为20%，环、小指分别为10%，所以当多个手指缺失进行再造时，手术的指征是不同的：对于第一种类型的损伤，只有当示、中、环、小指完全缺失时，才有再造手指的强烈指征，否则，只要是拇指能与其他手指（保留的部分手指或手指的残留部分）相对，完成手的部分功能时，再造手指就不是十分必要的，此时功能锻炼及康复训练将尤其重要；第二种类型的损伤，由于包括了拇指的缺失，这就使再造手术变得十分必要。在自体移植中，由于再造的手指均取自患者的足趾，所以并非为缺多少造多少，而是以恢复手的基本功能为原则。如拇指缺失的同时有示指、中指、环指的缺失，小指功能正常，那么只要再造一个功能较好的拇指即能发挥手的功能，对于示、中、环指是否有再造的必要就值得探讨。若为全手指缺失，是再造2个手指还是3个手指或5个手指，一般来说，具有3个手指以上的手，持物比较稳定，更能发挥手的功能，但是在再造3指或5指时，有1个或2个供足必须取下2个足趾，术后对供足有一定的影响，所以必须慎重考虑，与患者交代清楚，只有在患者强烈要求时才再造3指或5指，否则可考虑再造2指。

对于全手缺失的处理，有包括机械手、电子手的假体，也可以用自体足趾移植再造的方法。陈中伟院士将以上两者结合起来，为1名年轻女工缺失的手再造了1个手指（用第2足趾），配以电子手，用再造的手指操纵电子手，从而达到了既有良好的手的外形及功能，供足造成的损伤又减到最低程度。1917年，Krukerborg创用了前臂分叉术，利用残肢重建简单的夹持功能。由于全手缺失的病例无掌骨，这就使临床医师在为患者再造手指时考虑掌骨的重建，1978年10月，于仲嘉教授首次应用人工掌骨并移植双足第2趾为双手缺失患者重造了世界上第一只具有2个手指的手。在1980年第一届全国骨科会议上，"再造手"的论文公认为是显微外科的最新成就。1982年，在法国里昂召开的第六届国际显微外科的会议上于仲嘉教授宣读了论文，并放映了"再造手"电影，获得了大会的首奖。1985年，"手再造"作为我国四大技术之一，在日本参加了世界博览会。同年，此项技术定为国家发明一等奖。1980年，Motrison用足拇趾皮甲瓣再造拇指取得了成功，为手指的再造树立了一个新的里程碑。1981年8月和10月，于仲嘉教授将此技术应用到临床，同时移植拇趾皮甲瓣和相邻的第2足趾为双手缺失的19岁女青年分别再造了各具2指的2只手（为了克服金属掌骨对趾骨头术后产生的磨损，改用髂骨及跖骨作支架），再造的手对指有力，具有温、痛、触觉，可做进餐、书写动作。用两只手互相配合，可以料理自己的日常生活，并做较轻的工作。供足行走、弹跳功能无明显影响，仅外形稍有影响。

### 二、多指和全手指缺失的再造

#### （一）手术指征

（1）一只手的5个手指在掌指关节或更高平面缺失（掌骨残留不短于正常的一半）。

（2）一只手的4个手指都在近节指骨基或更高平面缺失。

（3）示指和中指在掌指关节或更高平面缺失，而其他手指也有部分缺失。

（4）手指仅为部分丧失，但因职业或其他特殊要求，可再造手指的缺失部分。

（5）单足或双足有可供移植的足趾。

### （二）术前准备

1. 供足的准备

供足必须无足癣，无静脉损伤的外伤史及切取的供趾部位皮肤无瘢痕，大隐静脉弹性正常。术前1周鼓励患者做上下楼梯锻炼并用温水浸泡供足，以增强足部血管的弹性。如有条件，术前供足需做血管多普勒超声检查，这样可以在术前即比较准确地了解供足血管的情况。据笔者临床体会，手术成功的先决条件是进入足趾的趾背动脉口径必须足够粗。若术前检查发现进入足趾的趾背动脉内径小于0.5 mm，一般应放弃手术或更换手术方法，因为过于纤细的血管，术后血流易发生涡流现象，造成再造手指的动脉危象导致手术失败。

2. 受区的准备

一个理想的受区，必须具备以下几个方面：

（1）具有足够的有弹性的皮肤软组织：手部受伤时，为了保留其长度，截指后残留的创面往往需植皮（或换药）后才能愈合。这样，手的残端或更高平面就形成广泛的瘢痕，而在这样的瘢痕部位无法进行手指的再造，必须在移植手术前做带蒂皮瓣手术，以改善受区皮肤软组织的条件，或者在做手指再造术的同时，切除瘢痕移植游离皮瓣，为再造手指提供正常的、具有弹性的软组织床。另外，有的患者伤肢皮肤虽为直接缝合，但由于患手长期无法活动，残端皮肤软组织挛缩。对于这样的病例，可在术前数周，教会患者自行牵拉皮肤，以增加受区皮肤的弹性和长度，有利于再造手术时皮肤无张力的缝合及避免术后因肿胀皮肤过紧造成对血管蒂的压迫。

（2）具有可供吻合的一组血管蒂：前臂的两组血管——尺动脉及其伴行静脉（或贵要静脉）、桡动脉及其伴行静脉（或头静脉）均可选作再造手指的血管供区。但是若在外伤时，前臂合并损伤或先天性截指畸形病例，往往存在血管损伤或炎性改变及先天性缺失可能。所以必须在术前准确了解血管情况，保证用以吻合血管的质量，同时留下的1组血管也能为伤肢提供必需的血供。同样血管多普勒超声检查可使术者在手术前对血管情况做出评估。

3. 周密的手术计划

手术前，除了受区及供区要做一定的准备，周密的手术计划也是必需的。这个计划包括：再造几个手指、再造手指的长度、再造手指的位置、再造方法的选择、供足的选择等，做出计划后，与患者做必要的沟通，一定要在患者自愿及强烈要求下才能施行手术。这个计划也包括手术医生必须具备的技术及体力条件。

### （三）手术方法

1. 麻醉

常用连续硬膜外及长效臂丛麻醉，需要时也可采用全麻方法。

2. 移植足趾的切取

常规应用游离方法切取。以相应的足背动脉及大隐静脉为蒂切取供移植的足趾。移植足趾骨骼的处理：根据手术的需要，可以经骨干截断跖骨，也可以做跖趾关节解脱。如果移植足趾的跖骨要和手部残存的掌骨接合，可以根据需要在适当的平面截断跖骨干；如果再造时计划做掌指关节成形，解剖供足时必须行跖趾关节解脱。手术时，沿跖趾关节囊在跖骨颈的附着处切断关节囊，注意使跖趾关节囊的大部分连在近节趾骨基上，以便于重建再造手指的掌指关节的关节囊。假如足趾将移植在残留的近节指骨上，游离足趾的时候，先解脱跖趾关节，然后切除近节趾骨基，使近节骨髓腔清晰可见，切除跖骨基时，要避免损伤与其紧靠的血管蒂。若移植的足趾取自双足，在再造时准备组合移植，那么在解剖时应当在其中之一的血管蒂上保留适当的分支以供血管组合用，先切取供移植的足趾，再完成手部供区的准备。为缩短再造手指缺血时间，只有当受区的一切准备就绪时才切断血管蒂，取下游离好的足趾。

3. 手部受区的准备

（1）皮肤切口：单指再造时，在受区相应手指上沿其纵轴方向做矢状切口；多指再造，同时移植相邻的两个足趾时，手部受区皮肤切口取决于手指缺失的平面。如果准备再造的手指的截指平面经过近节指骨基或在其近侧，手指指间已不存在指蹼，就沿相应的掌骨之间的间隙做矢状切口，在掌面和背面延伸。如果指蹼及近节指骨仍然存在，并有良好的皮肤覆盖，那么，除了矢状切口，沿两个手指相对两侧的正中线再做一个冠状切口。如果手的残端存在瘢痕，可以沿瘢痕与背侧皮肤交界处做横形切口，在切除瘢痕之后，分别在手掌和手背纵向切开与再造手指相对应的掌骨间隙表面的皮肤，在筋膜上分离皮肤并分别向桡侧和尺侧牵开，形成鱼口状切口以备接纳移植的足趾。

（2）肌腱和神经的游离：找到再造手指相应部位伸屈肌腱的近侧断端，向上游离，彻底松解粘连直至肌腱能正常滑移，用肌腱缝线缝合屈肌腱断端（指深或指浅屈肌腱仅选择一根条件好的）用以牵拉防止其回缩，显露指神经（或指总神经），切除其断端的指神经瘤。

（3）骨骼的处理：以咬骨钳（剪）咬平骨骼残端，打通骨髓腔。

（4）血管的游离：一般选择腕关节平面的桡动脉及头静脉作为血管供区，因为此处的皮肤软组织覆盖常常是正常的，而且用以吻合的血管口径粗（大小相仿，术后通畅率高），在腕部自外上至内下做斜形切口，暴露头静脉及桡动脉，并游离血管 2.5 ~ 3 cm 长，结扎其两侧血管分支。

（5）皮下隧道的建立：在手部及腕部创口间做皮下隧道，注意皮下隧道必须有一定的宽度，并位于皮下脂肪深层筋膜浅层。为了减少受区皮肤与移植足趾皮瓣的缝合张力，手背皮肤可以做广泛的潜行分离。

4. 手指再造

（1）骨支架的重建：正常情况下，当手指完全屈曲时，诸指的指端都指向舟状骨结节，所以在手指再造时，必须注意在建立骨支架时，移植的足趾不能有旋转畸形，屈指时，指端亦必须指向舟状骨结节。特别是当足趾连同跖趾关节一起移植，而跖骨与掌骨对应端修成阶梯状再用螺钉固定时，更要注意足趾放置的方向。再造手指需做掌指关节成形时，将用于内固定的克氏针沿近节指骨的纵轴逆行打进足趾，理想的出针部位为中节指骨的背侧（若从趾端出针，完全伸直位的足趾固定可能会造成足趾血管的牵拉，导致血管危象）。然后将足趾置于掌骨上，使掌指关节轻度屈曲，再将克氏针向近侧钻入掌骨完成内固定。假如将足趾固定在位时，置新的掌指关节于完全伸直，再造后可能会发生掌指关节半脱位，影响再造手指的功能。骨骼固定好后，必要时修复关节囊。

（2）肌腱与神经的修复：将再造足趾的趾浅屈肌腱切除，趾深屈肌腱与相应手指屈肌腱缝合（一般用2-0肌腱缝线，腱内单线缝合方法缝合）。在合适的张力下，以绞辫式方法缝合伸肌腱。由于一般情况下，屈肌的力量大于伸肌的力量，所以在缝合伸肌腱时，要注意有足够的张力。指神经缝合时，注意在无张力下，用 6-0 无损伤线缝合两针即可。将血管蒂通过皮下隧道自手部创口引向腕部创口，关闭掌侧和指蹼创口。

（3）血管的修复：在腕部创口内缝合足背动脉和桡动脉，大隐静脉及头静脉，假如移植足趾取自双足，则处理方法有两种：①用组合移植方法——先做两个移植体独立血管蒂的组合，用其中一组血管的足背动脉与另一足背动脉的足底深支吻合，大隐静脉与另一大隐静脉上保留的分支吻合，最后将共同血管蒂与受区血管吻合。②不用组合移植方法——将桡动脉游离部分向远端延长至鼻烟窝部位，并在此处切断桡动脉。两个移植体独立血管蒂的动脉分别与桡动脉近侧断端与远侧断端吻合，静脉则分别与头静脉和腕背静脉吻合，彼此之间不做组合，术后更具安全性。

（4）关闭创口：关闭腕部创口，注意皮肤张力，缝合时注意勿损伤伤口内的血管。分别在手部及腕部皮下置皮片引流条，减少术后血肿及感染。

5. 术后处理与功能锻炼

其中有一种类型的手指再造需特别注意，即单足供趾，再造包括拇指在内的2指以上手指。由于再造拇指与其余指的动脉共干，而在再造时，为了使再造的拇指能够发挥更好的功能，虎口必须有一定的宽度，原先"Y"形的血管组成变成了"T"形，使血管分支受到了牵拉，术后由于血管的持续牵拉，很容易发生血管危象。为了避免血管危象的发生，可通过用粗丝线将再造拇指及其余手指指端的克氏针靠拢捆扎，以减少血管的牵拉，防止血管危象的发生。

功能锻炼对于再造手指的功能恢复是非常重要的。锻炼的方式和开始的时间取决于再造时骨支架的固定方法，如果再造手指为掌指关节重建，不存在骨骼愈合问题，则可在术后 3 周拔除克氏针，行主动伸屈指活动。因为 3 周后肌腱及关节囊已愈合，而在此之前，可做被动活动锻炼；如果用跖趾关节替代再造手指的掌指关节，在再造手术时将跖骨与掌骨进行接骨固定，那么内固定就必须维持到跖骨与掌骨牢固连接为止。为尽早主动功能锻炼，在连接跖骨及掌骨时，可用克氏针及螺钉同时做内固定，术后 3 周去除克氏针，做主动锻炼，螺钉提供起内固定的作用，并可不取出。

## 三、全手缺失的再造

### （一）手术指征

（1）双手缺失，肢体缺失的平面为掌骨基到前臂中、下 1/3 交界处之间。

（2）单手缺失，患者不能接受安装假肢，强烈要求手再造。

（3）肢体的残端有良好的皮肤软组织覆盖，伸屈肌的肌腹有主动收缩活动，残端有可用于吻合的血管。

（4）供足无皮肤病，能提供用于移植的足趾。供趾的血管特别是静脉系统正常，无因静脉注射引起的血管硬化或栓塞。

（5）年龄一般不超过 50 岁。

### （二）再造手的分类

根据提供移植足趾的足的数目，再造的手的数目以及每只再造手所拥有的手指的数目，再造手一般可分为 6 种类型。第一类：双足一手两指；第二类：双足一手三指；第三类：一足一手二指；第四类：双足双手二指；第五类：一足一手三指；第六类：双足双手三指。

技术要点：

（1）对于腕关节以近缺失的肢体手再造时需考虑掌骨的重建，一般掌骨重建的方法有两种：一种是金属人工掌骨，另一种是用髂骨和跖骨重建掌骨，临床常选用后者。

（2）对于重建掌骨的病例，需要在伤肢残端设计覆盖其上的皮瓣。由于足趾切取时，携带的皮瓣大小有限，无法用之覆盖掌骨，可通过缩短骨骼，利用残端的皮瓣来覆盖，一般桡骨缩短 5 cm，尺骨缩短 6 cm。

### （三）术前准备

1. 前臂残端皮肤的准备

前臂残端，尤其是远端 1/3 应当没有或有很小瘢痕。因为在手再造对，往往需要用前臂的皮肤软组织来覆盖再造手掌骨，如果前臂远端 1/3 布满瘢痕，或者残端长度过短，要形成具有这种作用的软组织瓣是不可能的。所以，术前应教会患者牵拉残端皮肤，让其尽量松弛。必要时，先切除残端广泛瘢痕，行腹股沟带蒂皮瓣移植，待软组织条件改善后再施行再造手术。

2. 血管检查

应用血管多普勒超声，检查前臂的尺动脉、桡动脉、头静脉、贵要静脉以及供足的足背动脉、趾背动脉及大隐静脉，在术前即可了解有关血管的详细情况。

3. 周密的手术计划

首先，对患者的全身情况做全面评估。只有在条件允许下才能施行手术。再造几个手指，是单足供趾还是双足供趾等要做详细的手术计划，并将计划与患者沟通，以取得配合，术后更好恢复功能。

### （四）手术方法

1. 麻醉

多用连续硬膜外和长效臂丛麻醉，也可用全身麻醉。

2. 移植组织的切取

根据手再造时，创面能在无张力情况下关闭的需要，在足趾切取时，足背的三角皮瓣要比一般情况下宽一些（约 3 cm 宽）、长一些（6～8 cm），如系单足供趾，为使再造手拇指与其他手指之间能够达到对指及获得有效宽度，游离趾背动脉时，要尽量向远侧游离，以获得必要的血管长度，防止再造时因血管长度过短造成牵拉，引起血管痉挛。

3. 前臂残端受区的准备

在残端做冠状面横形切口，并沿前臂尺侧及桡侧向近侧延伸 4 ~ 5 cm，深筋膜深层游离皮瓣，分别解剖出头静脉、贵要静脉、桡神经浅支、尺神经（或其感觉支）、桡动脉、尺动脉、伸屈肌腱。这些游离的组织必须保证质量。如肌腱要检查其肌腹的弹性是否正常，血管则要检查其管壁及内膜是否正常，是否有搏动性喷血。只有当这些提供的组织为正常组织时，才能保证手术的成功及术后再造手功能的恢复。暴露桡骨及尺骨，切开骨膜并做骨膜下剥离，切除桡骨 4 ~ 5 cm，尺骨 5 ~ 6 cm。

4. 手再造，取下供足游离好的足趾

（1）骨支架的重建：骨支架的重建主要为再造手掌骨的重建。在手再造时，若用金属人工掌骨，则将桡骨骨髓腔扩至刚好能插入人工掌骨呈棱形的柄，插入时，前臂旋后位，使第 1 掌骨位于桡侧，其余掌骨位于尺侧。若用髂骨及跖骨或单用跖骨重建掌骨，在与桡骨远端固定重建时，有三种方法：①将髂骨修剪成第 1 掌骨及拇指指骨的形状，骨面锉平，与桡骨并行排列放置以螺钉固定在桡骨的桡侧，将指骨近端修成 60° 角的斜面，固定在桡骨的尺侧。②单用跖骨时，用螺钉将跖骨固定在桡骨上，桡侧跖骨与桡骨呈 180° 角并排，尺侧跖骨与桡骨呈 60° 角。③双侧跖骨均与桡骨呈 30° 夹角。

（2）神经肌腱的修复：足趾的趾神经分别与受区的桡神经浅支、前臂外侧皮神经或尺神经背侧支吻合，当神经缺损长度不够时，可用小腿的腓肠神经或同种异体神经移植。分别缝合再造手指的伸屈肌腱，动力肌可选择腕伸屈肌腱，亦可选择指总伸肌及屈指肌腱。缝合方法可以为双垂直缝合法、腱内单线缝合或编织缝合法。同时，应详细记录缝合的方法，以便在术后指导患者进行功能锻炼时更准确有效。

（3）血管的缝合：用单足供趾时，吻合的血管为一组：大隐静脉与头静脉（或其他合适的静脉）足背动脉与桡动脉吻合。用双足供趾时，吻合的血管为两组：桡侧——大隐静脉与头静脉（或其他合适的静脉），足背动脉与桡动脉吻合。尺侧——大隐静脉与贵要静脉（或其他合适的静脉）足背动脉与尺动脉吻合。均为端 - 端吻合，一般为两定点间断缝合 8 针。

（4）创口的关闭及包扎：血管吻合后，要检查再造手指血液循环情况，确认血循已重新建立后关闭创口。一般均可直接缝合皮肤，如缝合时张力大则做部分缝合，余下创面用游离植皮方法关闭。皮下置引流片数根。用敷料包扎时，防止过紧及绷带的环形加压，再造手指指端外露以便术后观察血液循环。一般可不用外固定。

（5）术后处理：由于在进行手指再造时，剥离的组织较广泛，加之术后扩血管、抗凝药物的应用，创口的渗血会较多，故在术后 3 d 中，应及时更换敷料，以免渗血后的敷料在烤灯作用下变得干硬，压迫皮肤及皮下的血管，造成血管危象。若再造手的掌骨为髂骨及跖骨，则在拆线后用石膏托固定前臂及手部，待掌骨与桡骨愈合后再去除石膏托，一般固定时间为 6 ~ 8 周。术后即可开始做手指的被动伸屈。3 周后行主、被动伸屈锻炼。如出现肌腱粘连情况，经功能锻炼后也不能改善，则在术后 3 个月可行肌腱粘连松解术。对于再造手各指感觉的恢复，只要在术中选择用于缝合的神经为感觉神经且缝合时做到准确对合，则术后感觉的恢复可基本接近正常。

# 第八节 足跟缺损重建

随着交通事故增加和局部战争中使用地雷的增多，足跟伤逐年增加，全足跟缺损或大部缺损，由于足跟结构的特殊性，缺损后不可能有雷同的材料修复，治疗较为复杂。解决足跟重建问题的关键是探索符合足部生物力学要求及能重建足跟功能相应的替代材料和技术方法，重建应达到下述要求：①每一种组织都要基本符合足跟的功能要求，如皮肤应有一定厚度，耐磨耐压，有感觉；骨骼有足够的硬度，不致被压缩变形；在骨骼与皮肤之间有较厚的软组织充填，以分散压力，吸收震荡。②皮肤、皮下组织、跟骨应同期修复，力争恢复足跟解剖结构的完整性，以缩短疗程，提高疗效。③所有移植组织必须血供充足，尽量同属一条动脉供应，以求整体移植。对单纯皮肤软组织毁损，有多种达到一定厚度的感觉皮瓣可利用，足部或小腿部血管条件差的伤者尚可用吻合臀下皮神经的臀部皮瓣带蒂移植修复。但对于全足跟缺损，要把所有组织同期得到修复，供区受到严格限制。

临床实践证明，小腿外侧供区形成的逆行岛状复合瓣基本上可满足上述要求，且安全可靠。因为：①腓骨质地较硬，符合跟骨要求，为增加负载能力，将腓骨折成两段并排移植，并把远端断面磨圆，增加接触面积。移植时使骨干纵轴倾斜，符合跟结节角度数并恢复足的弓状结构。②小腿外侧皮肤较厚，切取范围基本可满足修复足跟皮肤缺损的要求。③再造足跟的感觉可通过腓肠外侧皮神经与近侧足背内侧皮神经或腓肠神经缝接来实现。④跟部需较厚的皮下结缔组织层，用携带小腿部分踇长屈肌或比目鱼肌替代，这样既能达到厚度要求，也可恢复足跟部饱满的外形。⑤在小腿外侧，上述移植组织同属腓动脉供应，血供丰富，可整体切取一期移植。小腿外侧复合组织瓣行足跟缺损再造具体介绍如下。

## 一、适应证

足跟是足的重要组成部分，如果没有足跟整个足就不能发挥作用，一般来说，失去足跟的患者都是再造足跟的适应证。但不是所有足跟缺损的患者都一定接受足跟再造手术，因为再造足跟无论从功能与外形要与正常足跟完全一样是不可能的，而且有一定范围和程度的手术创伤，因此，患者自己及家属的意见是不可缺少的。患者除接受全足跟再造外，也可接受其他修复方法或配载支具，甚至选择截去残肢，佩带假肢的方法，我们在选择的病例中，都反复向患者介绍手术的经过、再造后存在的问题，然后在其强烈要求下实施手术，可以说每一个患者都是有备而来的。考虑到手术的可行性，伤肢局部必须具备以下前提条件。

1. 足部的缺损范围不能太大

全足跟缺损应用小腿外侧复合组织瓣移植方法完全可行，如果超出这一范围连同小腿远侧及前足部分均有缺损，修复就有困难，因为小腿外侧皮瓣所取最大宽度也只能达到前、后中线，如果再造足跟时不能全面封闭创面，会给术后处理带来许多困难。

2. 距骨完整、健康

距骨必须完整、健康，或者虽有轻度骨感染，但经过切除能彻底清除病灶，腓骨可顺利插入并融合者。

3. 小腿外侧皮肤条件好

小腿外侧皮肤应当是很少或者没有瘢痕，如果小腿外侧中1/3布满瘢痕，这种皮肤要作为替代耐压、持重的足跟皮肤，重建足跟功能是不可能的。

4. 腓肠外侧皮神经完整

为了使再造足跟有良好的感觉功能，再造时一定要修复感觉神经，因小腿外侧为腓肠外侧皮神经支配，皮瓣区的腓肠外侧皮神经要能切取一定长度，足背内侧皮神经或腓肠神经也需完整，以便能满足与腓肠外侧皮神经缝接的要求。

5. 血管条件一定要好

作为组织移植，无论是吻合血管游离移植还是带血管蒂逆行转位移植，都要有良好的血管条件。由于腓动脉变异有一定比例，术前要仔细检查，超声多普勒血流仪探测可作为常规检查，必要时应做下肢血管造影检查。

6. 其他

患者健康，没有糖尿病或下肢静脉炎等疾病。手术者有一定显微外科经验，具有小腿腓骨皮瓣操作的经验，特别是做逆行移植，需要向远侧游离腓血管，位置较深。不过，只要严格遵循显微外科手术原则，认真完成好每一个手术步骤，手术就能获得成功。

## 二、应用解剖

小腿外侧的皮肤薄而松弛，移动性比较大，皮下组织有脂肪层，较肥胖的患者脂肪层较厚，在稍深处有浅筋膜层，小腿外侧腓肠神经的分支和皮肤浅静脉均分布在这一层内。在浅筋膜深部为深筋膜层，腓动、静脉的皮肤营养支都穿过肌肉间隙分布到这一层。切取小腿外侧皮瓣，无论做游离吻合血管移植还是带血管蒂转移移植都必须保护好这一层。腓总神经沿腘窝外侧缘行向下、外方，在腓肠肌和股二头肌之间通过，在腓骨后方刚好位于皮下，并发出腓肠外侧皮神经，该皮神经在腓肠肌外侧头浅面的浅筋膜中下降分布于小腿外侧面皮肤，在切取小腿外侧皮瓣时，凡是移植后需要重建感觉者，应把这一神经分布区包括在内，并保护好皮神经主干，以便缝接。

1. 腓骨

腓骨是小腿两根管状骨中较细的一根，与胫骨并列，位于其外侧。腓骨的下 1/4 段对踝关节的稳定和功能至关重要，因此在一些特殊的病例，即便需要移植比较长的腓骨，其远侧 1/4 段也必须保留在原位，不予移植。从功能上看，腓骨除了参与构成踝关节，仅仅作为一个支柱供肌肉附着，并无重要的负重功能。因此，切除腓骨干上部及中部对小腿的负重功能没有大的影响。在近端，腓骨通过胫腓关节与胫骨相连，其关节囊及滑膜附着在腓骨头关节面的边缘。腓骨被附着的肌肉所包绕，它们构成腓骨毗邻结构的大部分。腓骨和其他长骨一样，有三个血供来源：①骨骺和干骺端血管；②进入骨干的固有滋养血管；③骨膜血管。腓骨头的血供是由集中在上端骨骺的多条血管完成的。起于膝降动脉、腘动脉和胫前动脉的分支在腓骨骨骺上的肌肉及骨膜之内彼此沟通。特别值得指出的是，营养腓骨头的一或两条分支很固定地起于胫前动脉的近端 2～3 cm 处，这个解剖特点使临床上有可能以胫前血管为蒂移植腓骨头。腓骨干是由滋养动脉和节段性肌肉骨膜血管供应血液的。前者供养骨皮质的内侧半或 2/3，后者供养骨皮质的其余部分。两者皆为腓血管的分支，因此可以说腓血管是腓骨干的主要血供来源。

2. 腓动脉

起于胫后动脉起始部下方大约 2.5 cm 处，通常有两条伴行静脉。在正常的情况下，腓动脉向腓骨发出 1 支滋养动脉，有时发出 2 或 3 支滋养动脉。当腓动脉还在姆长屈肌内走行时，它发出 1 支横向的分支，在胫骨与姆长屈肌之间走向胫后动脉并与之分支交通。或在发出这一交通支之前、后，腓动脉还发出一穿支，在胫骨和腓骨之间通过靠近骨间膜远侧边缘的间隙到达踝关节的前方，与胫前动脉的外踝支吻合，在足背与足背动脉的跗骨支吻合，全足跟逆行岛状复合瓣转位后的血供即依靠这些吻合支。腓动脉以发出外踝支和跟骨支而告终，并在踝关节后方与胫后动脉的分支吻合。腓动脉还发出一些间隔皮支和肌皮支以供养小腿外侧腓骨表面的皮肤，前者完全走行在小腿后肌间隔内，而后者则先穿过姆长屈肌、胫骨后肌或比目鱼肌，再进入小腿后肌间隔。这些皮支最终都走行在腓骨肌和比目鱼肌之间的间隙内。皮支的数目有 3～6 支，以 3～5 cm 的间隔呈节段性分布在腓骨干上。腓动脉的起点和大小有较大的解剖变异。腓动脉可以直接起于腘动脉而不是发自胫后动脉。在这种情况下，腓骨的腓动脉蒂比正常的长得多，为带血管的腓骨移植提供了便利。有的腓动脉发自胫前动脉，遇到这种情况，腓骨的腓动脉蒂可能很短。有的腓动脉较粗，甚至可能替代胫后动脉。如果胫后动脉纤细或者缺如，腓动脉将成为足底动脉血液的主要来源。即使遇到这种情况，只要手术中不损伤正常的胫前动脉，也不损伤足和踝关节附近胫前动脉与腓动脉之间的交通支，以腓血管为蒂切取游离腓骨仍然是安全的，并不会危及小腿和足的生存。在罕见的情况下，腓动脉可能为足部供应血液的唯一大血管，则不能以腓动脉为蒂移植小腿外侧复合瓣，最好术前做小腿血管造影，预先了解小腿血管分布情况。

# 三、体位

一般侧卧位，也可半仰卧位，患侧抬高，大腿部上气囊止血带。

# 四、麻醉

硬脊膜外麻醉、全麻。

# 五、皮瓣设计

首先根据血管走行，用超声多普勒血流仪探测腓动脉行程及其皮穿支的部位，用甲紫标记。或标记出腓骨头至外踝的两点连线，此为腓动脉的走行线，即皮瓣的轴心线，其中皮支穿出点约在腓骨头下 9 cm 和 15 cm 处，为肌皮支进入皮肤的关键点。此点超声多普勒血流仪可以探测出并加以标记。以这些分布点为中心设计所需复合组织皮瓣。

（1）腓骨长度包括双排腓骨再造足跟所需的长度，插入洞穴所占的长度及腓骨对折时中间所需截除的 2.5 cm 长度。为保持踝关节稳定性，腓骨远侧至少要保留 5 cm 长度。

（2）皮瓣大小包括包裹足跟、修复足跟邻近挛缩瘢痕切除后的缺损范围及皮瓣切取后 20% 左右的回缩。

（3）软组织切取范围，应包括充填残腔以及恢复足跟部软组织厚度和形态所需的总量。

（4）腓动、静脉血管蒂的长度应保证逆转修复后没有张力。

（5）腓肠神经外侧支长度，应能满足逆行转移后近侧断端能与足背内侧皮神经缝接。反复核算准确无误时，即用甲紫做出标记。

## 六、手术步骤

### 1. 受区准备

足跟缺损者一般都遗留创面或挛缩瘢痕，彻底清除病灶及挛缩瘢痕组织是重建足跟的先决条件。手术一般在完全充气止血带下进行，创面的肉芽组织应彻底清除，同时应切除坏死的肌腱与骨骼，为使移植时能充分充填残腔，对创面基底部凹陷要修整并敞开。按足弓的要求，在创面基底部的距骨或跟骨残端凿两个洞穴，以供植骨用。在足背内侧解剖出足背内侧皮神经分支。反复冲洗，彻底止血，并以健足为准，测出包括骨骼、皮肤、皮下组织等缺损的大小范围。

### 2. 切取皮瓣

先沿皮瓣的后缘标记切开皮肤，直达深筋膜与肌膜之间，在深筋膜下向前游离皮瓣，在比目鱼肌与腓骨所形成的外侧间隙附近，要细心注意由肌间隙或比目鱼肌穿出的皮支，选择较粗的 1 ~ 2 条皮支或肌皮支作为皮瓣的轴心点，校正或重新设计皮瓣的远近及前后缘，以保证皮瓣的血供。按设计切开皮瓣四周，并在深筋膜下向皮支或肌皮支附近解剖分离皮瓣，沿皮支顺外侧肌间隙进行分离，如果较粗的皮支血管来自比目鱼肌、姆长屈肌的肌皮支，在向深部解剖分离时应保留 0.5 ~ 1 cm 肌袖于血管周围，以免损伤皮支血管（图 8-1A）。

### 3. 游离胫前间隙

沿前方的腓骨肌与后方的比目鱼肌之间的肌间隙做锐性解剖，直达腓骨。在切口近侧，沿腓总神经旁组织间隙内插入蚊钳，挑起上面的腓骨长肌，切断它在腓骨头上的附着部，然后向前向内拉开，即完全显露围绕腓骨颈斜向前下方的腓总神经。游离腓总神经并向远侧跟踪分离，直到分为腓浅神经和腓深神经的部位。游离时，用一根橡皮条保护腓总神经并将它拉向前方。手术者用左手握住小腿，用拇指向前内推开腓骨肌及腓浅神经，同时右手用解剖刀紧靠腓骨切断腓骨肌在腓骨上的附着部，在腓骨上留下一薄层肌袖。这样边推边切，由近而远，直到切口远极。接着，再从近侧开始，以腓深神经为向导（它位于胫前血管的外侧），靠近腓骨切断趾长伸肌和姆长伸肌在腓骨前面的附着部，从而进入胫前间隙（图 8-1B）。

### 4. 分离切取部分比目鱼肌及部分姆长屈肌

在腓骨后方的浅层，从腓骨头部和上 1/3 部切断比目鱼肌的附着部。根据充填残腔和足跟塑形的需要，切取部分比目鱼肌和腓肠肌。将切断的比目鱼肌牵向后方，即到达位于深层的姆长屈肌。在切断姆长屈肌时，要稍远离腓骨，让肌袖保留在腓骨上，因为腓血管和腓骨的滋养血管就包含在靠近腓骨的肌肉之中。为恢复足跟饱满的外形也需要这一肌肉。

### 5. 截断腓骨

截断腓骨有利于血管的解剖和分离。分别在远侧和近侧预定截骨的部位，呈"十"字切开腓骨骨膜，做骨膜下剥离，宽度以能接纳骨膜剥离器为宜。在腓骨前、后各插入一把骨膜剥离器，两者在腓骨的内后方相遇。用这两把骨膜剥离器保护周围的软组织，用钢丝锯或摆锯锯断腓骨。

### 6. 游离腓血管

用布巾钳夹住截取的腓骨两端，通过布巾钳，将其向外牵开，拉紧骨间膜，靠近骨间膜在腓骨上的附着部纵向切开，直视下切断胫骨后肌在腓骨上的附着部，将切断的肌肉连同骨间膜一起用拉钩牵向内侧，这样边切边拉，自远而近。逐层解剖，直到显露胫后血管神经束及腓血管为止（图 8-1C）。然后，从腓血管自胫后血管分权处开始，直视下剪开腓血管与胫后血管神经束之间结缔组织。这样游离后腓血管及部分踇长屈肌的肌袖就很好地保留在腓骨上（图 8-1D）。以腓血管为铰链，向前内翻开腓骨，直视下纵向切开剩下踇长屈肌，完成腓骨游离。操作时要仔细保护腓血管。

7. 取下组织瓣

在切断近端腓血管之前，放松止血带，仔细检查皮瓣、肌瓣、腓骨髓腔和肌袖的渗血情况，确定游离的腓骨是否具有良好的血供。肌袖与髓腔及皮缘有鲜血渗出是血供正常的佐证。最后，靠近胫后血管，分别结扎切断腓动脉及其两条伴行静脉。为了防止近端结扎线脱落，结扎前应仔细分离血管，尽量少带结缔组织，或者操作时在腓血管上夹两把血管钳。血管近端结扎，切断后将整个复合组织瓣掀起。如果血管长度不够，自近端继续向远端分离，腓动脉越至远端，分布位置较深，多在胫骨与腓骨之间，整个分离血管过程都在比较狭窄的腓骨与胫骨间隙进行，且有多个分支，切断结扎的操作都必须准确、轻柔。

8. 对折腓骨的整修

为了增加腓骨移植的强度及负重接触面积，切取的腓骨必须进行整修。整修包括三个步骤。

第 1 步：要把截取的腓骨中央截除 2.5 cm 一段，这是手术中非常关键的一步，为了保护好腓动脉对骨膜供血的连续性，在腓骨外侧面切开骨膜，然后小心地用骨膜剥离器剥开一周（图 8-2A），用摆锯锯断中央 1 cm 一段（图 8-2B），从折断端向两侧端用小咬骨钳在骨膜下直咬至所需的长度，或者先从中央折断再用摆锯截至所需长度。在操作中，骨骼一定要固定妥善后再截骨，不能撕脱骨膜，也不能损伤腓动、静脉至腓骨的分支，然后对折腓骨使之平行（图 8-2C）。要保证血管没有张力，如果发现张力太大，可继续增加截骨长度，直到满意为止。

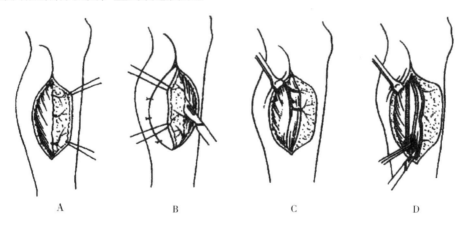

图 8-1　手术步骤一

A. 切取皮瓣；B. 游离胫前间隙；C. 腓动脉显露；D. 游离腓血管

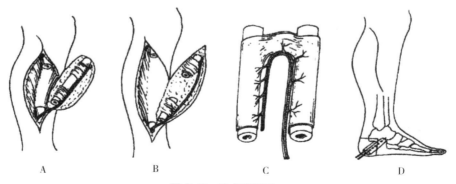

图 8-2　手术步骤二

A. 腓骨中段骨膜剥离；B. 腓骨中段断开；C. 对折腓骨；D. 骨瓣并列插入

第2步：修整负重远端断面用咬骨钳和骨锉把其锉成钝圆，以增加负重时骨端接触面积。

第3步：修整插入端。插入端可以连骨膜一起插入（图8-2D），要根据预置好的洞穴深度重新修整骨瓣长度，一般尽量加深洞穴，使插入深度增加，反复测量洞穴的深度与直径，然后一次插入，不要反复，以免损伤骨膜。无论哪一步骨骼修整都要保护好骨膜，要保证骨骼有绝对良好的血液供应，足跟再造中手术是在感染创面上进行的，要保证骨移植成功，必须具备两个条件，一是清创要彻底，二是移植骨骼一定要有良好的血供。

9. 移植腓骨的定位与固定

正常人跟结角42°左右，双排腓骨移植的角度应与之相当，以重建良好的足弓（图8-3A）。移植的双排腓骨必须平行，否则在负重时偏高的一根就不能分担负重量。由于腓骨插入洞穴后，皮瓣闭合创面的牵拉有时不能保证两根腓骨完全平行排列，并始终维持一定的角度，因此手术中需要用经髓腔的克氏针固定，一般选择直径2.5 mm的克氏针（图8-3B），摸准腓骨断端，经此穿刺到达腓骨髓腔，再继续向深处钻入，一般越过插入腓骨端1.5～2 cm。针尾留4 cm一段作为观察调整骨移植角度及是否平行的标志。术后石膏置钢丝支架，并用橡皮筋与固定克氏针连接，根据两根腓骨平行和倾斜角度的需要调整松紧度，直至骨骼愈合为止。

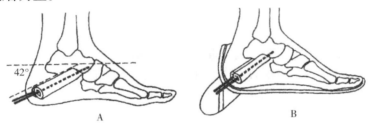

**图8-3　移植腓骨的定位与固定**
A. 移植角度；B. 通过橡皮筋调整移植角度

10. 再造足跟感觉功能重建

足跟底面和侧面感觉的恢复，对足跟功能十分重要。在组织瓣切取中已切取相应长度的腓肠外侧皮神经，逆行转位后，神经断端转位在外侧要与足背侧皮神经缝接，最邻近的神经是足背内侧皮神经，该神经在足背侧与断端一般有一段距离，为了能顺利地与复合瓣皮神经对接，需要从足背内侧做一切口，然后向远侧游离一段，用丝线测量其长度并与复合皮瓣已游离腓肠外侧皮神经试行对合，如果缝接后没有张力，表明长度均匀，即可切断。经皮下在切口处行外膜缝合，缝接对位一定准确、平整。如两断端不是在伤口或切口内，而是在切口和伤口之间，可在对合处切一小口，然后把两神经端断从小口中引出，在显微镜下做缝接，神经缝好后退回到皮下，再缝合皮肤切口。如果内侧皮肤条件不好，或足背内侧皮神经已毁损，也可用腓肠神经，腓肠神经在小腿外侧向远侧游离长度有限，遇此情况，在游离切取皮瓣腓肠外侧皮神经时所留长度要足够，实在不够长可移植一段神经。

11. 移植的肌肉软组织安排与固定

小腿外侧复合皮瓣转位后，应仔细止血，要把携带的肌肉及筋膜层安排好，一是要把肌肉层铺盖在移植腓骨的断端，使该部软组织厚度，包括皮肤在内达到1 cm以上，这对于负重、减轻震荡与防止再造足跟皮肤磨破非常重要。如果在经髓克氏针穿针前安排得不够妥当，这时要重新安排，必要时拔出克氏针重穿。二是要充填好残腔，病灶清除不留残腔是一条重要的外科原则，也是保证再造足跟成功的重要一步，要将肌肉组织紧贴骨骼创面，一般来说肌肉组织抗感染力最强，在感染创面上做足跟再造，这一步也同样关键。如果充填肌肉有回缩张力，可用细丝线将肌肉组织与周围软组织固定几针。三是足跟塑形，尽管再造足跟时用了两根腓骨，但要比正常跟骨细得多，周围没有软组织充填，其外形不会像足跟。我们希望再造一个有功能，而且外形又逼真的足跟，其中主要依靠移植腓骨周围软组织充填，充填过程从某种意义讲是个造型过程。如果软组织尚有富余，在上述3个步骤完成后可以修去，修剪时一定要进一步止血。

12. 创面闭合

（1）受区创面闭合：骨骼、肌肉、筋膜移植安排好后缝合皮肤闭合创面，一般来说皮瓣的左右侧长度按要求设计，缝合时没有困难，但一定要注意血管蒂没有张力，没有压迫，一般在皮瓣远端留成一个小三角形，如一个把，皮瓣转位后这个把即落在血管蒂部，以保证血管蒂没有张力。在闭合上下侧有时会遇到问题，因小腿外侧皮瓣的宽度前后一般不超过中线，移植后软组织肿胀显得宽度不够。再造足跟的近侧要穿鞋，要耐摩擦，应该完善修复，足跟底部负重面更是不可缺少。邻近足心，也就是在弓形结构顶端一般不负重，可用游离植皮来消灭创面，在创面完全关闭时皮下应置引流管，回病房后行负压引流。

（2）供区创面闭合：仔细止血后逐层缝合关闭创面，将腓总神经置于原来位置，修复手术中切断的腓骨长肌起始部，小心避免压迫腓总神经，缝合腓骨肌与比目鱼肌肌膜，使之不留残腔。皮瓣切取在 7 cm 以内可直接缝合，如果不能直接拉拢缝合可在大腿取相应的断层中厚皮片，缝合后打包固定。这种植皮是在健康组织植皮，只要基底处理得当，完全成活没有问题。为保证植皮平整，并有一定压力，所植皮片不宜太大。如果肌肉切断创面有一些渗血，就在打包固定的近侧及远侧皮肤缝合的皮下放置橡皮引流条，以防术后发生血肿。

## 七、并发症

主要并发症是静脉危象。足跟再造动脉供血情况通过术前血管减影检查一般可以判断，但静脉回流情况则比较困难。静脉回流不足，主要表现为皮瓣张力偏高，肤色偏暗，特别是腓静脉怒张。遇到上述情况，可将腓静脉从血管蒂中解剖出来，因腓静脉通常有两根，解剖分离时应解剖较粗的一根，解剖后上好血管夹，可间断放血，减轻皮瓣压力。作为补救措施，应把腓静脉与大隐静脉做吻合，因大隐静脉最近，管径也相当，尽管大隐静脉有多种类型，一般在足内侧均可找到。从足背内侧游离解剖出大隐静脉，其长度要在转位后，顺利与腓静脉吻合且没有张力为宜。大隐静脉远端与腓静脉近端血管口径相差不是太大，一般腓静脉粗，但管壁薄。吻合时可将大隐静脉稍做扩张，然后做对端吻合。复合组织瓣刚游离时这种静脉回流不足多不明显，由于转位移植后血管蒂受到牵拉，再加上转位点角度形成方才发生。因此，在做静脉血管吻合前，要认真仔细检查血管旋转点是否扭曲，周围软组织包括筋膜有没有形成束带，血管通道中是否有压迫，这些因素全部去除后，再考虑做静脉血管吻合。

## 八、术后功能训练

足跟再造术后，皮肤及其肌肉、骨骼血供良好，即可认作成活，但足跟作为功能器官，成活了不等于就具备了功能，也不等于手术完全成功，要使用小腿骨骼、肌肉、皮肤营造出来的足跟具备行走负重等重要功能，有一个功能训练问题。一般情况下术后 2 周刀口愈合就可以拆线，做理疗，以促进侧支循环建立，消除肿胀；术后 2 ~ 3 个月 X 线证实移植骨骼愈合，可持拐下地活动，伤足可穿软底鞋轻轻接触地面，但不宜负重，而后逐渐增加接触地面的时间和频度，并辅助理疗，并经常观察足底负重时的情况，如果发现有磨破征象，比如红肿，甚至起疱则立刻停止负重，待完全恢复与愈合后再开始进行锻炼。因足底感觉一般术后 2 个月才开始恢复，故早期知觉很差，这时磨破征象不能依靠自身感觉，主要是靠眼睛观察。至术后 6 个月后方可完全弃拐负重行走。根据我们经验，在术后 6 个月以内下地负重者均有磨破皮肤之可能，至 6 个月足跟部所有移植组织神经营养改善，骨骼完全愈合，经过前期持拐训练，皮肤耐磨能力也有所改善，这时可穿软底鞋行走。在整个功能训练中密切观察十分必要，如果待足底形成溃疡再去治疗，即使创面愈合，也是瘢痕组织，其负重耐磨能力均差，要恢复正常需要一个相当长的周期，甚至影响到再造足跟的最终结果。8 ~ 9 个月后当自我感觉用再造足跟行走无特殊不适感，伤口瘢痕也基本上软化，足底感觉已经恢复，即可放心活动。唯再造的足跟因皮肤没有垂直固定纤维容易滑动，行走时有打滑现象，在早期最好选择包脚的鞋类，如旅游鞋、运动鞋等。

## 九、随访结果

小腿外侧复合瓣移植再造足跟成活了，术后功能怎样？为此进行了长期的（最长 10 年）随访，随访内容包括移植组织局部变化和再造的足跟能否满足劳动及日常生活功能需要两方面，结果是满意的。

1. 移植组织的变化

（1）骨骼变化：移植腓骨在术后逐渐"跟骨化"，至术后3~4年，大部跟骨缺损者移植骨周围有新骨形成并融为一体。全跟骨缺损者，并排的腓骨远端有牢固的骨性桥接，断端更钝圆，原先空缺的跟结节角处，有新形成楔形骨块嵌入，外形差不多接近跟骨，从而大大地增强了移植骨的负载能力。

（2）皮肤变化：皮肤形态仍和足底有较大差别。在早期，走路或穿鞋不合适时，可发生磨破现象，2年后受力处出现胼胝，患者常需用小刀切削，才能消除填压感。

（3）神经感觉变化：再造足底感觉功能，术后6~8个月可以恢复到小腿外侧水平，两点分辨觉达到2~3cm，至术后1.5~2年再造足底两点辨别觉可恢复到0.8~1.0cm，接近正常足底感觉功能。

2. 功能恢复情况

所有患者术后1年可参加一般劳动，2~3年均可参加重体力劳动，首例女性患者可挑两桶水（40kg）浇地，第2例男性患者曾干过两年水泥搬运工，可扛两袋（100kg）水泥。穿鞋袜不受影响，男患者可穿皮鞋，女患者可穿高跟鞋，能完全满足他们在生活上美的追求。这批患者在择偶与家庭中没有受到任何歧视，最早接受本手术的两名伤者都是家中主要劳动力，都找到称心如意的配偶，如果没有足跟就无法想象有这样的生活。

# 第九节　前足缺损再造

按照解剖结构可将足分为跟部、顶部和前部。跗骨以远称之为前部，即前足。前足在行走与负重中起着重要作用，据测量，人体直立时，前足着力分布约占37%。而在足跟离地时，人体的全部重力几乎都要落到前足。近年来由于交通事故伤及其他机械事故伤的增加，前足部位的损伤日趋增多，研究和总结前足损伤的修复与重建越来越显得重要。前足占据了足的大半范围，目前再造整个前足还存在不少问题，前足缺损再造是按照足功能要求，通过组织移植方法，把前足缺损部分从结构上修复完善，从而使伤者能够行走负重，恢复其生活和劳动能力。

## 一、前足解剖及生物力学特点

足部骨结构相当于屋顶桁架，距骨为顶部，跟骨相当于后撑杆，跗、跖骨相当于前撑杆，在前撑杆与后撑杆之间有跖腱膜，起拉杆作用，拉杆缩短则桁架顶升高，其耐压程度相对增加，这种桁架结构称之足弓或称足纵弓，是人体负重行走的基础，我们按解剖特点将前撑杆连同相应的皮肤软组织称之为前足。前足除组成纵弓外，跗、跖骨还组成足横弓，正常站立时负重研究表明，当不负重时，第2、3跖骨为顶，第1及第4、5跖骨为臂，前足一旦受载，横弓顶下降，所有跖骨都与地面接触，也就是说横弓并不是一个总是存在的足弓，只有在前足腾空或刚接触地面时存在，随着身体重量的前移，前足负荷增加，横弓顶下降，足横弓也就消失。当足抬起，足横弓又恢复，这样的横弓出没，对吸收震荡至为重要。所以在前足修复中一定要设法维护足弓，维护跖骨的长度与形态。在合并皮肤软组织缺损时，修复创面不应轻易短缩骨骼，而应该通过皮瓣移植来解决，特别是第1跖骨与第5跖骨不仅是组成横弓的两块基石，也是纵弓的重要组成部分，纵弓不完整，足底就失去三点支撑力学结构，足就降低了负重能力。

从前足横弓出没变化中，可以看到跗、跖骨组成的前足横弓是一个动态弓。这种弹性结构主要依赖两部分：一是骨骼框架，二是非骨骼编织在一起的跖骨横韧带，使之分不开，压不散。足底横韧带又由跖底浅韧带和跖骨深横韧带组成，其交叉编织强韧而富有弹性。所以在前足修复重建中不能忽视对跖骨横韧带的检查、修复与重建。

足底皮肤软组织有别于全身其他区域软组织，其要求较高，要耐压、耐磨、富有感觉并能吸收震荡，所以修复足底的皮瓣供区应是血供好，有皮神经供缝合，以恢复感觉。另外随修复区域不同，移植皮肤与皮下组织需要一定的厚度。据我们的解剖学测量，前足第1和第5跖骨负重点的皮肤软组织厚度分别为（0.99±0.13）cm和（1.01±0.15）cm。这种厚度对保证负载压力分散及吸收震荡十分重要，所以选择皮瓣供区时应尽可能满足这些要求。

## 二、前足再造常用供区

前足缺损，不仅包含皮肤，也包括骨骼、足底软组织等多种组织的缺损，重建时常需用复合组织瓣移植修复。临床能满足再造前足要求的供区主要有髂腹部、肩胛部和小腿外侧部三个部位。

在修复前足缺损中上述三个供区都可以提供相应的骨瓣、皮瓣或骨皮瓣，虽然全身能提供皮瓣的供区很多，能提供骨瓣的供区也不少，但是能提供较大面积的骨皮瓣，特别是能提供较大骨量的骨皮瓣修复前足缺损的只有上述三种。这三种骨皮瓣有时可以任意选择，但在多数情况下不能互相替代，这是由前足创伤和骨皮瓣解剖特点决定的，因它们所能提供的皮肤面积、质量、骨骼长度、宽度都有区别。

1. 皮瓣面积

肩胛部最大，除能提供最大 18 cm×13 cm 肩胛皮瓣外，如果利用肩胛下动脉和胸背动脉，还可以同时提供侧胸皮瓣，制成侧胸与肩胛双叶皮瓣，互叠式修复前足，或者在修复前足缺损的同时利用另一页皮瓣修复足其他部位的皮肤缺损，从而可以满足修复足部缺损皮瓣面积需要。小腿外侧部皮瓣切取范围，前后可达中线，上至小腿上 1/3，下至踝关节，最大切取范围可达 30 cm×16 cm。髂腹部旋髂浅血管供应范围包括腹股沟外侧半上部以及大腿外侧上部的皮肤，最大皮瓣为 27 cm×17 cm，旋髂深血管皮肤供养范围要比旋髂浅血管小，而且必须包括皮瓣深层髂骨周围肌肉。

2. 皮瓣皮肤质地

肩胛部皮肤较厚，耐磨耐压性能较好；小腿外侧部居中；髂腹部皮肤相对较薄。

3. 感觉恢复

小腿外侧皮瓣可缝接腓肠外侧皮神经恢复皮瓣的感觉，但如果皮瓣切取得较大，在皮瓣下部有感觉恢复盲区。肩胛部皮瓣没有直接可供缝合的皮神经，但在联合切取侧胸皮瓣时可缝合胸背神经。胸背神经并非纯运动神经，也包含一定的感觉纤维，移植于足部后经过训练，可恢复部分粗感觉，并能部分改善皮肤神经营养状况。髂部皮瓣也无皮肤感觉神经可缝接，移植后不能重建前足的感觉功能。

4. 骨瓣的长度

除腓骨远端 5 cm 因参与踝关节的组成，不能截取外，其他部分均可提供，在长度上完全能满足修复足任何部位的要求，截断对折后，皮瓣也必将随之折曲，我们曾利用这种特点做足跟再造，但修复前足缺损时这种方法的应用受到限制。髂骨能提供的骨瓣主要是髂嵴，因为有一定弧度，临床上截取的长度很少能超过 10 cm。肩胛骨只能用外侧缘，能提供最大长度为 12 cm，提供的骨量有限。

5. 骨瓣的宽度

腓骨仅能提供柱状骨瓣，宽度有限。肩胛骨虽然切取的宽度能达到 3 cm，但靠近中心部骨质非常薄，没有太大实用价值，能提供临床修复应用的也就是一骨条。骨瓣宽度最大的当属髂骨，其切取范围可从髂骨嵴直至髋臼上缘，最宽可以达到 8～9 cm，不过靠近髂骨翼的中心部位，骨质也很薄。

6. 骨骼的坚硬度

腓骨为骨密质，非常坚硬，在修复下肢缺损中用一根腓骨移植，代替胫骨或股骨，愈合后能适应一般的行走负重，其强度作为修复足缺损是不会成为问题的。从这三块骨骼讲，坚硬度弱的当属髂骨，髂骨主要为骨松质，平时不负重，易压缩变形；肩胛骨介于腓骨与髂骨之间，故我们在修复前足缺损时除用腓骨外也常利用肩胛骨。

7. 血管蒂的长度

在前足修复中血管蒂长度非常重要，如果血管蒂长可以修复远隔部位，还可以把吻合口上移到比较健康的部位做血管吻合。有些情况下复合组织瓣不能应用原因不是皮瓣或骨瓣大小的问题，而主要是由于血管蒂长度不够。旋髂深动脉血管蒂长度达 7～8 cm，旋髂浅血管蒂长度 5～6 cm，旋肩胛动脉从肩胛下动脉起始至肌皮血管分支 4～6 cm，如果将肩胛下动脉一并加上可达 9～11 cm。要是取中段腓骨，腓动脉血管仅 1～2 cm 长，如果将骨瓣的部位向远侧移，骨瓣近侧的腓动脉解剖游离出来，其长度也可相对增加，但到小腿下段，皮瓣切取的大小范围就受到很大影响。

在修复前足缺损中，最终选用哪一个供区要根据患者的具体情况全面衡量，上述 7 个因素都要考虑到。

经常遇到的情况是要全部满足前足修复要求非常困难，只能抓主要矛盾：①要保证游离组织移植成活，也就是血循重建问题；②要保证创面覆盖；③要保证骨支架建立。在此基础上再考虑足的感觉功能重建、骨骼坚硬程度和皮肤的质地，最终选择哪一种应该由伤足的伤情决定，而不应由医师的习惯决定。在临床中修复前足缺损用得最多的是肩胛骨皮瓣，其次是腓骨皮瓣，髂骨皮瓣由于皮下脂肪太厚，不能恢复感觉，不建议单独使用。

## 三、肩胛部复合瓣游离移植修复前足内侧缺损

对前足来讲无论是内侧部分还是外侧部分缺损，都必须妥善修复。前足内侧缺损主要指包括皮肤、骨骼等在内的复合组织缺损，有多种复合组织瓣可供移植，肩胛部复合瓣是其中较为理想的一种。

### （一）适应证

肩胛部组织修复前足缺损，只能做吻合血管游离移植，应严格掌握适应证。

（1）皮肤面积缺损较大，而骨骼缺损较小的前足部分缺损。肩胛部能提供的皮瓣面积较大，完全可以满足修复前足的要求，但提供的肩胛骨量非常有限，基本就是外侧缘条状骨块，而且长度也不能超过12 cm，如果需修复骨骼的范围超过此长度，就无法应用。

（2）前足缺损直接影响到足底负重三个支撑点之一者，不用骨皮瓣修复重建骨桁架结构，足功能会受到严重影响者。

（3）如果感染创面，伤口周围炎症基本控制，移植骨骼能植入到健康的骨骼中或者经彻底清创能植入相对健康的骨骼之中的伤者。

（4）受区有一定血管条件，特别胫前动脉和大隐静脉在吻合口近端没有损伤者，因为胫后动脉分出的足底内侧动脉和足底外侧动脉，不仅血管较细，而且位置较深，吻合比较困难。

（5）此手术一般多选用全麻，要求接受手术的患者，全身情况较好，特别是胸部没有严重影响手术安全的疾病的伤者。

### （二）手术设计

手术设计总的原则要求按照足的生物力学要求，尽可能恢复足结构完整，从而最大限度恢复足的功能。具体有下述五条。

（1）要彻底清除病灶，彻底切除坏死组织及失去功能的瘢痕挛缩组织。

（2）前足修复时，因基底多为骨性组织，皮瓣移植易肿胀退缩余地较小，皮瓣宽度一定要够大。

（3）按照前足的要求，骨移植时，移植骨近端要争取插入跗骨或距骨骨质内，以求愈合快，并建立相对稳定的骨支架，所以骨瓣的长度不宜太短。

（4）血管蒂要够长，保证吻合后没有张力，特别是如果足背皮肤条件不是太好者。在肩部皮瓣设计时应在血管蒂处带一个舌瓣，以保证血管吻合后有一个宽松健康的血管通道。

（5）肩胛部皮瓣血循环较好，皮瓣形状可自由截取，为保证修复后平整，应对受区所需的皮瓣形状与大小进行仔细测量和安排。

### （三）体位

侧卧位，因手术涉及肩胛部及足两个部位，取皮瓣时稍向前倾斜，待皮瓣取完后将体位改成半仰卧位，以便实施足部的移植手术，特别是在血管吻合时如没有合适的显露和体位难以保证吻合质量。

### （四）麻醉

多采用全麻，也可选用上下两个平面的硬膜外麻醉。

### （五）手术步骤

1. 切取肩胛复合组织瓣

（1）根据受区需要而定，一般采用梭形切口。分两步进行，第一步显露血管蒂，由腋后皱襞向肩胛冈联线中点做一6 cm切口；第二步待血管蒂解剖出来后，由上述切口之两端向肩胛骨下角做两弧形切口，使皮瓣呈梭形。先在切口中分离解剖三边孔。三边孔中仅有少许疏松结缔组织，用血管钳稍加钝性分离，在孔内即可看到旋肩胛动脉搏动。如看不到搏动，用示指向肩胛盂下3～4 cm处肩胛骨外侧缘抵压即可

触到旋肩胛动脉深支的搏动。然后用钝性分离，即可显露旋肩胛动脉及其 2 条伴行静脉。此血管束在三边孔顶角分为深、浅 2 支，慎勿损伤。旋肩胛动脉除深、浅 2 条大的分支，沿途还发出 2 ~ 3 支细小肌支，应仔细予以结扎，以免撕破出血。

（2）血管蒂游离后，做一梭形切口。由肩胛骨外侧缘将小圆肌切断，向下分离大圆肌，用手指将肩胛骨外侧缘由胸壁掀起。在肩胛盂下约 1 cm 肩胛骨外侧缘内 2 ~ 3 cm 处用钻头钻一小孔，把线锯送入，向肩胛骨外侧方向锯开肩胛骨外侧缘。下端用同法锯开。此时，术者左手将肩胛骨外侧缘连同皮瓣抓在拇指与其他手指之间，将另一侧的软组织连同部分肌肉切开直至肩胛角，用骨剪或线剪即可很容易地将菲薄的肩胛骨由两个骨孔之间剪开。

（3）待受区准备就绪后，即可断蒂。断蒂前再次检查骨皮瓣血供情况。断蒂部位一般由胸背动脉分支处结扎切断。如果要较长的血管蒂，则先将胸背动、静脉结扎切断，然后由肩胛下动、静脉起始部结扎切断。

2. 骨骼固定

骨骼固定方法有两种情况：如距骨头或趾骨还存在，骨瓣为嵌入移植；远端足趾跖骨均已丧失，移植之肩胛骨无法嵌入，只能将近端插入远侧跗骨或距骨，称为插入移植。

（1）嵌入移植：在缺损近端的跗骨或距骨按照所需部位凿一个与移植骨直径相当的骨洞，将远端跖骨或趾骨断端制成粗糙面，仔细核准移植骨所需长度，用一枚 2 mm 克氏针自近向远穿过肩胛骨边缘骨嵴部，因此处骨质内无明显腔隙，穿针时一定要把握方向，穿出远端 1 ~ 2 mm 再经跖骨或趾骨髓腔从跖底或趾尖穿出，调换克氏针骨钻的固定端，将肩胛骨骨条近端插入预制好的跗骨远端骨内，克氏针再向近推进 3 ~ 4 cm，查固定可靠，即可行移植缝合皮瓣及吻合血管。

（2）插入移植：前足缺损时，远端假如没有跖骨，也没有趾骨，也就是远端无法做骨骼对端固定，为保证骨移植重建足弓的稳定性，也为了在重建一个稳定的纵弓的同时重建一个稳定的横弓。在肩胛骨骨瓣切取时不仅切取外侧缘，肩胛下角也应同时取下，将骨瓣修整成 L 形，移植时，近侧跗骨打洞和经髓固定，方法与嵌入移植基本相同。在远端要将邻近的跖骨头伤侧制成粗糙面，按照前足横弓的弧度要求将肩胛骨通过螺针固定到邻侧的跖骨头上。如果仅缺第 1 跖骨，所需肩胛角的宽度狭些，如果第 2 ~ 3 跖骨同时缺损，所需肩胛角则相对要宽一些。

3. 血管吻合

骨骼固定稳妥后，即可行血管吻合。一般用肩胛下动脉或旋肩胛动脉与足背动脉吻合，以 9-0 无损伤缝合线行间断缝合，同样将肩胛下静脉或旋肩胛静脉与大隐静脉吻合，这是因为足背动脉伴行静脉外径太细，不匹配，而大隐静脉与肩胛下静脉外径相当，吻合血管的质量有保证。

4. 足底感觉功能重建

用肩胛部皮瓣重建足底的感觉功能比较困难，因该部皮肤不是由单一感觉神经支配的，不可能通过缝合皮瓣感觉神经来重建再造前足的感觉功能，而足的感觉恢复又十分重要。作为补救的办法是：把胸背神经与足背内侧或足背中间的皮神经缝合，胸背神经是运动纤维为主的神经，内含有少量感觉纤维。实践证明将感觉神经与胸背神经缝接后，局部皮肤可恢复一些保护性触觉，特别是皮肤失神经营养状态有所缓解。在足底负重点用感觉神经植入的方法无论从实验到临床证明都是有意义的，手术时从足背切口取一段皮神经与趾神经吻合后，植入相当第 1 或第 5 跖骨头负重区。当然如果皮瓣移植足部分面积很小，可不做神经植入，四周的皮肤感觉神经以及创面基底部的感觉神经可以进一步延伸到皮瓣，从而恢复移植皮瓣部分感觉功能。

5. 创面闭合

血管神经修复后，即可闭合创面，皮下置引流条，并小腿石膏托固定制动。

## 四、小腿外侧复合组织瓣带蒂逆行移植修复前足外侧缺损

前足外侧第 5 跖骨也是足三点支撑的基石之一，失去这块基石，同样整个足就失去平衡，也需要重建。前足外侧缺损当然也可以用肩胛部复合瓣重建，但如缺损不仅包括第 5 跖骨，骰骨乃至部分距骨也缺如，

肩胛缘骨瓣的长度就满足不了修复需要，此时髂骨瓣长度也不够，小腿外侧复合瓣是最佳也是唯一的选择。

**（一）适应证**

（1）前足外侧缺损，如果系内侧缺损血管蒂转移则较为困难。

（2）小腿外侧上段皮肤健康，无损伤、炎症，可以直接切取复合组织瓣，并向下游离出相当长的血管蒂以便逆行转移修复前足。

（3）如果前足外侧缺损合并感染，病灶应相对稳定，周围皮肤软组织无红肿等急性感染现象，可对病灶实施彻底清除者。

**（二）手术设计**

（1）彻底清除病灶并切除失去功能的挛缩瘢痕组织。

（2）腓动脉血管蒂要够长，皮瓣要尽量靠近上方。

（3）要携带腓肠外侧神经修复前外侧的感觉，重建足的感觉功能。

（4）血管蒂隧道应设计在内踝后，隧道要相对宽松，为保证血管蒂不受压，在皮瓣远端应设计一个三角瓣以扩充隧道。

（5）腓骨远侧断端逆转插入跗骨或距骨应够深，以求可靠的稳定性。

（6）术前应仔细探测腓动脉皮支的穿出点，以这些点为中心设计皮瓣，保证皮瓣有充足血液供应。

（7）要同时携带部分比目鱼肌及踇长屈肌以填补残腔，修复足底的厚度，尽可能恢复足部外形。

**（三）体位**

仰卧位。

**（四）麻醉**

选用硬膜外麻醉，也可选用全麻。

**（五）手术步骤**

1. 骨骼固定

同肩胛骨固定一样也可分为嵌入式固定和插入式固定。固定方法与注意事项也相同，唯一不同的是肩胛骨有肩胛下角可利用，可顺利与邻近跗骨建立骨性连接。而腓骨远端要与邻近跗骨形成骨性连接，就显得复杂一些，一般来说如果只缺第5跖骨，把第4跖骨远端和移植腓骨远端制成粗糙面，用一枚螺钉将之与第4跖骨头固定在一起就可以。如果缺两根跖骨则需在移植腓骨和第3跖骨间植一骨块，再用一枚螺钉从移植腓骨经过植骨块一起固定到第3跖骨头上，以重建足的横弓和纵弓。有时我们不做骨性融合，而是分离解剖一段趾长伸肌腱，移植腓骨远端钻一骨孔，将趾长伸肌腱通过骨孔，环绕到第4跖骨颈部并绕过第4跖骨颈内侧再与趾长伸肌腱编织缝合，通过重建跗骨横韧带方法固定移植腓骨远端，也取得了良好效果。

2. 感觉功能重建

小腿外侧复合瓣切取时携带腓肠外侧皮神经，复合瓣转位移植后可将腓肠外侧皮神经与足背中间或足背内侧皮神经缝合，因皮瓣切取位置偏小腿上方，腓肠神经切取长度有限，常不能直接与足背神经缝合，吻合时常需游离一段神经做移植，这样手术较麻烦。后来我们将趾神经从远端游离出来与腓肠外侧皮神经吻合，两断端距离较接近，缝合较为容易，趾神经两侧有重叠交叉支配，切取后对足趾感觉影响不大。

**（六）注意事项**

（1）连同腓骨头切取时要保护好腓总神经。一般先要把腓总神经游离保护起来。

（2）腓骨下1/4段参与踝关节组成，不能切除，否则将影响踝关节的稳定，久而久之可造成创伤性关节炎，如果切取腓骨超过全长1/4，宜在踝关节上胫、腓骨之间进行植骨融合，但腓骨远端所留长度不得少于5 cm。

（3）手术中要保护好腓动脉穿支，防止皮瓣和腓骨分离。

（4）小腿外侧复合组织瓣逆转移植，有时静脉回流不足，可采取将腓静脉与足内侧大隐静脉做吻合，以解决静脉回流不足的问题。

（5）腓骨做嵌入移植时，如果邻侧距骨头缺损，腓骨经髓固定后发现稳定性不好，应增加距骨横韧带重建术。

## 五、带血管小腿内侧皮瓣与髂骨瓣联合修复前足缺损

前足部分缺损选用何种方法，除考虑供区因素外，最主要是取决于前足骨骼缺损情况，一般情况下前足缺 1 根跖骨用腓骨或肩胛骨附加相关的皮瓣修复即可，缺 2 根跖骨可利用肩胛骨外侧缘及肩胛骨下角，以重建足的纵弓和横弓，如果缺 3 根跖骨，肩胛骨是达不到要求宽度的，只有利用髂骨才够宽，但髂部皮下脂肪厚，又不能携带皮神经重建感觉，特别是肥胖患者难以应用。在此情况下可采用带血管小腿内侧皮瓣与髂骨瓣形成的组合瓣来修复前足缺损。为保证移植髂骨的血供，可将逆转的胫后动、静脉残端与供应髂骨的旋髂深动、静脉吻合，以重建移植髂骨的血液循环。这也不失为修复前足缺损的一种办法。

### （一）适应证

（1）前足缺损，长度不超过 10 cm，宽度不超过 3 根跖骨者。

（2）小腿及踝内侧皮肤没有受损伤，可供做皮瓣移植者。

（3）胫前动脉完好，利用胫后动脉后不会对该侧肢体造成血供危象者。

（4）患者肥胖，髂腹部皮下脂肪厚，做髂骨皮瓣移植修复后足外形估计不好者。

（5）如系前足开放伤且合并感染，病灶基本稳定者。

### （二）手术设计

（1）胫动、静脉血管蒂要够长，逆转后要保证没有张力。

（2）皮瓣面积要够大，大隐静脉尽量包含在皮瓣内。

（3）隐神经蒂应够长，逆转后能顺利与足背内侧皮神经缝合。

（4）皮瓣的血管蒂隧道要够宽，沿途没有受压情况。

（5）所取髂骨瓣要够长够宽，嵌入跗骨的长度应达 1 cm。

（6）选用同侧髂骨，利用髂嵴代替第 1 跖骨，并利用髂嵴的弧度重建足纵弓，利用髂骨翼的弧形重建足的横弓，利用髂肌恢复足底的厚度，并把供应髂骨的旋髂深动、静脉蒂准备好，以便与逆转的胫后动、静脉远侧断端吻合。

（7）联合组织瓣设计：仔细测量前足骨骼及皮肤缺损范围，根据骨骼缺损范围在同侧髂骨取带旋髂深血管的髂骨瓣。根据前足皮肤缺损范围和需胫后血管的血管蒂长度，在小腿内侧设计相应大小和形状的带蒂岛状皮瓣，并沿大隐静脉标出切取隐神经的切口。

### （三）体位

取仰位。

### （四）麻醉

硬膜外或全身麻醉。

### （五）手术步骤

1. 切取髂骨瓣

由髂嵴中部做切口，沿髂嵴弧度切至髂前上棘，继续向前沿腹股沟韧带上方切开股动脉搏动处。在股三角腹股沟韧带上方显露股动、静脉及髂外动脉，在髂外动脉发出腹壁下动脉的对侧找到旋髂深动脉，沿血管束向髂骨方向分离，切断结扎沿途分支及腹壁肌肉的分支。在髂前上棘附近仔细分离出股外侧皮神经，保留好附着在髂嵴及髂窝的肌肉，髂骨外侧的肌肉予以剥离，按照设计大小用骨刀切取髂骨，备用。

2. 切取小腿内侧逆行岛状皮瓣

按手术设计先从皮瓣后侧切开皮肤，在深筋膜深面，腓肠肌及比目鱼肌表面向前分离，在小腿下段至肌间隔处可见血管神经束。将胫神经从血管束分离出来，继续向上分离，显露出所需胫血管全长。切开皮瓣的前缘，沿深筋膜下向后分离，直至肌间隔处，切开并结扎肌肉的分支。在切口上端沿大隐静脉行走方向切开分离出隐神经，结扎大隐静脉的远近端，用血管夹阻断胫后动、静脉，观察阻断远端胫后

动脉搏动情况和皮瓣皮缘出血情况，如皮瓣血供可靠，即可切断并结扎胫后动脉，提起皮瓣向远端分离直至血管蒂所需长度为止。

3. 固定骨骼

在跗骨凿上骨槽，其大小正好容纳髂嵴及髂翼。用1枚2 mm克氏针从髂嵴远端穿入，垂直从髂骨表面穿出，将髂嵴及髂翼插入骨槽，将克氏针钻入跗骨中固定。髂骨的倾斜度相当于足纵弓弧度，在髂板的前下角钻孔，邻近跗骨头制成粗糙面，将趾长伸肌腱穿过骨孔，捆绑在跗骨颈部。如果检查时发现固定尚不可靠，可从髂骨表面再向跗骨打一克氏针追加固定。

4. 吻合旋髂深血管与胫后血管

小腿内侧皮瓣逆行转移到前足，按照设计先予以定位缝合数针。将胫后动、静脉血管蒂和旋髂深动、静脉血管蒂行端端吻合，吻合后观察肌袖出血情况。

5. 神经缝接，重建足底感觉功能

将隐神经与足背内侧皮神经对端缝接。吻合神经可采用外膜缝合法，缝合处应避免有张力。

6. 闭合创面

血管神经修复后即可闭合创口，皮下置引流条，手术侧石膏托固定。

**（六）注意事项**

（1）本术式为串联式组合组织瓣，在切断结扎胫后动脉近端时，远端结扎要靠近末端，尽量不用血管夹，因用血管夹在皮瓣分离、转移过程中常易脱落引起出血。有时担心一个血管夹不保险，用两个血管夹阻断血管，反而更易引起血管壁损伤。

（2）髂嵴及髂骨翼用克氏针固定不可靠时，也可用长螺钉斜行向上将髂嵴固定到跗骨上。

（3）在髂嵴内侧应携带1 cm肌袖，特别是髂前上棘附近是重建跗骨头负重点，其底面应有肌肉组织铺垫以恢复足底的厚度。

# 第十节　跟腱及皮肤软组织缺损的一期重建

跟腱是人体中最粗大的肌腱，由小腿三头肌（比目鱼肌，腓肠肌内、外侧头）肌腱在足跟上方约15 cm处融合形成，主要功能是屈小腿和足跖屈。诸多原因可导致跟腱的断裂、缺损。临床工作中，跟腱缺损的伤情复杂，以单纯跟腱缺损、跟腱合并跟区皮肤缺损和跟腱－跟骨－跟区皮肤复合缺损常见。跟腱的功能不仅在于其良好的滑动以便带动踝关节跖屈的功能，还需具备良好的抗张强度；跟区也是穿鞋和负重的功能部位，需外形佳，耐磨性能好，其修复困难。目前，应用显微外科手术方法是跟腱及皮肤软组织缺损的一期重建的主要手段。

## 一、吻合血管大收肌腱组织瓣移植一期修复跟腱及皮肤软组织缺损

应用带血供的大收肌腱组织瓣移植是一期修复跟腱及皮肤软组织缺损较理想的方法之一。

**（一）应用解剖**

（1）在缝匠肌前缘入路切开皮肤时，要注意保护大隐静脉及隐神经。

（2）股内侧肌与大收肌腱有时相贴甚紧，宜切开股内侧肌肌膜，在肌膜侧做钝性分离，以保护膝降动脉关节支。

（3）截取大收肌腱瓣时要保持关节支与肌腱相连，防止分离，影响肌腱的血供。

（4）切取大收肌腱－骨瓣时，前方应注意勿伤及髌上囊，下方应注意勿伤及膝关节囊。

（5）约有1/5左右的关节支和隐动脉为非共干型，而为直接型，大收肌腱骨瓣和（肌）皮瓣可分别以关节支和隐动脉血管为蒂。

（6）有的闭孔神经膝关节支与大收肌腱伴行，术中注意保护，防止术后出现膝关节皮肤感觉过敏。

（7）U形大收肌腱填充跟腱缺损区是否影响其血供？腱膜状大收肌腱与跟腱相比，其截面积相差较大，但U形大收肌腱往往能填充跟腱缺损区。用跟腱筋膜包绕后，跟腱外形良好，但须注意膝降血管关

节支不能扭曲，吻合血管后要镜下观察大收肌腱远端的渗血情况。

（二）皮瓣设计

膝降动脉发出的关节支分布于大收肌腱、股骨内侧髁，隐支发支供应缝匠肌下 1/3 段和小腿内侧中上部皮肤。可根据膝降动脉的分支分布类型和受区组织缺损修复需要，设计相应的组织瓣，主要有以下几种。

1. 大收肌腱 – 骨瓣

以膝降血管 – 关节支大收肌腱 – 骨瓣吻合血管游离移植，适用于单纯跟腱伴小面积跟骨缺损的修复。切取时结扎膝降动脉和关节支的其他分支，如股内侧肌支和隐动脉。

2. 大收肌腱 – 骨皮瓣

以膝降血管带隐血管切取小腿内侧上部皮瓣，带关节支携带大收肌腱骨瓣，可形成膝降血管大收肌腱 – 骨皮瓣。根据受区的功能需要，缝接隐神经，建立皮瓣的感觉功能，可修复跟骨跟腱伴跟区皮肤缺损。

3. 大收肌腱 – 骨肌皮瓣

在大收肌腱 – 骨肌皮瓣设计的基础上，根据受区的修复需要，可设计带股内侧肌支携带部分股内侧肌或以隐动脉携带缝匠肌下段的肌皮瓣，形成膝降血管大收肌腱 – 骨肌皮瓣。既可填充受区，改善血供，又可在大收肌腱较薄弱的个体，增加大收肌腱的强度，对跟腱跟骨的感染性缺损修复有重要意义。

（三）体位

仰卧位，健侧肩、臀垫高。

（四）麻醉

硬膜外麻醉或腰麻。

（五）常用术式

1. 吻合膝降血管大收肌腱游离移植修复跟腱缺损

自股骨收肌结节向上纵向切口 10 cm，切开皮肤、皮下组织，保护大隐静脉，将缝匠肌和股内侧肌拉向两侧，即可见关节支及大收肌腱，向上追溯可见膝降血管及其隐血管、股内侧肌支等分支。游离膝降血管，保护关节支，结扎其他分支，向下游离大收肌腱，并结扎关节支的终末支、股骨内侧髁骨膜支和膝上内侧血管，最后断蒂移植。

2. 吻合血管大收肌腱 – 隐血管神经皮瓣游离移植修复跟腱伴皮肤缺损

按上述切口暴露大隐静脉、膝降血管、隐血管及隐神经。于膝下内侧做梭形切口，切开皮肤至深筋膜，确认大隐静脉、隐血管和隐神经在皮瓣内，然后游离大收肌腱，形成膝降血管蒂大收肌腱—隐血管神经皮瓣的复合组织瓣，即可断蒂游离移植，膝下内侧创面可直接缝合或游离植皮。受区血管为胫后血管，动脉可采用端端吻合或端侧吻合，受区静脉为大隐静脉或小隐静脉和胫后静脉，神经为腓肠神经。锥状大收肌腱可直接填充跟腱缺损，膜状大收肌腱 U 形填充缺损处。

3. 吻合膝降血管大收肌腱 – 骨 – 隐血管复合组织瓣修复跟腱复合缺损

当跟腱伴跟骨止点及皮肤缺损时，可采用此术式；如果跟骨缺损大，则可用腓浅血管蒂腓骨头骨瓣重建部分跟骨的同时，组合使用此复合组织瓣，一期修复跟腱、重建跟腱及其止点。并且修复跟区的皮肤缺损。

（六）术后处理与康复指导

术后常规抗痉挛、抗血栓、抗感染治疗，长腿石膏托外固定。术后 2 周通过彩色 Doppler 观察膝降动脉 – 胫后动脉吻合口通畅及再造跟腱区的血流图情况。术后 4 周在长腿石膏托的保护下做腓肠肌主动收缩，以免腓肠肌进一步萎缩。术后 6 周拆除石膏扶拐步行，并做双足提跟功能锻炼。术后 8 周弃拐步行，做单足提跟锻炼。一般术后 3 个月可逐渐恢复正常或接近正常步态。修复后跟的隐血管神经皮瓣需感觉恢复后再正常穿鞋，以免皮瓣破溃。

## 二、吻合血管髂胫束移植一期修复跟腱及皮肤软组织缺损

髂胫束，即阔筋膜的外侧增厚部分，是大腿的深筋膜结构，外形呈扁带状，起自髂嵴前份的外侧唇，其上部为两层，包裹阔筋膜张肌，下部为上述两层愈合而成，形成上宽下窄的腱性结构，向下以纵向纤

维紧附着于胫骨外侧髁。髂胫束上部血供来源于旋股外侧动脉和股深动脉的穿动脉；其下部血供来源于膝上外侧动脉、膝最上外侧动脉及第4穿动脉，上、下部通过旋股外侧动脉降支形成主要吻合。髂胫束纵跨膝关节外侧，并与腓侧副韧带、膝关节囊外层愈着，故膝关节动脉网也是其血供来源之一。

膝上外侧血管解剖位置恒定，起始外径粗，可满足吻合血管移植。它修复跟腱缺损的同时形成膝上外侧皮瓣，一期修复跟腱伴跟区皮肤缺损；也可带股外侧肌瓣用于填充感染性跟腱缺损区残腔，带血供利于抗感染；还同时可携带股外侧髁骨瓣，一期修复跟腱伴跟骨缺损，手术时将髂胫束远端埋于骨瓣与跟骨残端之间，用骨松质螺钉固定，达到重建跟腱止点的目的。膝上外侧皮瓣感觉由股外侧皮神经支配，将该皮神经与受区腓肠神经缝合，可在修复跟腱区皮肤缺损时重建其感觉功能。

### （一）应用解剖

#### 1. 血管蒂

由于膝上外侧血管紧贴股骨外侧髁后侧骨膜表面，尽管血管主干周围有许多脂肪组织，但膝上外侧静脉壁薄，要耐心分离，为防止损伤，可先断蒂再游离血管主干。膝最上外侧血管从股血管分出，在股外侧肌内走行与膝上外侧血管吻合，故切取时须顺肌纤维仔细分离，以免损伤。

#### 2. 髂胫束

（1）髂胫束与跟腱相比，其厚度相差较大，故切取髂胫束时，可在髂胫束穿支的穿出点周围适当加宽切取髂胫束，然后游离两缘，向血管穿出点中央包绕缝合，形成双层髂胫束，以增加修复跟腱的强度，但术中注意穿支不能扭转。

（2）膝上外侧血管升、降支各有1支穿支供养髂胫束，通常外径有1 mm左右，术中可根据切取髂胫束瓣（皮瓣）的大小，选择1支或将2支都包含在瓣内，一般保留降支的穿支，即可满足其血供要求，而且降支的穿支属肌间隙血管，手术操作简易，损伤小。

#### 3. 腓总神经

位于股二头肌短头的内侧，暴露股二头肌短头与股外侧肌肌间隔时，不要牵拉时间太长，以免造成腓总神经的牵拉性损伤。

### （二）体位

取供区侧肩、髋垫高俯卧位。

### （三）麻醉

硬膜外麻醉、全麻。

### （四）切口设计

膝上外后侧弧形切口，长10～15 cm。

### （五）手术步骤

#### 1. 暴露髂胫束血管蒂

于股二头肌短头外侧缘进入肌间隙，屈膝位拉开股二头肌短头，于腓骨头上缘垂直距离5 cm左右平面寻找膝上外侧血管，暴露主干，结扎膝中血管和股二头肌支，对骨膜支及股外侧肌支视受区具体情况决定取舍。

#### 2. 切取髂胫束瓣

切取相应长度和3～4 cm宽的髂胫束（皮瓣），贴股骨外侧髁骨膜表面仔细游离膝上外侧血管，确认升支和（或）降支进入髂胫束瓣内后，然后断蒂进行吻合血管游离移植。

#### 3. 髂胫束皮瓣神经选择和处理

大腿前外侧下段由股外侧皮神经前支支配，前支通常在髂前上棘与髌骨外上缘连线1 cm范围内走行，在制备带感觉神经皮瓣时，可沿此标志线纵形分离，容易寻找。另外，腓总神经位于股二头肌短头的内侧，暴露股二头肌短头与股外侧肌肌间隔时，牵拉时间不要太长，以免造成腓总神经的牵拉性损伤。

### （六）优缺点

跟腱通常至少需要承受人体1.2倍体重的拉伸力，才能满足下肢的基本功能，与腹直肌前鞘、腓骨长肌腱等自体材料相比，应用带血供的髂胫束修复跟腱缺损的优点是具有力学性能好，再造跟腱外形不臃肿，而且供区影响小的优点。本术式血管解剖位置恒定，血管蒂长，口径粗，可用一血管蒂同时完成髂胫束、肌、皮、骨（骨膜）复合组织瓣移植，可满足跟腱、跟骨和皮肤缺损的修复。术式的缺点是，膝上外侧血管位置较深，紧贴股骨外侧髁后骨膜表面走行，如操作不当，易损伤血管主干，导致移植失败；如果皮瓣切取的宽度 > 8 cm，供区需植皮修复创面，对膝关节功能可能会有些影响。

## 三、吻合血管腹直肌前鞘皮瓣移植一期修复跟腱及皮肤软组织缺损

蔡锦芳等于 1991 年介绍了腹直肌前鞘皮瓣移植一期修复跟腱及皮肤软组织缺损，取得了较理想的效果。腹直肌前鞘皮瓣是以腹壁下或上血管为蒂的肌皮瓣，具有血管解剖恒定、蒂长、管径粗，解剖方便等优点，可用于游离移植修复某些足部缺损。

### （一）适应证

若是单纯的跟腱缺损，可用阔筋膜或腓肠肌腱膜移植修补，但如伴有皮肤软组织缺损且合并感染时即难以适用。但设计以腹壁下血管为蒂带腹直肌前鞘的游离皮瓣，血管蒂长，可利用胫后动脉的残端进行吻合，使难题迎刃而解。若无皮肤缺损亦可单纯切取带以腹壁下血管为蒂的游离腹直肌前鞘瓣修复跟腱缺损。

### （二）体位

取仰卧位，健侧垫高。

### （三）麻醉

硬膜外麻醉、全麻。

### （四）皮瓣设计

根据跟腱及皮肤缺损大小在脐旁设计一腹直肌前鞘皮瓣，用甲紫做好标志，并标出腹壁下动、静脉表面投影（图 8-4）。

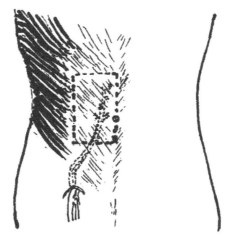

**图 8-4 肌皮瓣设计**

### （五）手术步骤

手术分两组进行。

1. 受区处理

先将跟部肉芽及周围瘢痕组织清除，用 1 ∶ 1 000 苯扎溴铵液浸泡，然后自伤口上下找出跟腱的远、近端，并将腱端的瘢痕组织切除，准确测量缺损长度，在切口近端找出胫后动、静脉及大隐静脉，以备吻合。

2. 下肢组

先将肉芽及周围瘢痕组织清除，用 1 ∶ 1 000 新洁尔灭液浸泡，然后自伤口上下找出跟腱的远、近端，并将腱端的瘢痕组织切除，准确测量缺损长度，在切口近端找出胫后动、静脉及大隐静脉，以备吻合。

3. 腹部组

根据跟腱及皮肤缺损大小在脐旁设计一腹直肌前鞘皮瓣，经反复核算准确无误后，用甲紫做好标志，

并标出腹壁下动、静脉表面投影。先切开皮肤、皮下组织，分离解剖腹壁下动、静脉，在其进入腹直肌处，切开部分肌组织，寻出分布至前鞘和皮肤的血管分支。按设计切取腹直肌前鞘皮瓣，为保证血管分支的完好，可在局部前鞘深面连带小块薄层肌肉（图 8-5A）。将前鞘光面朝外，卷成筒状，以 1-0 丝线间断缝合固定（图 8-5B）。然后进行吻合血管的游离皮瓣移植，先将腹直肌前鞘筒两端分别与跟腱远、近端用丝线或 4 号尼龙线做对端间断缝合修复跟腱缺损（图 8-5C）。腹壁下动脉与胫后动脉吻合，腹壁下静脉与大隐静脉吻合，最后缝合皮瓣。术毕皮下置引流管，用石膏托将踝关节固定于跖屈位，8 周后开始功能锻炼。

4. 供区修复

本法仅切取部分腹直肌前鞘，腹直肌及其后鞘仍保存完整，通常情况下不会削弱腹直肌肌力。为减轻皮肤缝合张力，可将腹外斜肌腱鞘缘与残存的腹直肌前鞘边缘或白线缝合，然后缝合皮肤，对合一般不会发生困难。术后常规用腹带捆扎，以防腹胀时增加缝合张力，并可减轻咳嗽时的疼痛。

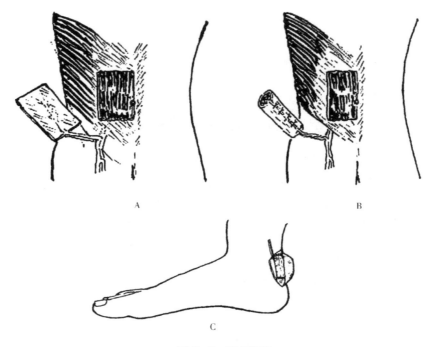

**图 8-5　手术步骤**

A. 切取肌皮瓣；B. 前鞘卷成筒状；C. 移植修复跟腱缺损

### （六）优缺点

1. 优点

（1）前鞘及皮瓣面积可任意切取，能满足要求。

（2）前鞘有血供，抗感染力强，可用于感染创面。

（3）腹直肌前鞘较强韧，经锻炼后能满足足跟部拉力的要求。

（4）血管蒂长，可利用胫后动脉残端吻合，不影响胫前动脉。

（5）供区隐蔽，可直接缝合。

（6）手术可一期完成，疗程短，效果好。

2. 缺点

肥胖者特别是女性腹壁脂肪较厚，腹直肌前鞘移植后，显得臃肿，有时甚至穿鞋亦发生困难，常需做二期削薄整形术。

# 第九章

## 运动系统慢性损伤

### 第一节　基础临床理论

　　运动系统慢性损伤是临床常见病损，较急性损伤多见。无论是骨、关节、肌、肌腱、韧带、筋膜、滑囊及其相关的血管、神经等，均可因慢性损伤而受到损害，表现出相应的临床征象、人体对长期、反复、持续的姿势或职业动作在局部产生的应力是以组织的肥大、增生为代偿，超越代偿能力即形成轻微损伤，累积、迁延而成慢性损伤。当人体有慢性疾病或退行性变时，可降低对应力的适应能力；局部有畸形时，可增加局部应力；在工作中注意力不集中、技术不熟练、姿势不准确或疲劳等，均可使应力集中，这些都是慢性损伤的病因。手工业和半机械化产业工人、体育工作者、戏剧和杂技演员、伏案工作者及家庭妇女均是本类疾病的好发者。慢性损伤是可以预防的，应预防其发生和复发，并以防治结合，以增加疗效。单治不防者症状往往复发，反复发作者，治疗甚为困难。

#### 一、临床特点

　　慢性损伤虽可发生在多种组织及器官，但临床表现却常有以下共性：①躯干或肢体某部位长期疼痛，但无明显外伤史；②特定部位有一压痛点或包块，常伴有某种特殊的体征；③局部炎症不明显；④近期有与疼痛部位相关的过度活动史；⑤部分患者有可能产生慢性损伤的职业、工种史。

#### 二、治疗原则

　　（1）本病是慢性损伤性炎症所致，故限制致伤动作、纠正不良姿势、增强肌力、维持关节的不负重活动和定时改变姿势使应力分散是治疗的关键。

　　（2）理疗、按摩等方法可改善局部血液循环、减少粘连，有助于改善症状。局部涂擦"理通""正红花油"等中药制剂后再以电吹风加热也有较好效果。

　　（3）局部注射肾上腺皮质类固醇（醋酸泼尼松龙、甲基泼尼松龙等）有助于抑制损伤性炎症，减少粘连，是临床上最常用的、行之有效的方法。国内使用这一疗法已40余年，绝大多数患者由此而解除痛苦。但据笔者统计，已有注射后出现难以治疗的继发感染；药物注入动脉引起血管痉挛、栓塞而肢端坏死；注入神经鞘内继发神经炎；反复腱鞘内注射引起肌腱自发性断裂；伤及胸膜出现气胸及误注入骶管引起一过性下肢瘫痪等严重并发症。故使用时必须注意：①诊断明确，一定是慢性损伤性炎症，而非细菌性炎症或肿瘤；②严格无菌技术；③注射部位准确无误；④按规定剂量及方法进行（通常视部位不同，一次可用类固醇 0.5 ～ 1 mL，加 2% 利多卡因溶液 0.5 ～ 4 mL，7 ～ 10 天 1 次，3 ～ 4 次为 1 个疗程。间隔 2 ～ 4 周后可重复 1 个疗程）。常见并发症：①继发感染；②误入动脉；③误入神经鞘内；④反复腱鞘内注射引起肌腱自发性断裂；⑤气胸；⑥误入骶管致下肢瘫痪。

（4）非甾体抗炎药。

目前用于慢性损伤的非甾体抗炎药物不下 10 余种，长期使用均有不同程度的副作用，其中以胃肠道损害最多见，其次为肾、肝损害。使用时可考虑以下几点：①必要时才短期使用；②交替使用不同种类药物；③使用肠溶剂型或控释剂型；④同时辅以肌肉解痉药和镇静剂以增加疗效，减少抗炎药剂量。临床常用非甾体抗炎药有：布洛芬缓释胶囊（芬必得 0.3 g，每日两次）、萘丁美酮片（瑞力芬 1 g，每晚一次）、舒林酸片（奇诺力 0.15 g，每日两次）以及双氯芬酸二乙胺盐乳胶（扶他林乳胶剂，外用）。

（5）手术治疗。

对某些非手术治疗无效的慢性损伤，如狭窄性腱鞘炎、神经卡压综合征及腱鞘囊肿等，可行手术治疗。

## 三、预防

多数慢性损伤均有可能预防其发生。对运动员、戏剧、杂技演员进行科学训练；流水线工作人员定时做工间操；长期固定姿势工作者，定时改变姿势等均有助于分散应力、改善血液循环，以减少局部累积性损伤。当慢性损伤症状首次发生后，在积极治疗的同时，应提醒患者重视损伤局部的短期制动，以巩固疗效、减少复发。

# 第二节　肩周炎

## 一、定义

肩周炎（frozen shoulder）又称为肩关节周围炎或肩关节周围组织炎，是中老年人的一种常见病。因此病多发生在 50 岁左右，有人称它为"五十肩"，也称粘连性关节囊炎，俗称"凝肩"。它是肩周肌肉、肌腱、滑囊和关节囊等软组织的慢性炎症，形成关节内外粘连，阻碍肩的活动。临床特征为肩痛和活动障碍。

## 二、病因

肩周炎的发病原因常为因肩部慢性劳损、蜕变或一次急剧的创伤，引起肩部软组织急、慢性无菌性的炎症反应。

### （一）肩部原因

（1）本病大多发生在 40 岁以上中老年人，软组织退行性变，对各种外力的承受能力减弱是基本因素。

（2）长期过度活动、姿势不良等所产生的慢性致伤力是主要的激发因素。

（3）上肢外伤后肩部固定过久，肩周组织继发萎缩、粘连。

（4）肩部急性挫伤、牵拉伤后因治疗不当等。

### （二）肩外因素

颈椎病，心、肺、胆道疾病发生的肩部牵涉痛，因原发病长期不愈使肩部肌肉持续性痉挛、缺血而形成炎性病灶，转变为真正的肩周炎。

## 三、临床表现

初时肩周微痛，常不注意，以后疼痛加重，肩关节外展、外旋功能受限。检查肩前、后、外侧均可有压痛，外展功能受限，被动继续外展时，肩部随之高耸；严重者肩臂肌肉萎缩，尤以三角肌为明显，疼痛较重，夜间尤甚，外展及内旋、外旋均有严重限制。肩活动受限，不能摸裤袋、扎裤带、摸背、梳头，甚至洗脸漱口等。病程一般在 1 年以内，较长者可达 1 年。技病缓慢，常无明显损伤史。

1. 肩部疼痛

起初时肩部呈阵发性疼痛，多数为慢性发作，以后疼痛逐渐加剧或钝痛，或呈刀割样痛，且为持续性；气候变化或劳累后，常使疼痛加重，疼痛可向颈项及上肢（特别是肘部）扩散；当肩部偶然受到碰撞或牵拉时，常可引起撕裂样剧痛，肩痛昼轻夜重为本病一大特点，多数患者常诉说后半夜痛醒，不能入睡，尤其不能向患侧侧卧。若因受寒而痛者，则对气候变化特别敏感。

2. 肩关节活动受限

肩关节向各方向活动均可受限，以外展、上举、内外旋受限更为明显随着病情进展，由于长期失用引起关节囊及肩周软组织的粘连，肌力逐渐下降，加上喙肱韧带固定于缩短的内旋位等因素，使肩关节各方向的主动和被动活动均受限，当肩关节外展时出现典型的"扛肩"现象，特别是梳头、穿衣、洗脸、叉腰等动作均难以完成，严重时肘关节功能也可能受影响，屈肘时手不能摸到同侧肩部，尤其在手臂后伸时不能完成屈肘动作。

3. 冷

患肩怕冷，不少患者终年用棉挚包肩，即使在暑天，肩部也不敢吹风。

4. 痛

多数患者在肩关节周围可触到明显的压痛点，多位于肩峰下滑囊、喙突、冈上肌附着点等处，尤以肱二头肌腱长头腱沟为甚，少数呈肩周软组织广泛性压痛，无压痛点者少见。

5. 痉挛与萎缩

三角肌、冈上肌等肩周围肌肉早期可出现痉挛，晚期可发生肌萎缩。

6. 失用性肌萎缩

出现肩峰突起、上举不便等典型症状，此时疼痛症状反而减轻。X线及化验室检查：常规摄片，大多正常，后期部分患者可见骨质疏松，但无骨质破坏，可在肩峰下见到钙化阴影。实验室检查多正常。

## 四、诊断

（1）多见于 50 岁以上的患者，女性多于男性，起病缓慢，病程冗长。

（2）肩痛，以夜间为甚，疼痛可向肘和前臂放射。

（3）肩部活动受限。

（4）患肩肌萎缩：有压痛点，见于肩前、后方，肩峰下、三角肌止点处，肱二头肌长头腱部。

（5）X 线检查可有轻度骨质疏松或肩峰下钙化影。

体检：患肩肌萎缩、背阔肌和大、小圆肌等有痉挛。肩的活动严重受限，尤其是外展外旋受限明显，外展时须侧身耸肩。检查时须将肩胛骨下角固定后，才能测出真实的外展角度。体检必须包括颈椎和上肢周围神经，另需包括心、肺、上腹等部。

特殊检查：从 X 线片上仅能见到肩部骨质疏松。如为石灰岩性肌腱炎（钙化性肌腱炎），可在肩峰下见到钙化阴影。

（6）鉴别诊断。

①颈椎病：神经根型颈椎病可因 C5 神经根受到刺激出现肩部疼痛，而长时间疼痛、肌痉挛又可导致慢性损伤性炎症，故颈椎病可有肩部症状，也可继发肩周炎。两者主要鉴别点是，颈椎病时单根神经损害少，往往有前臂及手的根性疼痛，且有神经定位体征。此外，头颈部体征多于肩周炎。

②肩部肿瘤：肩部肿瘤虽较其他疾病少见，但后果严重。临床上有时将中老年人的肩痛长期以肩周炎或颈椎病治疗，从而延误诊断。因此，凡疼痛进行性加重，不能用固定患肢方法缓解疼痛，并出现轴向叩痛者，均应摄片检查，以除外骨病。

## 五、治疗

本病能自愈，一般在 1 年左右能自愈。但时间长、痛苦大，功能恢复不全。急性期需用吊带保证肩的充分静止，给以热疗、针灸、按摩等，但需坚持功能锻炼。服用非甾体镇痛消炎类药物。局部注射醋酸泼尼松龙对压痛点明显者和石灰岩性肌腱炎有效，对压痛点广泛者难奏效。患肩的功能锻炼极为重要。方法以俯身前后内外摆动法、俯身画圈法和爬墙法等为最好。一日数次，忍着轻痛锻炼，但忌被动活动。

（1）早期给予理疗、针灸、适度的推拿按摩，可改善症状。

（2）痛点局限时，局部封闭为首选（可用醋酸泼尼松龙注射液0.5~1 mL和2%利多卡因溶液0.5~4 mL混合液局部封闭）。

（3）疼痛持续、夜间难以入睡时，可短期口服非甾体类消炎止痛药，并口服适量肌松弛剂。

（4）坚持患肩的功能锻炼。

（5）肩外因素所致肩周炎除局部治疗外，还需对原发病进行治疗。

## 六、预防

肩周炎自我防治的七种方法如下。

### （一）两手抱头法

两足站立与肩同宽，两手紧抱绕后脑；两肘拉开，与身体平行；两肘收拢，挟头部，周而复始。

### （二）单手压肩法

以右肩为例。两足似弓步，右脚在前，离桌尺余；左脚在后伸直。右手收于桌上，左手掌按右肩，利用身体向下、向后摆动。

### （三）扩胸分肩法

两足站立，与肩同宽，两手放于胸前，两肘与肩平直，手背在上，掌心朝下。扩开胸怀，分开双肩、吸气；回复时呼气。

### （四）头压手掌法

晚上睡前和早上起床前，仰睡在床，伸直双腿，手掌放在头下面，掌心向上，手背朝下，用头紧紧压住手掌中心（哪边痛就压哪边的手掌），每次20分钟。开始几天，手臂不能弯度过大，手掌也很难伸到位，可先采用侧睡头压手掌的办法。

### （五）捏拿手臂法

取坐位，以左手捏拿右手手臂，从肩到手腕，再由手腕到肩，反复捏拿5~10遍，换手。

### （六）旋摩肩周法

取坐位，以左手手掌贴于右肩，按摩肩周50~100次，使之产生温热感，换手。

### （七）按揉穴位法

按揉肩井，取坐位，以左手中指按揉右肩肩井穴1~2分钟，换手。按揉曲池，取坐位，以左手拇指指尖按揉右臂上的曲池穴1~2分钟，换手。按揉合谷，取坐位，以左手拇指指尖按揉右手合谷穴1~2分钟再换手。

# 第三节　腰肌劳损

## 一、定义

慢性腰肌劳损，为临床常见病、多发病，发病因素较多，主要症状是腰部酸痛，日间劳累加重，休息后可减轻，日积月累，可使肌纤维变性，甚而少量撕裂，形成瘢痕或纤维索条或粘连，遗留长期慢性腰背痛。腰肌劳损实为腰部肌肉及其附着点筋膜，甚或骨膜的慢性损伤性炎症，为腰痛的常见原因。

## 二、病因

发病原因可归纳为三种：第一种，长期工作姿势不良，如弯腰用。侧肩膀扛抬重物，或是习惯性姿势不良，使腰肌长时间处于牵拉状态，造成累积性劳损变性，软组织疲劳则产生腰背酸痛。第二种，腰椎先天或后天畸形，或下腰短缩畸形，或腰部外伤后，腰背肌长时间疲劳等。第三种，腰部软组织急性损伤治疗不当，或反复损伤使组织不能得到充分修复，产生纤维化或瘢痕形成，也是慢性腰痛的原因。

## 三、病理

躯干在负重活动时，位置越低所承受的重量越大，故腰部受力最大，也最集中。躯干的稳定性主要在于脊柱，当脊柱结构失衡时，起辅助稳定作用的腰背肌将超负荷工作，以求躯干稳定。长期如此，肌肉即产生代偿性肥大、增生。此外，长期弯腰工作者，腰部肌持续呈紧张状态，使小血管受压，供氧不足、代谢物积累，刺激局部而形成损伤性炎症。如一组肌肉发生这种慢性劳损，必将使对应肌产生相适应的变化，以补偿原发部位病变后的功能障碍，称为对应补偿调节。如原发病部位的肌肉经对应补偿调节不能维持正常功能，则可使上、下或对侧肌进行再补偿，称为系列补偿调节。上述变化，在临床上表现为一个部位腰痛可随时间而上、下或对侧发展。部分患者也可因为急性腰部外伤治疗不当，迁延而成慢性腰肌劳损。

## 四、临床表现

主要症状为无明显诱因的腰或腰骶部疼痛，反复发作，疼痛可随气候变化或劳累程度而变化，时轻时重，缠绵不愈。在疼痛区有固定压痛点，该点位置常在肌肉起、止点附近，或神经肌肉结合点。在压痛点进行叩击，疼痛反可减轻，这是与深部骨疾患的区别之一。脊椎活动多无异常。急性发作时，各种症状均明显加重，并可有单侧或双侧骶棘肌痉挛征，脊椎侧弯和功能活动受限。部分患者可有下肢牵拉性疼痛，但无串痛和肌肤麻木感。疼痛的性质多为钝痛，可局限于一个部位，也可散布整个背部。可能有脊柱后突、侧突。多有长期坐位、弯腰工作史。

## 五、诊断

（1）患者多有腰部过劳或不同程度的外伤史。

（2）腰部酸痛，时轻时重，反复发作，劳累时加重，休息后减轻。

（3）弯腰工作困难，弯腰稍久，则疼痛加重，常喜用双手捶腰，以减轻疼痛。

（4）检查腰部外形多无异常，俯仰活动多无障碍。少数患者腰部活动受限并有压痛，压痛部位多在骶棘肌处、骶骨后面骶棘肌止点处，或髂骨嵴后部、腰椎横突部。

（5）肌痉挛：触诊时腰部肌肉紧张痉挛，或有硬结及肥厚感。

（6）X线摄片多无异常所见，少数患者可有骨质增生或脊柱畸形。

## 六、治疗

主要是减轻负重、注意休息、药物治疗、理疗辅助。

**（一）一般治疗**

在腰痛发作的急性期，提倡适当卧床休息，以防止病情进一步发展，卧床以硬板为宜。严重者可在腰部两旁置沙袋制动。

**（二）西药治疗**

常可口服非甾体类消炎止痛药，如吲哚美辛（消炎痛 25 mg，每日 3 次，饭时或饭后立即服用，可减少胃肠道不良反应）、布洛芬缓释胶囊（芬必得 0.3 g，一次 1 粒，每日 2 次，早晚各 1 次口服）、塞来昔布（西乐葆 200 mg，每日 1 次口服）等，局部外用肌松弛剂及地西泮之类的镇静剂。压痛点行局部封闭。

**（三）中药治疗**

中药可选人参健脾丸、补中益气丸、强肾片等配合独活寄生丸、活血止痛胶囊等治疗。外用药可选用纳米穴位敷贴、狗皮膏、武力拔寒散、麝香壮骨膏贴于患处或穴位上即可。

**（四）理疗和功能锻炼**

常用的理疗方法主要是热疗、蜡疗、红外线、超声波、激光局部照射等。按摩腰部能够健腰强肾，疏通经络，防治腰肌劳损。

## 七、预防

（1）防止潮湿、寒冷受凉。不要随意睡在潮湿的地方。根据气候的变化，随时增添衣服，出汗及淋雨之后，要及时更换湿衣或擦干身体。天冷时可用电热毯或睡热炕头。

（2）急性腰扭伤应积极治疗，安心休息，防止转成慢性。

（3）体育运动或剧烈活动时，要做好准备活动。

（4）纠正不良的工作姿势，如弯腰过久或伏案过低等。

（5）防止过劳，人就像一台机器一样，过度地运转或超负荷地使用，必然会导致某些部件或整个机器的损害。腰部作为人体运动的中心，过度劳累，必然造成损伤而出现腰痛，因此，在各项工作或劳动中注意有劳有逸。

（6）使用硬板软垫床，睡眠是人们生活的重要部分之一。床的合适与否直接影响人的健康，过软的床垫不能保持脊柱的正常生理曲度，所以最好在木板上加 1 个 10 cm 厚的软垫。

（7）注意减肥，控制体重，身体过于肥胖，必然给腰部带来额外负担，特别是中年人和妇女产后，都是易于发胖的时期，节制饮食，加强锻炼是必要的。

# 第四节 狭窄性腱鞘炎

## 一、定义

狭窄性腱鞘炎是由腱鞘发生纤维病变，使腱鞘内腔变窄，肌腱在腱鞘内活动受阻碍，引起运动困难。在指、趾、腕、踝等部位均可发生，但以手和腕部（桡骨茎突部）最为多见。病因是在日常生活中，由于经常过度使用腕部和拇指，使拇长屈肌、拇长展肌和拇短伸肌不断收缩摩擦，因而在腱鞘内发生水肿增厚，日久纤维性变，形成腱鞘狭窄。在手指常称为"弹响指"或"扳机指"；在拇指称为"弹响拇"；在腕部的拇长展肌和拇短伸肌腱鞘炎称为桡骨茎突狭窄性腱鞘炎。

## 二、病因

经常做拇指内收和腕关节的尺偏动作，使拇伸短肌和拇长展肌肌腱与骨性纤维管的壁长期摩擦，反复的机械性刺激，可引起桡骨茎突部狭窄性腱鞘炎。其病理改变是腕背侧韧带失去光泽，组织充血，有细胞浸润，初期腱鞘水肿，以后逐渐增厚呈纤维变性，致腱鞘变狭窄。早期肌腱发生水肿，以后因受挤压而逐渐变性，但其上下两端可增粗，甚至发生肌腱纤维的磨损或撕裂。个别病例偶可发生桡骨茎突部骨膜炎，出现局部增生或硬结。

手指长期快速活动，如织毛衣、细纱女工接线头、管弦乐的练习或演奏等；手指长期用力活动，如洗衣、书写文稿、打字机操作等慢性劳损是主要病因。如患者本身有先天性肌腱异常、类风湿关节炎、产后、病后虚弱无力等更易发生本病。

## 三、临床表现

### （一）弹响指和弹响拇

起病缓慢，晨起患指发僵、疼痛，缓慢活动后即消失。随病程延长逐渐出现弹响伴明显疼痛，严重者患指屈曲，不敢活动。各手指发病的频度依次为中、环指最多，示、拇指次之，小指最少。患者诉疼痛常在近侧指间关节，而不在掌指关节。体检时可在远侧掌横纹处扣及黄豆大小的痛性结节，屈伸患指该结节随屈肌腱上、下移动，或出现弹拨现象，并感到弹响即发生于此处。

小儿拇长屈肌腱鞘炎常为双侧性，表现为拇指屈伸时发生弹响，或指间关节交锁于屈曲位，掌指关节皮下可扣及痛性结节。

**（二）桡骨茎突狭窄性腱鞘炎**

腕关节桡侧疼痛，逐渐加重，无力提物。在桡骨茎突表面或其远侧有局限性压痛，有时可扪及痛性结节。握拳尺偏腕关节时，桡骨茎突处疼痛，称为 Finkelstein 试验阳性。

## 四、诊断

（1）本病多发生于成年女性，起病缓慢，亦有因用力过度而突然病者。早期症状仅感觉局部酸痛。

（2）腕部桡侧疼痛、无力，活动受限制，拇指内收、尺偏时疼痛加剧。有时疼痛可向下放射到手指，向上放射至前臂或上臂。严重病例，病程久者可出现大鱼际肌萎缩（由于失用引起）。

（3）检查可见桡骨茎突部轻度肿胀、压痛明显，皮下可触及与软骨相似的豆状（似黄豆或绿豆状）硬结。严重病例，拇指外展和背伸时，能触及摩擦感，个别病例亦可出现弹响声。

（4）屈拇握拳尺偏试验阳性。

（5）X 线检查一般正常。

## 五、治疗

（1）针灸、按摩及外敷中药等。

（2）局部制动和腱鞘内注射醋酸泼尼松龙有很好疗效。但注射一定要准确，注入皮下则无效，一旦注入桡动脉浅支，则有桡侧三个手指血管痉挛或栓塞导致指端坏死可能。

（3）如非手术治疗无效，可考虑行狭窄的腱鞘切除术：局部麻醉，在痛性结节处做一小切口。切开皮肤后钝性分离，注意牵开两侧的皮神经和血管，充分暴露腱鞘。此时被动活动患者手指，即可见到膨大的结节在腱鞘狭窄处上、下移动。认准腱鞘狭窄增厚范围，用小尖刀从一侧切开该处腱鞘，再用小剪刀剪去狭窄腱鞘的两侧及前壁，以达到彻底解除狭窄的目的；如仅行狭窄处切开，有时会发生再粘连而症状复发。

（4）小儿先天性狭窄性腱鞘炎保守治疗通常无效，应行手术治疗。

## 六、预防

为了预防腱鞘炎的发生，首先要减轻手部的劳动强度，避免过度疲劳。在从事洗衣、做饭、编织毛活等家务劳动时，要注意手指、手腕的正确姿势，不要过度弯曲或后伸，连续工作 1 小时后要休息一会儿，轻轻揉搓手指和手腕。冬天用手洗衣服时，不要用冷水，要用温水。下雪后扫雪或堆雪人玩，更要注意手部保暖，防止手部受寒。

# 第五节　肱骨外上髁炎

## 一、定义

肱骨外上髁炎俗称"网球肘"，是肱骨外上髁部伸肌总腱处的慢性损伤性肌筋膜炎。因多见于网球运动员，故称为"网球肘"。该病与职业有关，多见于需反复用力伸腕活动的成年人，尤其是频繁地用力旋转前臂者，如网球运动员、小提琴手、瓦木工人等。

## 二、病因

（1）在前臂过度旋前或旋后位，被动牵拉伸肌（握拳）和主动收缩伸肌（伸腕），将对肱骨外上髁处的伸肌总腱起点产生较大张力，如长期反复这种动作即可引起该处的慢性损伤。因此，凡需反复用力活动腕部的职业和生活动作均可导致这种损伤，如网球、羽毛球、乒乓球运动员、钳工、厨师和家庭妇女等。少数情况下，平时不做文体活动的中老年文职人员，因肌肉软弱无力，即使是短期提重物也可发生肱骨外上髁炎，如出差提较重行李箱、协助搬运大量图书、家具等。

（2）肱骨外上髁炎的基本病理变化是慢性损伤性炎症。虽然炎症较局限，但其炎症的范围每个患者却不尽相同：有的仅在肱骨外上髁尖部，是以筋膜、骨膜炎为主；有的仅肱骨外上髁与桡骨头之间，是以肌筋膜炎或肱桡关节滑膜炎为主。此外，尚发现伸肌总腱深处有一细小血管神经束，穿过肌腱和筋膜时被卡压，周围有炎症细胞浸润及瘢痕组织形成，成为产生症状的病理基础。

## 三、临床表现

起病缓慢，无急性损伤史。肘关节外侧疼痛，可向前臂外侧放射。握物无力，容易掉落。患者逐渐出现肘关节外侧痛，在用力握拳、伸腕时加重以致不能持物。严重者扭毛巾、扫地等细小的生活动作均感困难。检查时，仅在肱骨外上髁、桡骨头及两者之间有局限性、极敏锐的压痛。皮肤无炎症，肘关节活动不受影响。伸肌腱牵拉试验：伸肘、握拳、屈腕，然后前臂旋前，此时肘外侧出现疼痛为阳性。有时疼痛可牵涉到前臂伸肌中上部。

## 四、诊断

（1）起病缓慢，无急性损伤史。
（2）患者逐渐出现肘关节外侧痛，在用力握拳、伸腕时加重以致不能持物。
（3）肘的活动正常，不红、不肿。
（4）在肱骨外上髁到桡骨颈的范围内，有一局限而敏感的压痛点。
（5）伸肌腱牵拉试验（Mills 试验）阳性，方法：肘伸直；握拳、屈腕，然后将前臂旋前，即发生肘外侧部剧痛。
（6）X 线检查可见肱骨外上髁局部密度增加和变形，或显示钙化，但多数无异常变化。

## 五、治疗

（1）限制腕关节的活动，尤其是限制用力握拳伸腕动作，是治疗和预防复发的基本原则。
（2）压痛点注射醋酸泼尼松龙 0.5 ~ 1 mL 和 2% 利多卡因溶液 0.5 ~ 4 mL 的混合液，只要注射准确，均能取得极佳的近期效果。疗效是否巩固，与能否适当限制腕关节活动关系很大。
（3）对不能间断训练的运动员，应适当减少运动量，并避免反手击球，同时在桡骨头下方伸肌上捆扎弹性保护带，以减少腱起点处的牵张应力。
（4）药物治疗：止痛药，如阿司匹林、布洛芬（芬必得）等。
（5）局部湿热敷或外敷伤湿止痛膏。
（6）激光、针灸、推拿治疗。
（7）小针刀治疗。
（8）非手术治疗对绝大多数患者有效，故少有需手术治疗者。偶尔对早期治疗不当、病程长、症状顽固者，施行伸肌总腱起点剥离松解术或卡压神经血管束切除结扎术。

## 六、预防

（1）加强手臂、手腕的力量练习和柔韧练习。
（2）练习时应注意，运动的强度要合理，不可使手臂过度疲劳。
（3）平时打球前，要充分做好热身活动，特别是手臂和手腕的内旋、外旋、背伸练习。
（4）每次打球后，要重视放松练习。最好是按摩手臂，使肌肉更加柔软不僵硬，保证手臂肌肉紧张与收缩的协调性，减少网球肘的产生。
（5）有效地使用弹力绷带和护肘，对慢性网球肘的伤情扩展有一定的限制。
（6）根据自己的击球特点，选择软硬适当的球拍。较硬或较软的球拍，对不同的击球方式的爱好者如不慎重选择，都有可能造成网球肘。
（7）选用重量轻、拍柄合适、穿弦松的球拍，也能有效地减少网球肘的产生。

（8）不要在太硬的球场上强力击打速度很快的球，不要打湿重的球。

（9）一定要纠正错误的击球动作，这是根治网球肘的最好方法。

单手反拍击球时，一定要靠转体转肩的力量带动手臂去打球，而不是靠手臂的、类似乒乓球的反手拨打球。正手击球时，应避免手腕、手掌的翻转动作，特别是不要直臂打球。

# 第六节　髌骨软化症

## 一、定义

髌骨软化症就是髌骨的软骨损伤引起的退行性变化，包括软骨的肿胀、碎裂、脱落和腐蚀等病变而产生的一系列症状。最后股骨与髌骨相对应的关节面也发生同样的变化，并逐渐形成髌股关节的反应性增生，后期将形成骨关节炎。

## 二、病因及分期

造成髌骨软化的原因，是由于膝关节反复屈伸、扭转，使关节面不断相互撞击、摩擦，时间长了就引起了磨损性损伤。也有人认为与内分泌有关，老年动脉硬化、局部血供不足，也是引起此病的原因。一般情况下，通过 X 线检查基本可诊断。

髌骨软化可分四期：一期软化为主，软骨失去正常的光泽，浅表凹凸不平，局限性软化（直径不超过 1 ~ 2 cm）肿胀或纤维化；二期以裂变为主，裂隙或少或多，或深或浅，深可达软骨下骨，伴有明显纤维变；三期以溃疡为主，软骨糜烂、碎裂、剥脱，以致骨质裸露；四期软骨变薄而不整齐，骨质暴露较多，软骨下骨板硬化，骨赘形成，关节间隙变窄，多见于中老年人，即骨关节炎或退行性关节病。

## 三、临床表现

本病多发生于青壮年，且多有明显外伤史，或有慢性积累性小损伤，主要症状是膝关节髌骨后疼痛，轻重不一，一般平地走路症状不明显，在下蹲起立、上下楼、上下坡，或走远路后疼痛加重。

（1）膝关节活动时有髌下摩擦音，位置不固定。

（2）髌后有弥漫性疼痛，行走时有打软腿现象，上下楼梯时不适感明显。

（3）半蹲位时，膝关节酸痛无力，髌骨边缘有压痛感。

（4）髌骨加压股四头肌收缩试验阳性。

（5）X 线片

髌骨软化症的 X 线片多无阳性发现。因为它是软骨病变，当看到有明显的骨赘沿髌骨上下端形成、髌骨软骨下有囊性变，以及软骨下不整时，这实际上是退行性骨关节病，而不是髌骨软化症。

## 四、诊断

1. 症状

膝关节髌骨后疼痛，轻重不一，一般平地走路症状不明显，在下蹲起立、上下楼、上下坡，或走远路后疼痛加重。

2. 部位

髌骨边缘压痛，髌骨后的疼痛。

3. 髌骨压磨试验

检查时使髌骨与其相对的股骨髁间关节面互相挤压研磨或上下左右滑动，有粗糙的摩擦感、摩擦音和疼痛不适；或检查者一手用力将髌骨推向一侧，另一手拇指按压髌骨边缘后面可引起疼痛。

4. 单腿下蹲试验

患者单腿持重，逐渐下蹲到 90° ~ 135° 时出现疼痛、发软，蹲下后单腿不能起立。

5. X 线检查

摄膝关节正、侧位及髌骨切线位 X 线片，早期无异常所见，晚期可因软骨大部磨损，髌骨与股骨髁部间隙变窄，髌骨和股骨髁部边缘可有骨质增生。

6. 临床意义

早期临床上采用关节镜对确诊髌骨软化症有较高价值。

# 五、治疗

非手术治疗为主。

## （一）非手术疗法

症状较轻者，注意避免直接撞击髌骨和减少髌骨摩擦活动，如上下山、上下楼、骑自行车等活动，症状可望减轻。早期可进行保守治疗。出现症状后，首先制动膝关节 1 ~ 2 周。同时进行股四头肌抗阻力锻炼，以增加膝关节稳定性。肿胀、疼痛突然加剧时，应行冷敷，48 小时后改用湿热敷和理疗。如果以疼痛为主或痛点较局限，可以做局部封闭、中药局部注射治疗，或关节腔注射治疗。也可用透明质酸钠关节腔内注射，可以增加关节液的黏稠性和润滑功能，保护关节软骨，促进关节软骨的愈合和再生，缓解疼痛和增加关节活动度。通常每次注射 2 mL，每周 1 次，4 ~ 5 次为一个疗程。伴有关节积液者可服用中药滑膜炎冲剂；中晚期可服用壮骨关节丸、骨质增生丸等。

## （二）手术疗法

严格非手术治疗无效，或有先天性畸形者可手术治疗。手术目的：①增加髌骨在关节活动过程中的稳定性。如外侧关节囊松解术、股骨外髁垫高术等。②刮除髌骨关节软骨上较小的侵蚀病灶，促进修复。③髌骨关节软骨已完全破坏者，有用髌骨切除方法减轻髌股关节骨关节病的发展，但术后膝关节明显无力，难以继续其运动生涯。

1. 髌骨软骨切削术

包括软骨表浅切削，切削软骨至骨质及骨质钻孔术。

（1）软骨表浅切削：用锐刀切削退化软骨直至软骨正常部分。浅削后虽然软骨修复能力甚弱，但切去糜烂软骨后，经数月的塑形作用，使表面变为平滑，且覆以数层扁平细胞，使手术取得较满意效果。

（2）软骨切削至骨质：如软骨损坏已达骨质，可切削全层软骨，修整创面边缘使成斜面，外露骨质不做处理。未达髓腔的全层软骨缺损，可得到缓慢的内源性再生。

（2）软骨切削至骨质及钻孔：切削去病变的全层软骨，外露骨质用克氏针钻数个孔，造成骨床出血，深达髓腔的关节软骨全层缺损，可得到来自髓腔的间充质组织的修复。上述手术可通过关节镜完成，用刨刀切削，也可行关节切开直视下完成手术。

2. 髌骨成形术

切削去病变的软骨后，骨质外露较大者（2 ~ 3 cm），可用邻近的滑膜或切削一层脂肪垫翻转缝合覆盖外露的骨面。

3. 髌骨切除术

如患者年龄较大，症状重，骨质外露面积大（超过 3 cm），相对的股骨髁软骨磨损也较大，不能做髌骨成形术者，可考虑做髌骨切除术。

# 六、预防

1. 坐位伸膝

坐在椅子上，将双足平放在地上，然后逐渐将左（右）膝伸直，并保持直腿姿势 5 ~ 10 秒，再慢慢放下。双腿交替进行，重复练习 10 ~ 20 次。

2. 俯卧屈膝

俯卧位，双手在头前交叉，将头部放在手臂上，然后将左（右）膝关节逐渐屈曲，尽量靠近臀部，并保持屈膝姿势 5 ~ 10 秒，再慢慢放下。两腿交替进行，重复练习 10 ~ 20 次。

3. 腘绳肌锻炼

仰卧位，将一侧膝关节屈曲尽量贴向胸部，用双手将大腿固定 5 ~ 10 秒，然后逐渐伸直膝关节，两腿交替进行。重复练习 10 ~ 20 次。

4. 股四头肌锻炼

俯卧位，将一侧腿屈膝靠向臀部，双手反向握住踝部（或用毛巾环绕踝部），逐渐将下肢向臀部牵拉，并保持这一姿势 5 ~ 10 秒，然后放下，双腿交替进行，反复练习 10 ~ 20 次。

5. 戴护膝

加强关节保护。

6. 适当休息

避免剧烈运动和长期屈膝半蹲位工作。

# 第十章

# 严重创伤综合征

## 第一节　重要脏器损伤

### 一、颅脑损伤

脑损伤是指暴力作用于头部造成的脑组织器质性损伤。根据致伤物、受力程度等因素不同，将伤后脑组织是否与外界相通而分为开放性和闭合性脑损伤。前者多由锐器或火器直接造成，均伴有头皮裂伤、颅骨骨折、硬脑膜破裂和脑脊液漏；后者为头部受到钝性物体或间接暴力所致，往往头皮颅骨完整，或即便头皮、颅骨损伤，但硬脑膜完整，无脑脊液漏，为闭合性脑损伤。

根据脑损伤发生的时间，可将颅脑损伤分为原发性和继发性脑损伤，前者主要是指暴力作用在脑组织的一瞬间所造成损伤，即神经组织和脑血管的损伤，表现为神经纤维的断裂和传出功能障碍，不同类型的神经细胞功能障碍甚至细胞的死亡，包括脑震荡、脑挫裂伤等；后者指受伤一定时间后出现的脑损伤，包括脑缺血和颅内血肿、脑肿胀、脑水肿、颅内压升高等。

#### （一）脑震荡

脑震荡又称轻度创伤性脑损害，头部受力后在临床上观察到有短暂性脑功能障碍，系由轻度脑损伤所引起的临床综合征，其特点是头部外伤后短暂意识丧失，旋即清醒，除有近事遗忘外，无任何神经系统缺损表现。脑的大体标本上无肉眼可见到的神经病理改变，显微病理可有毛细血管充血、神经元胞体肿大、线粒体和轴索肿胀。

1. 临床表现

（1）意识改变：受伤当时立即出现短暂的意识障碍，对刺激无反应，可完全昏迷，常为数秒或数分钟，大多不超过半个小时。个别出现为期较长的昏迷，甚至死亡。

（2）短暂性脑干症状：伤情较重者在意识改变期间可有面色苍白、出汗、四肢肌张力降低、血压下降、心动徐缓、呼吸浅慢和各生理反射消失。

（3）无意识凝视或语言表达不清。

（4）语言和运动反应迟钝：回答问题或遵嘱运动减慢。

（5）注意力易分散：不能集中精力，无法进行正常的活动。

（6）定向力障碍：不能判断方向、日期、时间和地点。

（7）语言改变：急促不清或语无伦次，内容脱节或陈述无法理解。

（8）动作失调：步态不稳，不能保持连贯地行走。

（9）情感夸张：不适当的哭泣，表情烦躁。

（10）记忆缺损：逆行性遗忘，反复问已经回答过的同一问题，不能在 5 min 之后回忆起刚提到的 3 个物体的名称。

（11）恢复期表现：头痛、头昏、恶心、呕吐、耳鸣、失眠等症状。通常在数周至数月内逐渐消失，有的患者症状持续数月甚至数年，即称为脑震荡后综合征或脑外伤后综合征。

（12）神经系统检查：可无阳性体征。

2. 辅助检查和神经影像检查

（1）实验室检查：腰椎穿刺颅内压正常；脑脊液无色透明，不含血，白细胞正常。

（2）神经影像检查：头颅 X 检查，有无骨折发现。

3. 诊断

主要以受伤史、伤后短暂意识障碍、近事遗忘、无神经系统阳性体征作为依据。目前尚缺乏客观诊断标准，常需参考各种辅助方法，如腰穿测压、颅骨平片。

4. 治疗

（1）观察病情变化：伤后短时间内可在急诊科观察，密切注意意识、瞳孔、肢体运动和生命体征的变化。对于离院患者，嘱其家属在当日密切注意头痛、恶心、呕吐和意识障碍，如症状加重即来院检查。

（2）无须特殊治疗：卧床休息，急性期头痛、头晕较重时，嘱其卧床休息，症状减轻后可离床活动。多数患者在 2 周内恢复正常，预后良好。

（3）对症治疗：头痛时可给予罗通定等镇痛剂。对有烦躁、忧虑、失眠者可给予地西泮，三溴合剂等药物。

### （二）弥漫性轴索损伤

弥漫性轴索损伤（DAI）是指头部遭受加速性旋转暴力时，在剪应力的作用下，脑白质发生的以神经轴索断裂为特征的一系列病理生理变化。

病理改变主要以位于脑的中轴部（胼胝体，脑白质、脑干上端背外侧及小脑上脚等处）的挫伤、出血或水肿为主。大体改变：组织间裂隙及血管撕裂性出血灶。镜下检查可见神经轴索断裂、轴浆溢出，并可见轴索断裂形成的圆形轴缩球及血细胞溶解后的含铁血黄素。

1. 临床表现

（1）意识障碍：是其典型的表现，通常 DAI 均有脑干损伤表现，且无颅内压增高。受伤当时立即出现昏迷，且昏迷时间较长。神志好转后，可因继发性脑水肿而再次昏迷。

（2）瞳孔变化：如累及脑干，可有一侧或双侧瞳孔散大。对光反应消失，或同向性凝视。

2. 辅助检查

（1）血常规检查：了解应激状况。

（2）血生化检查：鉴别昏迷因素。

（3）头颅 CT 扫描：可见大脑皮质与髓质交界处、胼胝体、脑干、内囊区或第三脑室周围有多个点或片状出血灶，常以脑挫伤改变作为诊断标准。

（4）头颅 MRI 扫描：可精确反映出早期缺血灶、小出血灶和轴索损伤改变。

3. 诊断

（1）创伤后持续昏迷 6 h 以上。

（2）CT 显示脑白质、第三脑室、胼胝体、脑干以及脑室内出血。

（3）颅内压正常但临床状况差。

（4）无颅脑明确结构异常的创伤后持续植物状态。

（5）创伤后弥漫性脑萎缩。

（6）尸检 DAI 可见的病理征象。

4. 治疗及预后

（1）对 DAI 的治疗仍沿用传统的综合治疗方式，无突破性进展。此病预后差，占颅脑损伤早期死亡的33%。

（2）脱水治疗。

（3）昏迷期间加强护理，防止继发感染。

**（三）脑挫裂伤**

暴力作用于头部时，着力点处颅骨变形或发生骨折，同时脑组织在颅腔内大幅度运动，导致脑组织着力点或冲击点损伤，均可造成脑挫伤和脑裂伤，由于两种改变往往同时存在，故又统称脑挫裂伤。前者为脑皮质和软脑膜仍保持完整；而后者，有脑实质及血管破损、断裂，软脑膜撕裂。脑挫裂伤的显微病理表现为脑实质点片状出血，水肿和坏死。脑皮质分层结构不清或消失，灰质与白质分界不清。脑挫裂伤常伴有邻近的局限性血管源性脑水肿和弥漫性脑肿胀。

外伤性急性脑肿胀又称弥漫性脑肿胀（DBS），是指发生在严重的脑挫裂伤和广泛脑损伤之后的急性继发性脑损伤，以青少年多见，治疗以内科为主。

1. 临床表现

（1）意识障碍：受伤当时立即出现，一般意识障碍时间均较长，短者半小时、数小时或数日，长者数周、数月，有的为持续昏迷或植物状态。

（2）生命体征改变：常较明显，体温多在38℃左右，脉搏和呼吸增快，血压正常或偏高。如出现休克，应注意全身检查。

（3）局灶症状与体征：受伤当时立即出现与伤灶相应的神经功能障碍或体征，如运动区损伤的锥体束征、肢体抽搐或瘫痪，语言中枢损伤后的失语以及昏迷患者脑干反应消失等。颅压增高：为继发脑水肿或颅内血肿所致。尚可有脑膜刺激征。

（4）头痛、呕吐：患者清醒后有头痛、头晕、恶心、呕吐、记忆力减退和定向力障碍。

2. 检查

（1）实验室检查：①血常规：了解应激状况。②血气分析：可有血氧低、高二氧化碳血症存在。③脑脊液检查：脑脊液中有红细胞或血性脑脊液。

（2）神经影像学检查：①头颅 X 平片：多数患者可发现有颅骨骨折。②头颅 CT：了解有无骨折、有无中线移位及除外颅内血肿。③头颅 MRI：不仅可以了解具体脑损伤部位、范围及其周围脑水肿情况，而且尚可推测预后。

3. 常规治疗

（1）轻型脑挫裂伤患者，通过急性期观察后，治疗方法与弥漫性轴索损伤相同。

（2）抗休克治疗：如合并有休克的患者首先寻找原因，积极进行抗休克治疗。

（3）重型脑挫裂伤患者，应送重症监护病房。

（4）对昏迷患者，应注意维持呼吸道通畅。

（5）对来院患者呼吸困难者，立即行气管插管连接人工呼吸机进行辅助呼吸。对呼吸道内分泌物多，影响气体交换，且估计昏迷时间较长者（3～5 d），应尽早行气管切开术。

（6）对伴有脑水肿的患者，应适当限制液体入量，并结合脱水治疗。

（7）脱水治疗颅内压仍在 40～60 mmHg（5.32～7.98 kPa）会导致严重脑缺血或诱发脑疝，可考虑行开颅去骨瓣减压和/或脑损伤灶清除术。

（8）手术指征：对于脑挫裂伤严重，局部脑组织坏死伴有脑水肿和颅内压增高的患者，经各种药物治疗无效，症状进行性加重者。具体方法：清除挫伤坏死的脑组织及小的出血灶，再根据脑水肿、脑肿胀的情况进行颞肌下减压或局部去骨瓣减压。

4. 其他治疗

（1）亚低温治疗，维持体温 33～34℃，多针对重型或特重型脑外伤患者。

（2）药物治疗：糖皮质激素、改善脑细胞代谢、止血剂等。

（3）高压氧疗法（HBO）。

**（四）脑干损伤**

脑干原发损伤在头、颈部受到暴力后可以立即出现，多不伴有颅内压增高表现。病理变化有脑干神经组织结构紊乱、轴索断裂、挫伤和软化。由于脑干内除脑神经核团、躯体感觉运动传导束外，还有网状结构和呼吸、循环等生命中枢，故其致残率和死亡率均较高。

原发性脑干损伤的病理变化常为脑挫伤伴灶性出血和水肿，多见于中脑被盖区，脑桥及延髓被盖区次之。继发性脑干损伤常因严重颅内高压致脑疝形成，脑干受压移位，变形使血管断裂可引起出血和软化等继发病变。

1. 临床表现

（1）典型表现：多为伤后立即陷入持续昏迷状态，生命体征多有早期紊乱，表现为呼吸节律紊乱，心跳及血压波动，双瞳大小多变，眼球斜视，四肢肌张力增高，去皮质强直状态，伴有锥体束征。多有高热、消化道出血、顽固性呃逆、甚至脑性肺水肿。

（2）中脑损伤表现：意识障碍突出，瞳孔可时大时小双侧交替变化，去皮质强直。

（3）脑桥损伤表现：除持久意识障碍外，双瞳常极度缩小，角膜反射及嚼肌反射消失，呼吸节律不整，呈现潮式呼吸或抽泣样呼吸。

（4）延髓损伤表现：主要为呼吸抑制和循环紊乱，呼吸缓慢、间断，脉搏快弱、血压下降，心眼反射消失。

2. 辅助检查

（1）腰椎穿刺：脑脊液多呈血性，压力多为正常或轻度升高，当压力明显升高时，应除外颅内血肿。

（2）头颅 X 线平片：往往多伴有颅骨骨折。

（3）头颅 CT 扫描：在伤后数小时内检查，可显示脑干有点片状高密度区，脑干肿大，脚间池、桥池、四叠体池及第四脑室受压或闭塞。

（4）头颅及上颈段 MRI 扫描：有助于明确诊断，了解伤灶部位和范围。

（5）脑干诱发电位：波峰潜伏期延长或分化不良。

3. 治疗

（1）一般治疗措施同脑挫裂伤。

（2）对一部分合并有颅内血肿者，应及时诊断和手术。对合并有脑水肿或弥漫性轴索损伤及脑肿胀者，应用脱水药物和激素等予以控制。

（3）伤后一周，病情较为稳定时，为保持患者营养，应由胃管进食。

（4）对昏迷时间较长的患者，应加强护理，防止各种并发症。

（5）有条件者，可行高压氧治疗，以助于康复。

**（五）下丘脑损伤**

单纯下丘脑损伤少见，多伴有严重脑干损伤和 / 或脑挫裂伤，可引起神经 – 内分泌紊乱和机体代谢障碍。其损伤病理多为灶性出血、水肿、缺血、软化及神经细胞坏死，偶可见垂体柄断裂和垂体内出血。

1. 临床表现

（1）意识与睡眠障碍。

（2）循环及呼吸紊乱。

（3）体温调节障碍，中枢性高热，高达 41℃甚至 42℃。

（4）水 – 电解质代谢紊乱，尿崩。

（5）糖代谢紊乱。

（6）消化系统障碍。

（7）间脑发作。

2. 诊断

通常只要有某些代表丘脑下部损伤的征象，即可考虑伴有此部位的损伤。

3. 治疗

与原发性脑干损伤基本相同，需加强监测。

## 二、胸部损伤

胸部的骨性胸廓支撑保护胸内脏器，参与呼吸功能。创伤时骨性胸廓的损伤范围与程度往往表明暴力的大小。钝性暴力作用下，胸骨或肋骨骨折可破坏骨性胸廓的完整性，胸壁挤压或肋骨断端能使胸、腹腔内的脏器发生碰撞、挤压，造成组织广泛挫伤或穿透伤。

正常双侧均衡的胸膜腔负压维持纵隔位置居中。一侧胸腔积气或积液会导致纵隔移位，使健侧肺受压，并影响腔静脉回流。起始于降主动脉的肋间动脉管径较大，走行于背部肋间隙中央，损伤后可发生致命性大出血。

膈肌分隔两个压力不同的体腔，胸腔压力低于腹腔。膈肌破裂时，腹内脏器和腹腔积液会疝入或流入胸腔。

### （一）分类

根据损伤暴力性质不同，胸部损伤可分为钝性伤和穿透伤；根据损伤是否造成胸膜腔与外界沟通，可分为开放性胸部损伤和闭合性胸部损伤。

钝性胸部损伤多由减速性、挤压性、撞击性或冲击性暴力所致，损伤机制复杂，多有肋骨或胸骨骨折，常合并其他部位损伤，伤后早期容易误诊或漏诊。

穿透性胸部损伤多由火器或锐器暴力致伤，损伤机制较清楚，损伤范围直接与伤道有关，早期诊断较容易。器官组织裂伤所致的进行性出血是伤情进展快、患者死亡的主要原因，相当部分穿透性胸部损伤患者需要开胸手术治疗。

### （二）胸部创伤的症状和体征

主要有低血容量性休克或胸膜肺休克、呼吸困难、咳嗽和咯血、气胸、血胸、皮下气肿、反常呼吸运动等。

### （三）紧急处理

胸部损伤的紧急处理包括入院前急救处理和院内的急诊处理两部分。

1. 入院前急救处理

包括基本生命支持与严重胸部损伤的紧急处理。其原则为维持呼吸通畅、给氧，控制出血、补充血容量。张力性气胸需放置具有单向活瓣作用的胸腔穿刺针或闭式胸腔引流。开放性气胸需迅速包扎和封闭胸部伤口，安置上述穿刺针或引流管。对大面积胸壁软化的连枷胸有呼吸困难者，予以人工辅助呼吸。

2. 院内急诊处理

有下列情况时应行急诊开胸探查手术：①胸膜腔内进行性出血。②心脏大血管损伤。③严重肺裂伤或气管、支气管损伤。④食管破裂。⑤胸腹联合伤。⑥胸壁大块缺损。⑦胸内存留较大异物。

急诊室开胸手术：急救的进步使更多具有严重生理紊乱的创伤患者能送达医院急诊室。濒死与重度休克者需要最紧急的手术处理，方能争取挽救生命的时间，因此提出了急诊室开胸手术的概念。

急诊室开胸探查的手术指征：①穿透性胸部损伤重度休克者。②穿透性胸部损伤濒死者，且高度怀疑存在急性心脏压塞。

手术抢救成功的关键是迅速缓解心脏压塞、控制出血、快速补充血容量。

## 三、腹部损伤

### （一）急救、抢救和术前准备

（1）迅速全身检查：首先处理危及生命的呼吸道窒息和全身严重的多发性损伤，如有呼吸道梗阻或呼吸循环紊乱，必须及时做气管切开或气管内插管给氧吸入，迅速判断多个脏器损伤的程度及机体的影响。

（2）抗休克、补充血容量：如疑有内脏损伤者，即为重伤。应迅速抽血做血型交叉试验配血，并用粗针头在上肢穿刺维持 2 ~ 3 条静脉通道，输入平衡盐溶液，必要时迅速输血。

（3）放置导尿管，记录尿量，观察颜色。

（4）放置胃管，抽净胃内容物，观察有无胃内出血，并持续胃肠减压。

（5）应用抗生素以防治感染。

（6）开放性创伤，应注射破伤风抗毒素 1 500 U。

（7）濒死、危重腹部损伤，有腹内大出血、休克不能搬运者，可在急诊室手术抢救，以争取时间。

（8）果断、迅速、客观与患者及家属和亲友交流，完成知情同意。

## （二）腹部损伤的诊断

对每一个重患者均应做全面、系统的全身检查，综合分析。

### 1. 病史

机动车事故、工伤较多，应仔细询问伤因、受伤姿势、受伤部位。昏迷患者应从陪送人员处了解病史。

### 2. 临床表现

（1）全身情况。

①神志：单纯腹部损伤，大多神志清楚，能回答提问，车祸或腹内大出血伤伴休克者，神志淡漠，紧张、惊恐、烦躁不安，合并颅脑伤者，有部分患者呈昏迷或半昏迷。

②面色：多有苍白，出冷汗、口渴。

③呼吸：腹内脏器伤常呈胸式呼吸。

④脉搏与血压：其变化随腹部有无内脏损伤而异。内出血、腹膜炎，脉搏增快，严重休克者血压低甚至测不出。

⑤休克：无论空腔脏器或实质脏器伤，均可能有休克。实质器官伤出血量 >500 mL，出血速度快者，伤后早期即有低血容量性休克；器官伤如超过 12 h 以上，严重腹膜炎者易并发中毒性休克。

（2）腹痛：腹痛是腹部损伤的主要症状。空腔脏器穿孔、破裂、断裂者，其内容物自伤处溢入腹膜腔；实质器官和血管损伤者，血液流入腹膜腔亦会刺激腹膜引起腹痛，最先疼痛的部位，常是损伤脏器的所在部位，但随即会因血液、肠液等在腹内播散、扩大而导致腹痛范围扩大，腹痛呈持续性。一般单纯脾破裂或肠系膜血管破裂出血，腹痛较轻，并有腹胀、烦躁不安，注意不要漏诊；肠液、胆汁、胃液因空腔器官穿孔溢入腹腔刺激强，腹痛重。

（3）恶心、呕吐：腹壁伤无此症状，腹内脏器伤大多伴恶心及呕吐。呕出血液时应考虑胃、十二指肠伤。

（4）体征。

①局部：胸腹部外观部分无明显创伤体征，临床可见下胸、腹壁皮下瘀血。

②腹膜刺激征：腹部压痛、肌紧张和反跳痛为腹膜刺激征，是腹内脏器伤的重要体征。压痛最明显的部位常是受伤脏器所在。但腹内多器官伤或受伤较久，全腹积血或弥漫性腹膜炎时，全腹部均有压痛、肌紧张和反跳痛。胃肠道穿孔、肝破裂的肠内容物和胆汁刺激性较强，常呈板状强直。

③肠鸣音减弱或消失：消化道外伤性破裂，内容物溢入腹腔，早期肠鸣音减弱，时间较久后肠鸣音完全消失。腹内出血量大，肠鸣音亦减弱或消失。

④移动性浊音：胃肠道破裂，气体液体进入腹腔后，叩诊肝浊音界消失。腹内液体多者，腹部有移动性浊音。但休克患者不宜检查移动性浊音。

⑤直肠指检：可判断低位直肠有无损伤，从指套上有无血迹，了解直肠周围情况。

### 3. 辅助检查

（1）实验室检查。

①血液：常规检查如血红蛋白低、白细胞增多；细胞比容测定低于正常值均提示有腹内脏器损伤可能，胰腺损伤患者，大部分胰淀粉酶增高。

②尿：尿常规检查，如红细胞满视野应考虑肾损伤；尿淀粉酶增高，应注意有无胰腺损伤；泌尿系损伤和腹内脏器伤有失血性休克患者都应留置导尿管观察每小时尿量，以作补液速度、观察休克变化的参考。

（2）诊断性腹腔穿刺术或灌洗术：为一种简单、安全、可靠并能在急诊室进行的操作方法，阳性者能迅速确诊腹内脏器损伤，但阴性者不能完全除外腹内脏器伤。应注意假阳性与假阴性。

①腹腔穿刺术：取平卧位，膀胱排空，在腹直肌外侧的左上、左下、右上、右下四个象限内，先在压痛最明显处选一穿刺点（图10-1）。皮肤按常规消毒后，在拟穿刺点处先做局麻，然后用腰椎穿刺针在选好穿刺点处进行穿刺，如抽出为不凝固血液，则为实质性器官损伤或血管伤；如为炎性液体，可做常规细胞计数、分类、涂片检查，应疑胃肠道伤。如某一象限穿刺阴性，则可多处多次再选点穿刺。如均为阴性，又高度怀疑腹内器官损伤者，可改行腹腔灌洗术。

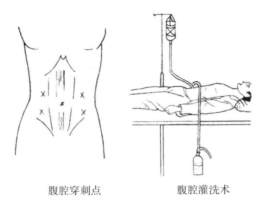

腹腔穿刺点　　　　　　　　腹腔灌洗术

**图 10-1　腹腔穿刺点及腹腔灌洗术**

②腹腔灌洗术：取平卧位，常规消毒皮肤后，于脐下正中线 3 cm 处切一小口，直到腹膜，切开腹膜，放入一硅胶管，远端到陶氏腔，抽吸出如为不凝固血液和混浊溶液则为阳性，如抽不出液体，则用静脉输液导管接硅胶管迅速输入等渗盐水 500 mL 灌洗腹腔，然后将盐水瓶置于地上，使灌洗液反流入盐水瓶内，下列情况即为阳性：A. 灌洗液呈血性。B. 红细胞 $>0.1 \times 10^{12}/L$。C. 白细胞 $>0.5 \times 10^9$。D. 淀粉酶升高。E. 含胆汁或胃肠内容物，涂片有致病菌。腹腔穿刺术和腹腔灌洗术，在腹膜后器官损伤而腹膜完整者均呈阴性，如胰头、腹膜后十二指肠损伤，肾挫裂伤等。因此，这一部分内脏损伤是一种假阴性，应慎重分析，以免误诊。

（3）B超：病情重者可用便携式 B 超机带入病房或急诊室可查出腹内积液（血）以及肝、脾、胰、肾的包膜下积血，裂伤部位、大小。B 超经济、简便、无痛苦、可重复，近年来常作为主要检查方法。

绝大多数腹部损伤，经病史询问、临床检查，一般血、尿等化验和腹腔穿刺、B 超多可确诊，尽快进行剖腹探查术以抢救生命。但是有些病例，全身情况尚好，腹腔穿刺阴性，病情并不太急，难以确诊时，需要严密观察处理，以减少阴性的剖腹手术。

（4）影像学检查。

①X 线平片：腹部平片对腹内金属异物数目、定位，诊断腹膜后十二指肠损伤，检查膈下有无游离气体、骨盆骨折、椎体、横突骨折等均有帮助。对合并四肢骨折、颅骨骨折、肋骨骨折、血胸，摄有关部位平片可助全身多发伤的诊断。

②X 线造影：静脉肾盂造影，膀胱造影有助肾、膀胱伤诊断。腹膜后十二指肠伤，经胃管注入泛影葡胺并转动体位摄片，如造影剂外溢即可诊断为十二指肠的损伤。患者临床表现不能确诊时，应有选择地应用。

③CT：近年高速发展的 CT 检查技术，增强了人们用于平时腹部外伤诊断、治疗的信心。

CT 有以下作用：A. 高精确地判断实质器官裂伤、血肿。B. 判断损伤的严重程度。C. 判断腹腔内的血块和出血量。D. 提供高度可靠的腹内及腹膜后的损伤情况。

CT 的适应证：A. 有腹部创伤史，但生命体征应相对稳定而怀疑有腹内脏器伤者。B. 多发性损伤，因颅脑伤昏迷，脊髓伤截瘫，酒精中毒或精神状态改变者。

④选择性血管造影：伤后就诊较晚的肝、脾的实质内血肿或包膜下血肿，创伤性肾动脉瘤肝动脉瘤作血管造影有助于诊断。

（5）腹腔镜诊治：腹部内脏损伤如患者血流动力学稳定，经体检不能确定有无内脏损伤，可行腹腔镜检查以明确诊断，在腹腔镜下可清楚观察到有无腹内脏器损伤，如有脏器损伤，有些器官可以在腹腔镜直视下治疗；如无内脏损伤，也可避免做一大的腹部切口的阴性探查。

（6）对腹部损伤诊断的要求。

①腹部损伤的诊断，不易确诊为其一脏器伤或某些脏器伤，只要肯定有内脏损伤即应尽早进行剖腹探查处理。不能肯定诊断，尽可能留院观察，反复检查，不宜让患者回家。

②野战条件下设备简单，平时可做的某些检查战地难以做到，临床症状与体检为诊断腹部损伤的主要手段，不应也不可能过分依赖化验、影像学检查。

③战时人力紧张，患者多，又流动性大，对可疑的腹部损伤患者难以与平时外科一样做到由一组医生做反复的、系统的、长时间观察，因此，是否需要做手术探查要求尽快做出果断的决定。

④腹壁有开放性伤口或内脏脱出，诊断容易，对于腹部闭合性伤或腹部无伤口，伤在会阴臀部、下胸部的患者，腹部有疼痛或腹膜刺激征者，主要靠提高警惕，仔细判断，不要漏诊。

⑤临床检查难以排除腹内脏器伤的患者，可做诊断性剖腹探查术，切勿随意将可疑腹部内脏损伤患者转移。

### （三）剖腹探查术

1. 麻醉

要求镇痛完全，腹肌完全松弛；施行麻醉时不宜过多变动体位，以避免诱发或加重休克，硬膜外麻醉有可能因施行麻醉时变动体位，尽可能不用。以全身麻醉较为合适。

2. 诊断可能损伤的器官

采取探查切口，术前诊断为肝损伤取右侧切口，诊断脾损伤做左腹直肌切口；疑为小肠、大肠伤则做正中切口。战伤因常为多脏器伤，子弹进入后所在位置也不定，宜用正中切口，经探查后，也可上下延长。正中切口进腹、关腹、探查都较快速、方便（图10-2）。

3. 探查程序和处理原则

腹腔内器官的探查可按以下顺序进行：肝脏、脾脏、胰腺、胆囊、胆管系统、胃、十二指肠、小肠、盲肠及阑尾、结肠、直肠、盆腔脏器、腹膜后血肿及血管，以及肾脏、肾上腺、输尿管等。腹部创伤的探查关键在于不要遗漏内脏损伤。处理原则为先止血、后修补。腹膜后血肿，无继续扩大或搏动者，则不应切开后腹膜。但疑有髂血管破裂或腹膜后十二指肠伤，胰腺伤应切开探查后处理。

4. 冲洗

腹内及骨盆内各器官处理完毕后，用大量等渗盐水冲洗腹腔，清除血块、骨片、弹片、碎布屑、粪、尿、肠液，吸引干净后，肠管放回原位，小肠排列整齐。

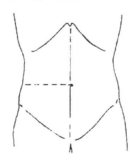

**图10-2　腹部正中切口及上下左右延长，正中切口探查，便于延长**

5. 关腹前合理地放入抗生素溶液

6. 引流及缝合

空腔脏器伤修补或吻合后可能发生瘘，肝脏和胰腺手术后需观察渗血、引流溶液，均可置放引流物。引流物可选用双套管引流或烟卷引流。引流物应在腹壁另做戳口引出。术后根据情况决定拔引流管时间。切口应分层缝合。必要时加做腹壁的减张缝合。

腹部战伤伤口清创术一般不要将受伤伤口作为剖腹切口和引流伤口。腹壁缺损过大，清创后缝合多困难，可用大网膜缝在伤口边缘以保护腹腔脏器，外层用凡士林纱布覆盖，加厚敷料包扎。也可用外科网、凡士林纱布或纱布垫缝合在腹壁缺损的筋膜创缘，留待延期缝合或待有肉芽组织后做转移皮瓣闭合缺损伤口。

### （四）手术后处理与并发症观察

**1. 防止休克**

手术后 24 h 内，注意伤口及腹内引流物有无出血渗血，定时测量脉搏、血压及中心静脉压，观察记录每小时尿量。

**2. 胃肠减压**

鼻胃管持续胃肠减压，以防止胃肠胀气，有利于修补处愈合。约 3 天肠蠕动恢复，自行排气后，方可停止减压。

**3. 补充液体和防止电解质紊乱**

禁食期间，正常恢复者每日输入液体量约 3 000 mL，补充钾、钠，必要时输入全血或用胃肠外全静脉营养。

**4. 用抗生素防止感染**

**5. 记录每日液体出入量**

# 第二节　创伤性休克

创伤性休克，是由于机体遭受剧烈的暴力打击，重要脏器损伤、大出血等使有效循环血量锐减，微循环灌注不足；以及创伤后的剧烈疼痛、恐惧等多种因素综合形成的机体代偿失调的综合征。因此创伤性休克较之单纯的失血性休克其病因、病理要更加复杂。

创伤性休克在平时及战时均常见，发生率与致伤物性质、损伤部位、致伤能量、作用时间、失血程度、患者平时生理状况和伤后早期处理均有关。随着高速公路的发展及暴力犯罪的增加，严重创伤及多发伤的发生率日益增多，创伤性休克的发生率也随之增高，多发伤中休克的发生率可高达 50% 以上。

## 一、病理生理

休克的原因很多，类型也不相同，但各种休克的病理生理过程却基本相同。

### （一）休克时的血流动力学变化

正常机体血压的维持，有赖于两个基本因素，即心排血量和外周血管阻力的稳定，其和血压的关系为：血压 = 心排血量 × 外周阻力。休克是一个复杂又相互连续的病理过程，但为了叙述的方便，通常将其分为三个阶段。

**1. 休克代偿期**

当机体受到致休克因素侵袭后（如大出血），心排血量随着血容量的减少而下降，机体要维持血压的稳定，唯有增加外周血管阻力，即周围血管收缩。机体这种代偿反应是通过中枢和交感神经系统的兴奋和体液因素等综合作用形成的。儿茶酚胺类等血管收缩物质的大量分泌，可以引起周围血管强烈收缩，使血液重新分配，以保证心、脑等重要脏器的血流灌注。此时，心排血量虽然下降，但通过代偿血压仍可保持稳定，这一阶段称为休克代偿期（微循环收缩期）。若能及时补充液体，纠正血容量不足，休克可能好转，因此，该期又称可逆性休克。

**2. 休克期**

如休克代偿期不能及时有效地纠正，皮肤和周围脏器血管长期持续痉挛，发生血液灌流不足，引起周围组织缺血、缺氧，组织代谢由有氧氧化转为无氧酵解。丙酮酸、乳酸等代谢产物积聚，使组织处于酸性环境，同时被破坏的组织释放大量血管活性物质如组胺、缓激肽等，都将作用于微循环，使毛细血管前括约肌麻痹，血管短路打开，毛细血管网可全部开放。但由于微静脉平滑肌和毛细血管后括约肌对缺氧和酸中毒的耐受性强，仍处于关闭状态，因而毛细血管床的容量扩大，大量血液淤积在毛细血管床内，血管内静水压增高，液体外渗，有效循环血量进一步减少。进入休克中期亦即微循环扩张期。

3. 失代偿期

随着休克中期血流在微循环中淤滞，缺氧严重，组织细胞损害，毛细血管通透性增加，水和小分子的血浆蛋白因而渗至血管外第三间隙。血液浓缩，黏性增大，凝血机制发生紊乱，甚至形成微血栓，进而导致弥散性血管内凝血（DIC），进入休克晚期即微循环衰竭期。如果 DIC 不能制止，可以发生血管阻塞，形成细胞和组织坏死，导致多脏器功能衰竭，因此，晚期休克属于失代偿期，休克难以逆转。

创伤性休克时，血流动力学改变，亦可能有体液因子参与。

体液因子中除儿茶酚胺外，还有一些物质和系统对休克微循环病理生理变化起重要作用。其中肾素－血管紧张素系统中的血管紧张素可引起内脏血管收缩，并可引起冠状动脉收缩和缺血，增加血管通透性，因而发生心肌缺血和病损，使心肌收缩力下降，加重循环障碍；并可与儿茶酚胺、血栓素等共同作用造成肠系膜血液减少，使肠壁屏障功能丧失，肠腔内毒素进入血液。此外，血管紧张素还有可使胰腺灌流减少，促使心肌抑制因子形成和高血糖分泌，抑制或损害心肌等作用，使休克加重。

前列腺素类物质中，除前列腺素体系（PGS）外，血栓素（$TXA_2$）和前列腺环素（$PGL_2$）也有重要作用，$TXA_2$ 是极强烈的血管收缩物质，并可引起血小板进一步聚集导致血栓形成。$PGL_2$ 的作用与 $TXA_2$ 相反，可以扩张血管和抑制血小板凝聚。休克时 $TXA_2$ 增加，$PGL_2$ 减少，故可加重血栓形成。

休克时，由于细胞缺氧和酸中毒，溶酶体膜稳定性降低，并可破裂，释放出酸性蛋白水解酶，分解蛋白质，产生心肌抑制因子（MDF），后者除可使心肌收缩力减弱外，还可引起内脏血管收缩，循环阻力增高。

休克刺激可使垂体前叶大量释放 β－内啡肽，从而引起血压下降和心率减慢。另外，自由基增多（如氧自由基和羟自由基等）可引起脂质过氧化，使血管内皮受损伤，血管通透性增加。

**（二）休克时组织代谢变化**

1. 细胞代谢障碍

近年来对休克的研究已深入到细胞和亚细胞水平。现已知道休克时体内实质细胞和血细胞代谢发生变化，可产生一系列血管活性物质，并使血液流变学发生改变，从而造成微循环紊乱，使休克病情加重。

细胞产能减少，是休克时细胞代谢的基本改变。现已提出休克细胞的概念。由于缺氧，葡萄糖酵解增加，代谢产物通过无氧酵解，转变为乳酸，细胞内 ATP 大量减少，细胞膜和亚细胞膜（细胞内线粒体和溶酶体膜等）不能维持正常功能和细胞膜电位下降，使细胞膜钠－钾泵作用失效，细胞膜功能障碍，形成休克细胞。细胞外液中的 $Na^+$ 和水进入细胞内，造成细胞肿胀。细胞内 $K^+$ 外移，使血 $K^+$ 升高，引起心肌损害，又可成为反馈因素，使休克加重。细胞膜损害，还可使细胞外液中的 $Ca^{2+}$ 进入细胞内，细胞内 $Ca^{2+}$ 升高，可抑制线粒体膜，使 ATP 的利用更加受阻，形成恶性循环。细胞损害继续加重，最终导致细胞死亡。

细胞功能障碍的同时，亚细胞膜也同样受到损害，线粒体膜肿胀变形，线粒体能量产生率下降，高尔基体和内胞质网状结构膜也受到损害，影响蛋白质的合成。溶酶体膜破裂后，可释放出大量溶酶体酶，从而激活多种激肽，导致更多细胞死亡，形成恶性循环。

2. 酸碱平衡紊乱

由于缺氧，休克时糖酵解增加，可造成乳酸、丙酮酸和其他有机酸性产物的堆积，从而发生代谢性酸中毒。酸中毒首先发生于细胞内，继而至细胞外液中，动脉血中出现代谢性酸中毒时，说明休克已进入晚期。

休克末期由于肺微循环的严重损害，气体交换障碍，$O_2$ 不能进入体内，$CO_2$ 不能排出，血中 $CO_2$ 分压（$PaCO_2$）升高，发生代谢性酸中毒，同时使 $HCO_3^-$ 下降、血 pH 下降，形成合并呼吸性酸中毒的复合性酸中毒，治疗效果极差。

**（三）休克时机体免疫功能的变化**

在休克初期机体免疫系统具有防止休克恶化的作用，但当休克发展到一定阶段，由于血供减少和多种有害物质的作用，导致暂时性免疫抑制，表现为免疫球蛋白和补体量减少，巨噬细胞和细胞内氧化过程不同程度的抑制。中性粒细胞趋化作用降低，淋巴细胞及各种抗原反应低下。当 G 细胞死亡或破裂时，释放出具有抗原性的内毒素，并形成免疫复合物，沉淀于肾、肝、肺、心等脏器的内皮细胞上，使细胞膜破裂和细胞超微结构改变，影响细胞内氧化，使 ATP 形成减少；也可使溶酶体破裂，释放多种溶酶，使细胞崩解死亡，免疫功能更加低下。

### （四）休克时各种脏器的改变

休克时可以造成心血管、肾、肺、肝、脑、胃肠道等多种脏器代谢和免疫防御功能衰竭，它们可以同时或先后发生，给休克救治带来很大困难。其主要由于低灌流造成的诸脏器微循环衰竭、缺氧和内毒素引起，死亡率很高。

1. 肾脏

休克时最易受影响的主要器官之一。休克早期即可由于循环血量不足，加之血管升压素和醛固酮分泌增多，出现肾前性少尿。如休克持续时间长，肾皮质血流锐减而造成损伤，肾小管坏死，出现急性肾衰竭。此外，肌红蛋白、血红蛋白沉淀于肾小管，可以形成机械性阻塞。毒素物质损害肾小管上皮细胞，也可促成急性肾衰竭。

2. 肺脏

肺微循环功能障碍，肺内动、静脉短路的大量开放，造成大量动静脉血掺杂、缺氧，可使肺泡上皮细胞损伤，肺泡表面活性物质减少，血管通透性增加，造成肺水肿和出血、肺泡萎缩和肺不张，使通气和血液灌注比例失调。低氧血症持续性加重及呼吸困难，并可进而发生急性呼吸窘迫综合征（ARDS），休克时的肺部表现亦称休克肺。

3. 心脏

休克晚期，心脏可由于低血压、心肌内微循环灌流量不足，心肌缺氧而受损害，可发生心力衰竭。

4. 肝脏

休克时，肝脏血流量明显减少，肝脏低灌注可导致肝细胞坏死，空泡变性，线粒体肿胀，库普弗细胞损害，解毒能力降低，导致防疫功能削弱。临床上可出现高胆红素血症和转氨酶升高，严重时出现肝衰竭和肝昏迷。肝脏的消化、合成、解毒、转化功能可完全丧失。

5. 胰腺

休克时胰腺细胞内溶酶体破溃，释出水解酶、胰蛋白酶，可直接激活数种凝血因子，易引起肺血栓形成。心肌抑制因子可直接造成心肌损害，组织蛋白脂酶、磷脂酶更与不可逆休克的产生有密切关系。

6. 胃肠道

休克时的消化道低灌注可引起胃肠道黏膜缺血，发生糜烂、溃疡或应激性溃疡等。

7. 脑

对缺氧最敏感，临床上休克早期脑缺氧表现为过度兴奋，烦躁不安，缺氧加重可发生脑水肿及其他继发性改变，患者可由兴奋转为抑制，最后导致昏迷。

## 二、临床症状

主要表现为 5P。

### （一）皮肤苍白（Pallor）

因失血引起周围毛细血管收缩致使全身皮肤显示苍白样外观，尤以面部为明显。

### （二）冷汗（Perspiration）

冷汗为休克的早期症状，因血流减少引起自主神经反应所致。

### （三）神志淡漠

除因创伤本身的刺激及疼痛外，还与脑组织供氧不足有直接关系，在休克早期由于可出现烦躁等症状，应高度重视。

### （四）脉搏微弱（Pulselessness）

由于血容量不足，心搏量减少及血压低下所致，休克早期在血压尚无明显改变的情况下，即可出现脉搏快弱，应注意。

**（五）呼吸急促（Pulmonary deficiency）**

与中枢性缺氧、代谢性酸中毒及过度呼吸等有关。

# 三、诊断

**（一）病史**

创伤性休克患者均有较严重的外伤或出血史。

**（二）临床特点**

即前述的 5P 征。

**（三）一般检查**

主要是血压及脉搏的监测。

1. 收缩压降低

一般多在 13.33 kPa（100 mmHg）以下。

2. 脉压

一般小于 4 kPa（30 mmHg）。

**（四）特殊监测**

1. 尿量

尿量是观察休克的主要指标，正常人为 50 mL/h，休克时每小时尿量多少于 25 mL。

2. 中心静脉压

正常值为 6 ~ 12 cm 水柱，休克时常偏低。

3. 血气分析

呈代谢性酸中毒改变。

# 四、创伤性休克的程度分类

临床上可将休克分为轻、中、重三度，见表 10-1。

**表 10-1 休克程度的估计**

| | 出血量估计 | 皮肤温度 | 皮肤颜色 | 口渴 | 神志 | 血压（kPa） | 脉搏 | 血细胞比容 | 中心静脉压 | 尿量 |
|---|---|---|---|---|---|---|---|---|---|---|
| 休克前期 | <15%（750 mL） | 正常 | 正常 | 轻 | 清楚 | 正常 | 正常或略快 | 42 | 正常 | 正常或略少 |
| 轻度休克 | 15%~25%（1250 mL） | 发凉 | 苍白 | 轻 | 清楚到淡漠 | 12~13.33/8~9.33 | 100~120 次/min | 38 | 降低 | 少尿 |
| 中度休克 | 25%~35%（1750 mL） | 发凉 | 苍白 | 口渴 | 淡漠 | 8~12/5.33~8 | >120 次/min | 34 | 明显降低 | 15 mL/h |
| 重度休克 | 35%~45%（2 250 mL） | 冷湿 | 苍白到发绀、紫斑 | 严重口渴 | 淡漠到昏迷 | 5.33~8/2.67~5.33 以下 | 难触及或不到 12 次/min | <30 | 0 | 0 |

# 五、预防及治疗

本病的关键是预防，对来诊时已出现休克症状者，应立即采取各种有效措施进行治疗，并防止其进一步恶化。主要措施包括以下几点。

**（一）保持呼吸道通畅**

除清理呼吸道外，主要为持续给氧。

**（二）迅速静脉输液**

力求以最快速度恢复血容量，直到临床症状好转。一般首次输入 1 500 mL 血浆代用品。血红蛋白低于 10 g/L 者，还应输入红细胞以维持其携氧能力。

**（三）各种监测**

定时对血压、中心静脉压、尿量、心电图、血细胞比容、血红蛋白、电解质、动脉血氧分析及凝血状态等监测，以判定病情转归及其对治疗措施的反应。

**（四）控制出血**

对外出血或内出血，均应设法立即加以控制，必要时手术处理。

**（五）骨折固定**

既可减少骨折断端的出血，又能消除骨折局部的疼痛刺激。

**（六）注意体位**

一般为平卧位，头略放低。

**（七）减少活动**

为避免加剧休克及突发性深度低血压，切勿对患者任意移动，尤忌粗暴的手法操作。

**（八）其他**

包括及早纠正电解质紊乱、缺氧、酸中毒及体温过低等，并避免各种不良刺激。

**（九）消除顽固性休克的病因**

应注意找出造成血压不升、休克状态持续不缓解的主要原因，并加以纠正。常见的病因有：①血容量不足或继续出血。②缺氧或通气不良。③张力性气胸或血气胸。④低血钾或低血钙。⑤酸中毒。⑥体温过低。⑦心包压塞或心脏挫伤。⑧严重的中枢神经系统损伤。⑨心肌梗死。⑩因缺氧引起脑干或心功能障碍等。

# 第三节　多发性骨关节损伤

关于多发伤的定义，目前国内外尚无统一的标准，综合国内外文献报道，多发伤可定义为同一致伤因子引起的两处或两处以上的解剖部位或脏器的创伤，且至少有一处损伤是危及生命的。因此，凡符合以下两条以上者可定为多发伤。

（1）头颅伤：颅骨骨折，伴有昏迷、半昏迷的颅内血肿，脑挫伤，颌面部骨折。

（2）颈部伤：颈部外伤伴有大血管损伤、血肿、颈椎损伤。

（3）胸部伤：多发肋骨骨折、血气胸、肺挫伤，心、大血管、气管破裂，膈疝。

（4）腹部伤：腹腔内出血，腹内脏器破裂，腹膜后大血肿。

（5）泌尿生殖系统损伤：肾破裂，膀胱破裂，子宫破裂，尿道断裂，阴道破裂。

（6）复杂性骨盆骨折（或伴休克）。

（7）脊椎骨折、脱位伴脊髓伤，或多发脊椎骨折。

（8）上肢肩胛骨、长骨骨折，上肢离断。

（9）下肢长管状骨干骨折，下肢离断。

（10）四肢广泛皮肤撕脱伤。

单纯的脊椎压缩性骨折、轻度软组织伤、手足骨折等，因对整体影响不大，不应作为多发伤的条件。

## 一、病理生理特点

**（一）致伤因素与病理特征**

多发伤具有创伤部位多、伤情严重、组织破坏广泛和生理扰乱大的特点。各种致伤因素引起不同的病理特征，如工、矿事故，建筑倒塌造成的挤压或撞击常发生多处肋骨骨折、脊柱骨折、挤压综合征等；高处坠落伤，常有骨折和胸腹多脏器联合伤。偶尔在很轻微的创伤情况下，如平地跌倒、自行车跌下等，当时未发现严重创伤，但随后却出现肝脾延迟性破裂、迟发性颅内出血等严重情况。

### （二）应激反应剧烈

多发伤常有失血性或创伤性休克，反射性兴奋交感－肾上腺髓质系统，释放大量去甲肾上腺素和肾上腺素，使心跳加快加强，以提高心排出量；外周小血管收缩，内脏、皮肤及四肢血流量减少，血管内外的体液转移来调节心血管的功能和补偿血容量的变化，以保证心脑能得到较好的血液灌注。低血容量使肾血流量减少，激活肾素－血管紧张素－醛固酮系统，增加钠和水的重吸收；另外，下丘脑－垂体系统分泌大量的抗利尿激素，也促进远端肾小管对水的重吸收，与醛固酮协同作用维持血容量。但如果失血量大，持续时间长，失血得不到及时纠正，组织在低灌注状态下释放活性物质，如缓激肽、5-羟色胺、血栓素、前列腺素等，使毛细血管通透性增加，有效循环血量减少；由于缺血缺氧、ATP 减少，造成容量进一步丢失，使血流动力学紊乱、休克加重。

### （三）免疫功能紊乱

机体遭受严重创伤后，破坏或缺血缺氧组织激活并释放血管活性物质和炎性介质、活性裂解产物，导致异常炎性反应，抑制免疫功能，尤其是细胞免疫功能。严重创伤、出血性休克引起肠黏膜缺血水肿，局部坏死，肠道屏障遭到破坏，肠道通透性增高和免疫功能抑制，使肠道内细菌及毒素穿过肠黏膜上皮细胞或间隙进入固有层，侵入淋巴、血流，并扩散至全身致肠源性感染。

### （四）高代谢状态

多发伤后发生的应激性反应，可导致机体高代谢状态，一般在伤后第三天就会出现，可持续 14 ~ 21 天。高代谢反应包括心血管和代谢两个方面变化，表现为心率加快，心输出量增加，外周循环阻力下降；血中白细胞增加；静息能耗增加，氧耗量增加，糖类、脂类和外周氨基酸的利用增加；糖代谢紊乱，糖原分解、脂肪动员，血糖升高；肌肉蛋白严重分解，尿氮丢失，血尿素氮升高，负氮平衡显著；血浆中游离脂肪酸和游离氨基酸浓度升高而进行分解。高代谢状态若不加控制，将发展成为 MODS。

### （五）容易发生 MODS

严重创伤及创伤性休克是 MODS 的一个重要诱因，在休克的基础上并发感染将加速 MODS 的进程。

## 二、临床特点

多发伤伤势严重，应激反应剧烈，伤情变化快，常具有以下特点。

### （一）创伤的部位与临床表现的内在联系

头部创伤主要是神志的变化，严重者出现昏迷；面、颈部创伤则应注意气道阻塞而导致的窒息；胸部创伤主要（>85%）是肋骨骨折引起的血气胸和肺挫伤；腹部创伤常见实质性脏器破裂引起内出血以及空腔脏器穿破所致的腹膜炎。

### （二）休克发生率高

由于多发伤损伤范围广、创面大、失血多，创伤的应激反应剧烈以及剧烈的疼痛，易发生失血性或创伤性休克，发生率高达 50% ~ 80%。有时与心源性因素，如心脏压塞、心肌挫伤、创伤性心肌梗死等同时存在。

### （三）严重低氧血症

多发伤早期低氧血症发生率很高，甚至高达 90%，尤其是颅脑伤、胸部伤伴有休克或昏迷者，$PaO_2$ 可降至 4.0 ~ 5.3 kPa（30 ~ 40 mmHg）。多发伤早期低氧血症可分为两型：①呼吸困难型，患者缺氧明显，极度呼吸困难，辅助呼吸肌收缩明显，此型呼吸困难是由于通气换气障碍引起。②隐蔽型，此型呼吸困难是由于循环障碍全身氧供不足、脑缺氧而引起；临床缺氧体征不明显，仅表现为烦躁不安、呼吸增快；随着休克纠正 $PaO_2$。

### （四）易继发感染

多发伤后机体的免疫功能受到抑制，伤口污染严重，肠道细菌移位，使用侵入性导管等因素导致继发感染的发生率极高，而且多发伤的感染多为混合感染，菌群包括革兰阳性菌、革兰阴性菌及厌氧菌，还容易发生耐药菌和真菌的感染。

**（五）易发生 MODS 和 MOF**

由于休克、感染及高代谢反应，多发伤极易并发 MODS 和 MOF，死亡率高。器官衰竭发生的顺序依次是肺、肝、胃黏膜与肾。衰竭的脏器数目越多，死亡率越高。

**（六）容易漏诊**

多发伤常常是开放伤与闭合伤、明显外伤与隐蔽外伤并存，加之时间紧迫，容易发生漏诊。腹部伤是最常见的漏诊、误诊部位，即使在剖腹探查中，术者满足于一两处伤的发现，而导致腹膜后脏器如胰、十二指肠、升降结肠损伤的漏诊。多发伤时如漏诊胸、腹、腹膜后三腔内出血，往往失去抢救机会，应引起临床医师注意。

## 三、诊断

多发伤的诊断必须简捷，强调早期诊断，不得因诊断耽误必要的抢救；但多发伤的诊断又必须全面，不致遗漏隐蔽的致命伤。对多发伤患者必须按照"抢救—检查—治疗"的程序，首先抢救危及生命创伤，如心脏骤停、气道阻塞、大出血、休克等；抢救同时进行初步的体格检查；待生命体征稳定时，再进行细致的体格检查和辅助检查。

**（一）迅速判断威胁生命的征象**

在抢救现场或急诊室，急诊医师首先要对伤者进行快速的检查，特别是神志、面色、呼吸、血压、脉搏、瞳孔等生命体征和出血情况，确认伤者是否存在呼吸道梗阻、休克、大出血等致命性损伤。对心跳呼吸骤停者，应立即进行心肺复苏；神志不清者，要保持呼吸道通畅，观察记录神志、瞳孔、呼吸、脉搏和血压的变化。

**（二）后续诊断**

待生命体征稳定后，进一步询问病史，进行仔细的体格检查、实验室检查及特殊检查，以获得尽可能准确的诊断。

1. 病史采集

通过询问伤者、护送人员或事故目击者，问清受伤时间、受伤方式、撞击部位、落地位置、处理经过、上止血带时间、有无昏迷史等。

2. 体格检查

为了不遗漏重要的伤情，应按照 Freeland 等建议"CRASHPLAN"检查顺序进行细致的体格检查。

3. 实验室检查

多发伤患者都应立即查血型和交叉配血，做血气分析，测定血红蛋白、红细胞比容、血白细胞计数；还需测定肝功能、血电解质、血糖、血尿素氮、血肌酐及尿常规等。根据需要血液学检查可反复多次进行。

4. 特殊检查

如患者全身情况允许、可以搬动，应进行 X 线检查、超声检查、腹腔镜、CT 检查及 MRI 检查。有条件可进行床旁摄片、床旁 B 超检查。另外，胸腔穿刺、腹腔穿刺方法简单，可反复多次进行。

**（三）动态观察**

多发伤是一种变化复杂的动态损伤，初期的检查得出的结论可能是不全面的，必须进行动态观察。再估计的重点有：腹膜后脏器的损伤，如十二指肠破裂、胰腺损伤，隐性大出血，继发性颅内、胸内、腹腔内出血等。

**（四）伤情评估**

正确评价多发伤伤情严重程度，是判断其预后和制订抢救方案极为重要的依据，目前创伤伤情严重度的评估方法很多，各有利弊，此处不再赘述。

## 四、急诊治疗

在多发伤的急诊治疗时，应树立"以患者为中心"的观念，将各部位的创伤视为一个整体，根据伤情的需要从全局的观点制定抢救措施、手术顺序及脏器功能的监测与支持。需要成立一个由急诊科牵头、全院范围的创伤救治组，负责多发伤的全过程的抢救和治疗。

### （一）现场急救

急救人员必须迅速到达现场，去除正在威胁伤者生命安全的因素。现场急救的关键是气道管理、心肺脑复苏、包扎止血、抗休克、骨折固定及安全地运送，使伤者能活着到医院。

### （二）生命支持

**1. 呼吸道管理**

多发伤患者如出现窒息，不及时解除，将迅速致命。建立人工气道最可靠的方法是气管插管，能完全控制气道、防止误吸、保证供氧及便于给药。对有颈椎骨折的患者，颈部不能过伸，紧急情况下可行环甲膜穿刺术，然后行气管切开术。

**2. 心肺脑复苏**

对于多发伤患者如伴有胸骨骨折、多发肋骨骨折、血气胸、心脏压塞、心肌破裂，可行开胸心肺复苏。

**3. 抗休克治疗**

多发伤患者到急诊科时大多伴有休克。在控制外出血的基础上，根据血压、脉搏、皮温、面色判断休克程度进行抗休克治疗，要迅速建立两条以上的静脉通路，必要时行深静脉穿刺置管术，便于输液和监测。具体抗休克治疗见有关章节。

### （三）处理各脏器损伤

当患者的生命体征稳定或基本稳定后，应进一步处理各系统脏器的损伤。

**1. 颅脑损伤的处理**

有颅脑损伤者，应注意防治脑水肿，可用 20% 甘露醇、呋塞米脱水，或用胶体液提高胶体渗透压。限制输液量，这与抗休克措施相矛盾，应兼顾两者，灵活掌握。如明确有颅内血肿，应尽早开颅减压，清除血肿。

**2. 胸部损伤的处理**

有反常呼吸者，可局部加压固定或用呼吸机正压通气。有血气胸者，行胸腔闭式引流，当置管后一次引出 1 000 ～ 1 500 mL 以上血量，或 3 小时内引流速度大于 200 mL/h，应行剖胸探查术。心脏损伤者，应及时手术修补。

**3. 腹部损伤的处理**

多发伤应密切注意腹部体征，必要时行 B 超检查或腹穿，有指征及时剖腹探查。

**4. 四肢、骨盆和脊柱脊髓损伤的处理**

多发伤患者 90% 以上合并骨折。四肢开放性骨折应尽早行清创和内固定手术；对于闭合性骨折可采用骨牵引、石膏固定等方法，待患者情况稳定后再做进一步处理。骨盆骨折合并血管、神经和盆腔内脏器损伤时，应及时手术治疗。

### （四）手术治疗

**1. 多发伤手术治疗的特点**

多发伤患者伤情危重，常有失血性或创伤性休克、中枢神经系统功能障碍、呼吸循环功能衰竭等。这些紊乱或功能障碍常常相互影响、形成恶性循环，及时手术可以阻断恶性循环，使患者脱离危重状态。但如果处理不当，手术本身也是一个创伤，可加重恶性循环、进而加重病情。必须严格选择手术适应证，把握手术时机，合理安排手术先后的顺序。

**2. 手术类型**

（1）紧急手术：该类手术不能拖延，如心脏贯通伤、大血管伤，手术越快越好，目的是修补出血部位，制止大出血。这些患者入院时血压很低，甚至测不出，随时有生命危险，许多患者将死在运送手术室过程中，所以需立即就地进行手术。

（2）急诊手术：如脾破裂、肝破裂、子宫破裂、硬膜外血肿、开放性骨折、大面积清创等患者，可以拖延 2 ～ 3 小时，待病情进一步诊断明确后或血压恢复到一定水平，做好较充分的术前准备后进行手术。

（3）择期手术：手术的目的是改善治疗效果，可在生命体征完全平稳后再进行。

3. 手术顺序

多发伤往往有两个以上的部位需要手术，手术顺序主要根据受伤器官的严重性和重要性来决定。一般是按紧急、急性、择期的顺序，如果同时都属紧急或急性时，可按下列顺序进行。

（1）严重的颅脑外伤伴有胸腹内脏器损伤都需要紧急手术处理，应分组同时进行。

（2）胸腹联合伤可同台分组行剖胸及剖腹探查术。多数情况下，胸腔内虽无大出血，但有肺组织损伤及漏气，可先做胸腔闭式引流，再行剖腹探查术。如伴有脊髓受压，可在胸腹部手术完毕后翻身行椎板减压脊髓探查术。

（3）四肢开放性骨折需急诊手术处理，应在剖腹剖胸术后进行，闭合性骨折可择期处理。同时有开放伤和闭合伤，如时间未超过 8 小时，应先行无菌的闭合伤，再进行污染的开放伤和空腔脏器破裂手术。

4. 多发伤一期手术和骨折早期内固定治疗

（1）所谓多发伤一期手术治疗，是在伤者的生命体征稳定或趋于稳定时，对两个或两个以上的损伤部位分组同台行手术治疗。多发伤一期手术治疗与传统的分期治疗相比，有明显的优越性：①减少并发症的发生率，降低死亡率。②加速患者康复，缩短住院时间。③树立抢救中的整体观，消除推诿现象。

（2）现在认为骨折和骨关节损伤早期进行内固定治疗有利于骨折愈合，应尽早进行。

## 五、营养支持

创伤后机体处于高代谢状态，能量消耗增加，大量蛋白质分解，负氮平衡，如不能及时纠正，患者易发生感染和 MODS。因此，创伤后必须给予营养支持治疗，对消化道功能正常者，以口服为主；昏迷或不愿进食的患者，可采用鼻饲或造瘘，或给予胃肠外营养。

## 六、防治感染

早期对局部创口进行彻底清创处理，选用适当的抗生素，以预防感染发生；一旦发生，应及时处理感染病灶，针对性地选择抗生素。

## 七、并发症的治疗

多发伤患者常并发休克、感染或 MODS，死亡率极高，关键在于预防。一旦发生，应积极治疗。

# 第四节 脂肪栓塞综合征

由于医生的重视及诊断技术的提高，近年发现其发生率逐渐增高；本症常见于多发性骨折、骨盆骨折及其他松质骨骨折者。

## 一、病因

主要是由于骨髓内脂肪组织进入血液循环，并将末梢血管栓塞而出现一系列临床症状。因此多见于诸如骨盆、股骨干等脂肪含量丰富的大骨骼骨折者。少数病例亦可因手术波及此处引起，尤其是向骨髓腔内填充黏合剂或金属内固定物时引起。至于因广泛软组织损伤、烧伤、酗酒等而引起此症者实属罕见。

## 二、发病机制

学说较多，至今仍不完全明了。但大多数认为当骨折处的脂肪滴通过开放的静脉进入血流，并与血液中的某些有形成分如红细胞、白细胞及血小板等黏着，致使脂肪滴体积增大而无法通过肺毛细胞血管床引起肺部的脂肪栓塞。直径小于 7 ~ 20 μm 的脂肪球则可通过肺毛细血管进入体循环，并可沉积到身体其他部位或脏器内，亦有少量通过肾小球排出体外。由于机体的应激反应，存在于体内的脂栓在局部脂酶的作用下将其分解为甘油与游离脂肪酸，并逐渐消失。

# 三、临床表现

## （一）病史

有明确骨折病史。

## （二）潜伏期

12 ~ 48 小时为多，个别可达 1 周左右。

## （三）一般症状

主要表现为体温升高，多在 38℃左右，心动过速，呼吸频率增快及呼吸困难、咳嗽、咳痰等。

## （四）出血

出血点多少不一，多分布于肩、颈和胸部，亦多见于眼结膜下，其出现率为 40% ~ 50%。

## （五）神经症状

神经症状呈多样化，视脂栓的分布部位及数量不同可表现神志不清、嗜睡、昏迷、偏瘫及去大脑强直等各种症状。

# 四、辅助检查

## （一）胸片检查

伤后 48 小时出现肺部阴影改变，典型者呈"暴风雪"样阴影，以肺门及下肺野最为明显。临床上则以不典型的斑片状阴影多见，或仅仅显示肺纹理增粗。

## （二）眼底检查

眼底有脂肪滴或出血，则对诊断意义较大，但阳性者较少。

## （三）血气分析

主要表现为难以纠正的动脉血氧分压降低，其可作为早期诊断指标之一。

## （四）一般化验检查

主要表现为血红蛋白含量偏低、血小板减少及红细胞沉降率增快等。

## （五）特殊化验检查

可出现血浆清蛋白含量明显下降，血清脂酶及游离脂肪酸升高等。其他如血脂肪球检测等，均在探索中。

以上为典型病例所见，但临床上多以非典型者为多；个别病例亦可表现为暴发型，常于伤后 24 小时发病，数天后死亡，并多由尸检证实。

# 五、诊断依据

## （一）诊断标准

脂肪栓塞综合征的诊断除具有明确的骨折病史外，尚需依据临床及辅助检查，主要包括以下几方面。

（1）皮下出血。

（2）呼吸系统症状。

（3）神经症状。

（4）动脉血氧分压下降。

（5）血红蛋白持续性下降。

（6）脉搏增快。

（7）原因不明的高热。

（8）少尿及尿中出现脂肪滴。

（9）血小板减少。

（10）血沉增快。

（11）血清脂酶上升。

（12）血中游离脂肪酸增高。

### （二）各项标准的临床意义

以上标准均具有其相应的诊断价值，但其重要性并不相同，因此，有的学者按其作用分为以下三个等级标准。

1. 主要标准

包括（1）~（3）条。

2. 次要标准

包括（4）~（6）条。

3. 参考标准

包括（7）~（12）条。

在临床上，2项以上主要标准或1项主要标准加4项以上次要标准或参考标准，即可确诊。无主要标准的其他各项均作为拟诊。

## 六、鉴别诊断

脂肪栓塞综合征须与脑外伤、休克及肺部疾患等鉴别。

### （一）休克

脂肪栓塞综合征时，一般血压不下降，亦无周围循环衰竭，血液多无浓缩，反而稀释，并有血红蛋白下降、血小板减少、血细胞比容减少等，可与该症鉴别。但两者晚期均可有DIC现象，此时则难以鉴别。

### （二）颅脑伤

无颅脑伤的患者，出现神经系统症状，应警惕有无脂肪栓塞的可能。

Evarts将颅脑伤与脂肪栓塞临床症状鉴别总结见表10-2。

**表 10-2　脂肪栓塞与颅脑伤的鉴别**

|  | 脂肪栓塞 | 颅脑伤 |
| --- | --- | --- |
| 间歇清醒期 | 18~24 h | 6~10 h |
| 神志变化 | 严重昏迷 | 中度昏迷 |
| 发生昏迷 | 突然 | 逐渐 |
| 心率 | 140~160 次 / min | 减慢 |
| 呼吸 | 可超过 35 次 /min | 减慢 |
| 局部症状 | 常无 | 常有 |
| 去大脑强直 | 早期、昏迷后不久即发生 | 晚期、临终时发生 |

### （三）急性呼吸窘迫综合征

肺脂肪栓塞是急性呼吸窘迫症（acute respiratory distress syndrome，ARDS）的原因之一，但脂肪栓塞仅造成肺的局部栓塞，栓塞区发生出血及渗出，形成间质性水肿，可有脓肿及坏死区，并逐渐引起肺纤维化及囊变，因此气体交换困难，氧分压下降。而ARDS的肺部改变则更加广泛。

## 七、预防及治疗

本病之关键是预防，应强调及早对休克的防治、骨折局部的制动及避免对骨髓腔的突然加压。本病的治疗包括以下几点。

### （一）重病监护

设专门监护病房，既可得到集中护理，又便于调整与选择有效的治疗措施。

### （二）呼吸系统支持疗法

包括面罩或鼻管供氧、气管插管或气管切开等，以减少呼吸道的无效腔，增加通气量。

### （三）药物疗法

以激素疗法（大剂量）、高渗葡萄糖、清蛋白及抑肽酶等为主，有肺水肿时可用利尿剂。

# 第五节　骨筋膜间室综合征

骨筋膜室综合征又称筋膜间隔区综合征，是指四肢骨筋膜间室内的肌肉和神经因急性缺血而发生肌肉坏死、神经麻痹等一系列症状和体征，如不及时诊断和抢救，可迅速发展为坏死，导致肢体残废，甚或引起肾衰竭而危及生命，此综合征可由严重骨折、挤压伤引起，好发于小腿和前臂。

## 一、病因、病理

骨筋膜室综合征的发生是由于筋膜间隔室内压力增加，或空间变小（肢体外部受压），或由于间隔室内组织体积增大（肢体内部组织肿胀）所致。

肢体外部受压的原因有：包扎过紧过久；车祸、倒塌等重物挤压；昏迷或麻醉时，肢体长时间受自身体重压迫等。

肢体内部组织肿胀的原因有：闭合性骨折严重移位或形成巨大血肿，肢体挫伤；大血管受阻，如损伤、痉挛、梗塞、血栓形成等，引起筋膜间隔室内血管受压或受阻而缺血，继而组织发生水肿。

组织缺血造成的损害和缺血时间密切相关，皮肤、神经干与肌肉对缺血的耐受性不同。神经干对缺血反应比较敏感，一般缺血 30 min 即可出现神经功能障碍，缺血 6 h 血运复通后，神经干不完全坏死，功能部分回逆，完全缺血 12 ~ 24 h 后则功能永久性丧失。肌肉耐受缺血时间最短，缺血 2 ~ 4 h 即出现功能改变，缺血 4 ~ 12 h 后则功能永久性丧失；完全缺血 4 h 即可出现明显的肌红蛋白尿，血循环恢复 3 小时后达到最高峰，肌肉组织坏死后其代谢产物的吸收将引起全身症状，完全缺血 12 h 足以引起坏死挛缩。坏死肌肉因纤维化而挛缩，间隔内容物减少、压力降低，静脉及淋巴回流得以改善，肿胀开始消退，伤后 1 ~ 2 个月肢体肿胀可完全消退，3 ~ 4 个月则由于肌肉挛缩出现挛缩畸形。前臂肌肉缺血坏死所致挛缩可形成屈腕、屈指畸形，小腿肌肉缺血坏死所致挛缩可形成马蹄内翻足等畸形。皮肤对缺血耐受性最强，虽部分缺血，但一般无坏死。

## 二、诊断

### （一）典型"5P"征

1. 无痛

早期疼痛特点是呈进行性，在肌肉完全坏死之前持续加重，不因骨折固定或止痛药而减轻，被动牵拉痛。晚期由于神经功能丧失则无疼痛。

2. 苍白（Pallor）或发绀

早期可出现发绀、大理石花纹，肿胀按之硬实等，晚期由于动脉关闭出现皮肤苍白。

3. 感觉异常

受累神经支配的区域出现感觉过敏或迟钝，晚期感觉消失。其中两点分辨觉的消失和轻触觉的异常出现较早，有诊断意义。

4. 肌肉瘫痪（Paralysis）

患肢肌力起初减弱，活动无力，进而功能逐渐消失。

5. 无脉

组织压升高到一定程度时，虽然小动脉关闭，或许尚不足以影响主要动脉，并可在肢体远端扪及动脉搏动和毛细血管充盈，但若任其发展，组织内压继续升高，则会逐渐出现无脉。

### （二）临床表现

1. 小腿各骨筋膜室

（1）小腿后浅骨筋膜室：内有比目鱼肌、腓肠肌，受压多由于股动、静脉及腘动、静脉损伤，主要体征是强直性马蹄足畸形，背伸踝关节时引起上述肌肉疼痛，小腿后方肿胀和压痛。

（2）小腿后深骨筋膜室：内有屈趾肌、胫后肌、胫后神经和血管，主要体征是屈趾肌及胫后肌无力，伸趾时疼痛，胫后神经支配区皮肤感觉丧失，小腿远端内侧、跟腱和胫骨之间肿胀、压痛。

（3）小腿外侧骨筋膜室：内有腓骨肌群和腓浅神经，主要体征是足底外侧、足背皮肤感觉丧失，足部内翻时疼痛，小腿外侧肿胀、压痛。

（4）小腿前外侧骨筋膜室：内有伸趾肌、胫前肌和腓深神经，主要体征是小腿前侧肿胀，腓深神经支配区皮肤感觉丧失，伸趾肌及胫前肌无力，被动屈趾痛。

2. 前臂各骨筋膜室

（1）前臂背侧：伤后肿胀、压痛，伸拇及伸指无力，被动屈曲拇指和手指牵拉痛。

（2）前臂掌侧：伤后肿胀、压痛，屈拇及屈指无力，被动伸拇及伸指牵拉痛，尺神经和正中神经支配区皮肤感觉丧失。

### （三）肌间隔压力测定

筋膜间隔区组织压 Whitesides 法测定：当组织压升至较患者舒张压低于 $1.3 \sim 4.0$ kPa（$10 \sim 30$ mmHg）时，应施行筋膜切开术。

## 三、治疗

本病的后果十分严重，神经及肌肉坏死致肢体畸形及神经损伤，且修复困难。唯一有效的方法是：早期彻底切开减压。在发生后 12 小时内行减压术，约 68% 患者的肢体功能有可能恢复正常；若超过 12 小时或更长时间，则恢复概率可能不到 8%。

切开方法：前臂掌侧采用长弧形（S）切口从肱二头肌腱内侧开始，斜行跨过肘横纹，向远侧直达手掌，以便打开腕管。背侧从外上髁下方开始，在指总伸肌和桡侧伸腕短肌之间切开，向远侧延长约 10 cm。小腿筋膜减压多采用 Matsen 首倡的腓骨周围筋膜切开减压术，从腓骨头到外踝取外侧切口可切开小腿四室。

## 四、临床思路

（1）强调早期诊断，注意不要被假象蒙蔽而漏诊，尤其是延误诊断。

（2）保守或观望态度需慎重，抬高患肢的方法是错误的，不仅因为组织压高于动脉压而达不到促进静脉回流的作用，反而因为降低肢体内动脉血流，导致小动脉关闭和加重缺血。

（3）总的原则把握：如果有怀疑，就应该切开。如果事后证明筋膜切开术是不必要的，唯一后果只是添一条伤疤；但如果应该切开而未施行，将可能发生肌肉神经功能丧失或更坏的后果。

（4）筋膜切开后可用现代负压封闭引流技术封闭创面，有利于控制感染和创面修复，需要注意保持负压引流通畅。

# 第六节　挤压综合征

挤压综合征是指四肢及躯干肌肉丰富的部位受到长时间挤压，造成肌肉组织缺血坏死，出现以肢体肿胀、肌红蛋白尿、高血钾、急性肾衰竭和低血容量性休克等为特点的一系列症候群。临床上，骨筋膜室综合征和挤压综合征具有相同的病理基础，骨筋膜室综合征救治不及时就会发展成为挤压综合征，因而两者同属一个疾病范畴，骨筋膜室综合征是挤压综合征一个局部类型或过程。

## 一、病因病理

挤压综合征多发生在空袭、地震、事故、房屋、矿井倒塌时。伤员被埋，四肢或躯干肌肉丰富的部位遭受广泛的挤压而引起下述病理改变。

（1）低容量：受伤部位毛细血管壁的通透性升高，大量血浆渗出至组织间隙，使血容量缩减，组织低灌流，造成肾、脑、肺等器官的功能失常，其中以肾脏最易受累。

（2）毒素吸收：大量组织细胞的裂解产物和骨骼肌溶解后从红细胞膜或肌细胞释放的毒性物质进入

血液循环中,造成急性肾衰竭。由于肢体水肿,局部压力增高,阻碍血液循环,肌肉组织进一步坏死、溶解,产生更多的毒素。

(3)肾小管堵塞:细胞碎片、肌红蛋白等堵塞肾小管,使滤液减少,导致少尿或无尿。

中医学认为其病理变化是:挤压伤后,瘀阻气机,水湿潴留,继而造成气阴两伤。

## 二、临床表现

肢体有掩埋或挤压史,解除压力后伤肢呈苍白色,或有紫斑、皮肤感觉丧失,自主运动丧失,肢体肿胀发展迅速,表皮起水泡,肢体温度下降;伴有呃逆、恶心、呕吐、神志淡漠、嗜睡,甚至休克;进行性肾功能降低者初为少尿,后可出现无尿,血氮质潴留,血钾增高。中医辨证分为瘀血停积、湿浊上泛、瘀阻经络、气血虚弱。

## 三、影像学及其他检查

### (一)尿液检查

早期尿量少,比重在 1.020 g/cm³ 以上,尿钠低于 60 mmol/L,尿素高于 0.333 mmol/L。在少尿或无尿期,尿量少或尿闭,尿比重低,固定于 1.010 g/cm³ 左右,尿肌红蛋白阳性,尿中含有蛋白、红细胞或见管型。尿钠高于 60 mmol/L,尿素低于 0.166 5 mmol/L,尿中尿素氮与血中尿素氮之比低于 10∶1,尿肌酐与血肌酐之比低于 20∶1。至多尿期及恢复期一般尿比重仍低,尿常规可渐渐恢复正常。

### (二)血红蛋白、红细胞计数、红细胞比容

以估计失血、血浆成分丢失、贫血或少尿期水潴留的程度。

### (三)血小板、出凝血时间

可提示机体凝血、溶纤机理的异常。

### (四)谷草转氨酶(GOT)、肌酸磷酸酶(CPK)

测定肌肉缺血坏死所释放出的酶,可了解肌肉坏死程度及其消长规律。

### (五)血钾、血镁、血肌红蛋白测定

了解病情的严重程度。

## 四、治疗

### (一)现场急救处理

及早解除重物压迫,患肢制动,将患肢用凉水降温或暴露在凉爽的空气中。有开放伤口和活动出血者应止血,但避免加压包扎和使用止血带。凡受压患者一律饮用碱性饮料(每 8 g 碳酸氢钠溶于 1 000 ~ 2 000 mL 水中,再加适量糖及食盐),不能进食者则用 5% 碳酸氢钠 150 mL 静滴。

### (二)患肢处理

一旦确诊,应早期按照骨筋膜室综合征手术方法切开每一个受累的骨筋膜室以充分减张。截肢不是早期常规处理措施,也不能降低发病率和死亡率,指征是:患肢肌肉已坏死,并见尿肌红蛋白试验阳性或早期肾衰迹象;全身中毒症状严重,经切开减压仍不能有效缓解,已危及生命;并发特异性感染,如气性坏疽等。

### (三)急性肾衰抢救

急性肾衰抢救包括纠正水和电解质紊乱,酸中毒和低钠血症,抗生素应用,营养和饮食调护,透析疗法等。

## 五、临床思路

(1)挤压综合征是骨科危急重症,以往文献报道死亡率在 50% 以上,尽管对急性肾衰研究的不断深入,尤其是人工肾等透析方法的有效应用,其死亡率已明显降低,但仍是威胁患者生命的一大疾病,故应早期发现、早期诊断、尽早抢救(包括切开减压与防治肾衰)。早期发现的关键在于遇到地震、战伤、

大型车祸或交通意外、塌方等重大事故时，保持高度警惕。

（2）早期救治时肾脏病科共同参与抢救非常关键，尤其是及时的透析治疗。

## 六、预防与调护

（1）对于容易造成挤压综合征的发病原因、发病部位（如前臂、小腿等），一旦发现骨筋膜室综合征征象，要尽早切开减压。有截肢指征的则果断截肢。

（2）密切观察伤肢的温度、感觉、血液循环、肿胀情况；注意血压、脉搏、呼吸等生命体征变化及尿量、神志变化等情况；对受挤压的部位，在解除压迫后，无论有无骨折，均应临时制动，减少活动。

# 参考文献

［1］朱建英，叶文琴. 临床护理精品系列：创伤骨科护理学（第2版）［M］. 北京：科学出版社，2017.

［2］汪志举. 创伤骨科临床基础与原则［M］. 北京：人民军医出版社，2016.

［3］姜保国. 创伤骨科手术技术［M］. 北京：北京大学医学出版社，2017.

［4］马信龙. 骨科临床X线检查手册［M］. 北京：人民卫生出版社，2016.

［5］李景煜. 骨科框架固定学［M］. 沈阳：辽宁科学技术出版社，2017.

［6］范戴克. 足踝关节镜手术技术［M］. 徐向阳，译. 上海：上海科学技术出版社，2015.

［7］马信龙. 骨科临床诊断学［M］. 沈阳：辽宁科学技术出版社，2015.

［8］吴克俭. 骨科住院医师袖珍手册［M］. 北京：人民军医出版社，2015.

［9］周军杰，陈昆，马平等. 创伤骨科基础与临床治疗［M］. 西安：西安交通大学出版社，2015.

［10］龙萍，吕冬莲. 慢性病用药指导丛书：骨科疾病用药分册［M］. 武汉：湖北科学技术出版社，2015.

［11］曾炳芳. OTC中国创伤骨科教程［M］. 上海：上海科学技术出版社，2015.

［12］张敏，汪静，郭智萍. 骨科影像融合技术图解［M］. 北京：人民卫生出版社，2015.

［13］闻善乐. 骨科疾病X线片百例解［M］. 北京：人民卫生出版社，2015.

［14］贾龙，等. 实用创伤骨科手术学［M］. 北京：科学技术文献出版社，2014.

［15］和艳红，安丙辰. 骨科疾病术后康复［M］. 郑州：河南科学技术出版社，2014.

［16］杨君礼. 骨科诊疗图解（第3版）［M］. 北京：人民军医出版社，2014.

［17］尹文，等. 新编创伤外科急救学［M］. 北京：军事医学科学出版社，2014.

［18］郑士敏. 骨科必读［M］. 北京：人民卫生出版社，2014.

［19］张德强，张锐，宫福良. 骨科循证医学［M］. 北京：清华大学出版社，2014.

［20］潘风雨，谢士成，张国强. 实用骨科疾病诊疗学［M］. 北京：科学技术文献出版社，2014.

［21］彭吾训. 实用创伤骨科临床问答［M］. 贵阳：贵州科技出版社，2015.

［22］王春成. 骨科手术入路解剖学［M］. 北京：人民卫生出版社，2014.